犬の
臨床鍼灸学
テキスト

[補訂版]

『犬の臨床鍼灸学テキスト』の刊行によせて

　一般社団法人比較統合医療学会は、その前身である日本伝統獣医学会の時代にも鍼灸講座を幾度か実施してきた。そしてその講座の担当者が作成して使用したハンドアウトを活かして、2012年に「小動物臨床鍼灸学」を日本伝統獣医学会編として出版した。それから6年が経過した。その間、学会も比較統合医療学会と改称し、鍼灸講座を引き続き行ってきた。現在では、人体を対象とした鍼灸師の資格を取得している会員も増加しており、講座担当者も一新して鍼灸講座を開催している。今や伝統は単に継承するのみならず発展していることを踏まえ、鍼灸のさらなる進展を目的に、今回の講座開催に際して講座受講者には聴講時にハンドアウトが配布されるが、参考図書となる書籍の刊行が企画された。そして幸いにも講座開講の直前に、比較統合医療学会編『犬の臨床鍼灸学テキスト』を上梓する運びになった。誠に喜ばしい限りであり、貴重な時間を割いて執筆・編集に携わった先生方に敬意を表するものである。本書は、講座受講者にとってはもとより、本学会の会員はじめ、一般に広く鍼灸に興味を持つ人々の参考になるものと思われる。

　東洋医学とか、漢方とか鍼灸と聞くと躊躇逡巡する人が未だに多いように思われるが、科学的技法が現在著しく進歩していることによって伝統医療の領域においても漸く新分野が開拓されている。たとえば、臨床データに関してはビッグデータの解析技法を応用して病因や病態に関する研究、また経絡の本質に迫る生理生化学的解明などが着々と進められている。このような時代の趨勢にあって、獣医臨床においてもパラダイムシフトが差し迫っており、本会会員の責務はますます重大になっていると思われる。したがって、この度本書を発行することの意義は大きく、本書が江湖に受け入れられて鍼灸の分野がますます発展することを祈念するものである。

　　　　　　　　　　　　　　　　　　　　　　　　　　　　長谷川　篤彦

目　次

第1章　東洋医学基礎理論

1 東洋医学とは ………… 2

2 陰陽論
1 人体は小宇宙 ………… 8
2 陰と陽は対立、制約し、
　　変化してゆくもの ………… 8

3 五行論
1 五行相生説 ………… 9
2 五行相克説 ………… 9
3 五行色体表 ………… 10

4 気・血・津液
1 人体を構成する3つの要素 ………… 12
2 気の概念 ………… 12
3 気の不調 ………… 14
4 血の概念 ………… 15
5 血の不調 ………… 15
6 津液の概念 ………… 16
7 津液の不調 ………… 17

5 臓腑論
1 肝 ………… 18
2 心 ………… 18
3 脾 ………… 19
4 肺 ………… 20
5 腎 ………… 20
6 胆 ………… 21

7 小腸 ………… 21
8 胃 ………… 22
9 大腸 ………… 22
10 膀胱 ………… 22
11 三焦 ………… 22
12 心包 ………… 23

6 蔵象学説
1 肝の不調 ………… 24
2 心の不調 ………… 25
3 脾の不調 ………… 25
4 肺の不調 ………… 26
5 腎の不調 ………… 26

7 病因
1 内因 ………… 28
2 外因 ………… 30
3 不内外因 ………… 32

8 病機 ………… 34

9 四診
1 望診 ………… 36
2 聞診 ………… 43
3 問診 ………… 43
4 切診 ………… 44

10 弁証論治
1 八綱弁証 ………… 48
2 気血津液弁証 ………… 52
3 臓腑弁証 ………… 54
4 経絡弁証 ………… 58

5 六経弁証 ………… 60

11 治則（治療原則）

1 治病求本 ………… 61

2 扶正祛邪 ………… 62

3 まとめ ………… 62

第2章 鍼灸学

1 経絡経穴学〈総論〉

1 経絡とは ………… 64

2 経穴とは ………… 64

3 取穴法 ………… 68

2 経絡経穴学〈各論〉

1 正経十二経脈 ………… 70

1）前肢太陰肺経（LU）………… 70

2）前肢陽明大腸経（LI）………… 74

3）後肢陽明胃経（ST）………… 80

4）後肢太陰脾経（SP）………… 91

5）前肢少陰心経（HT）………… 98

6）前肢太陽小腸経（SI）…… 102

7）後肢太陽膀胱経（BL）…… 108

8）後肢少陰腎経（KI）…… 126

9）前肢厥陰心包経（PC）…… 134

10）前肢少陽三焦経（TE）…… 138

11）後肢少陽胆経（GB）…… 144

12）後肢厥陰肝経（LR）…… 156

2 奇経八脈 ………… 161

1）督脈（GV）………… 161

2）任脈（CV）………… 170

3 奇穴（含：新穴）………… 176

3 鍼灸治療

1 はじめに ………… 179

2 鍼治療の定義 ………… 179

3 鍼の基礎知識 ………… 179

4 刺鍼法 ………… 180

5 刺鍼の基本手技（管鍼法）………… 180

6 鍼灸治療の治効理論 ………… 180

7 鍼で自律神経をコントロールする
………… 184

8 灸治療の定義 ………… 186

9 灸療法と炎症 ………… 186

10 灸の補瀉 ………… 186

4 小動物鍼灸療法

1 鍼灸治療心得 ………… 188

第3章 臨床編

1 運動器疾患

1 頚部椎間板ヘルニア ………… 194

2 胸腰部椎間板ヘルニア ………… 196

3 変形性脊椎症 ………… 196

4 馬尾症候群 ………… 198

5 関節疾患 ………… 198

2 神経疾患

1 顔面神経麻痺（面癱）………… 200

2 てんかん（癇証）………… 200

3 消化器疾患

1 下痢（泄瀉）………… 202

2 便秘 ………… 203

3 嘔吐 ………… 205

4 泌尿器疾患

1 尿失禁・遺尿 ………… 207

5 その他の疾患

1 老齢動物の養生 ………… 208

⑥ その他の治療法
小動物における山元式新頭鍼療法（YNSA）と尾鍼療法

1 山元式新頭鍼療法と中国式鍼療 … 210

2 動物におけるYNSA ……………… 210

3 YNSA＋尾鍼療法 ………………… 211

4 YNSA＋尾鍼療法と中獣医鍼灸療法
　の手技の相違点 ………… 213

参考図書 …………………………… 214

索引 ………………………………… 215

第1章

東洋医学基礎理論

1 東洋医学とは

「東洋医学」とは、東洋（≒アジア地域）に根差し、歴史を重ね発展している、伝統的な医学および医療であり、日本で誕生した用語である。

「東洋医学（明治時代は東亜医学と呼ばれていた）」以外に皇漢医学、漢方医学等の呼称があるが、これらは明治時代（1983年）の明治政府による医療制度の改正に伴い、西洋医学（主にドイツ医学）を国の医学と規定した政策のため、これ以前に行われていた漢方療法や鍼灸療法を総称して「東洋医学」と呼ぶようになったと考えられる。とくに1950年に日本東洋医学会が設立されたあと、東洋医学という呼称が一般的になってきたと思われる。

すなわち、東洋医学とは東洋を起源とする伝統医学の呼称である。

ここで、「東洋医学」を論じる以前に「東洋」とは何処の地域か、何処の地域を指す用語かについて再考するが、これに関する見解は多岐にわたっている。

まず『広辞苑』（岩波書店）には「東洋」をトルコ以東のアジア諸国の総称とあり、『日本国語大辞典』（小学館）にはウラル山脈、カスピ海、黒海、地中海、紅海を結ぶ線以東のアジア諸国の総称で、とくにその東部および南部、すなわち日本、朝鮮、中国、インド、インドネシアなどの総称であると記されている。

また、中国では、とくに日本をさす用語であるとある。

中国では、東洋とは、かつて日本をさす用語であったことは間違いないようだが、現在では東洋という用語がほとんど使われていないか、さらに東洋という用語自体がないなどの意見が聴かれる。

欧米にもOriental Medicineという表現があるが、これは日本語の東洋医学を英訳したという訳ではなく、単純にアジア一帯の伝統的医学をさし、東方諸国（中国の中医学、日本、韓国、東南アジア諸国の医学〈または伝統医学〉）という意味の慣用表現と考えてよいだろう。したがって、正確な定義はない。

韓国のSeoul National UniversityのKweon教授（同大学獣医科大学校元学長）によれば、東洋とは、韓国では一般的には韓国、日本、台湾、中国の総称だろうという。

日本国内では作家の藤井青銅のアンケート調査結果によれば、東洋の東端を日本としての調査と思われるが、その西端について、

A）東洋とはトルコまでである（35%）
B）東洋とはインドまでである（44%）
C）インドとはインドシナ半島までである（15%）
D）東洋とは日本、朝鮮半島、中国のことである（6%）

皇漢医学
皇は日本、漢は中国の意。中国から伝来して、日本国内で発展した医学を表わす。

漢方医学
江戸時代の後期まで医学、医療といえば漢方医学（医療）であったため、この用語は存在していなかった。オランダ医学が日本に伝来したため、これを区別してオランダ医学を蘭法医学、中国から伝来し国内で歴史を重ねてきた伝統医学を漢方医学と分類した。

図1-1-1

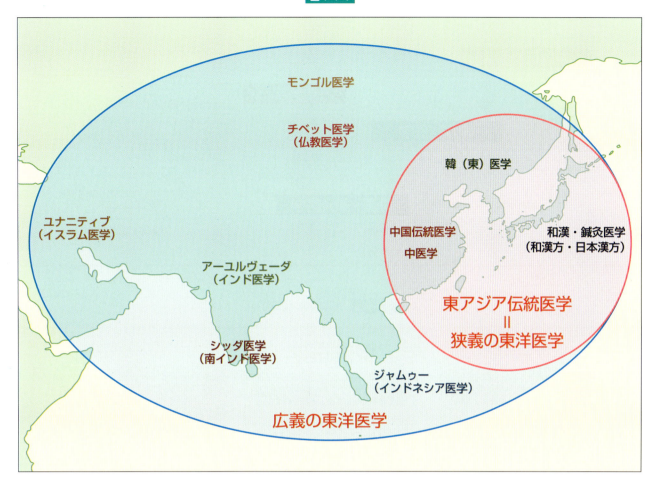

という結果であったという。

この結果を変換して、
〈1〉日本、朝鮮半島、中国は東洋である（100％）
〈2〉インドシナ半島も東洋である（94％）
〈3〉インドも東洋である（79％）
〈4〉アラブ諸国も東洋である（35％）
という理論を導いている。

また同氏によると、宮崎市定の『アジア史論』（中公クラシック、中央公論新社、2002年）から、「かかる立場から歴史的地域を求ぶれば、まず西南アジアのペルシア・イスラム世界及び東洋の中国中心の世界が数えられ、続いてインド、日本が挙げられるであろう」を引用し、歴史的に「地域」とは場所のみを示すのではなく、その地域の住人の歴史的発展を併考し、表現しているもので、宮崎はアラブ諸国と東洋を分けて考えていて、インド、日本は東洋ではないと考えていると考察している。

さらに宮崎の「或いはインドを西南アジアに加えて、西亜、日本、中国を合体させて東亜とは対照させて呼んでも構わないが、今の所、学会等で一致した名称が、まだ与えられていない」から「東洋」とは中国が中心であり、日本は東洋の付属する一部分のような存在であると理解している。

立命館大学名誉教授の白川 静は2004年12月13日の毎日新聞のコラ

図1-1-2　東洋医学（狭義）

中国伝統医学
中医学
韓（東）医学
和漢・鍼灸医学
（和漢方・日本漢方）
東洋医学
（鍼灸・漢方）

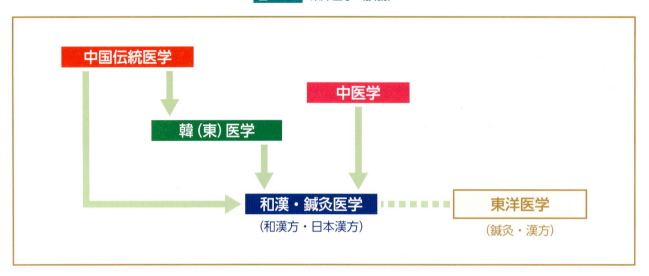

図1-1-3　東洋医学（広義）

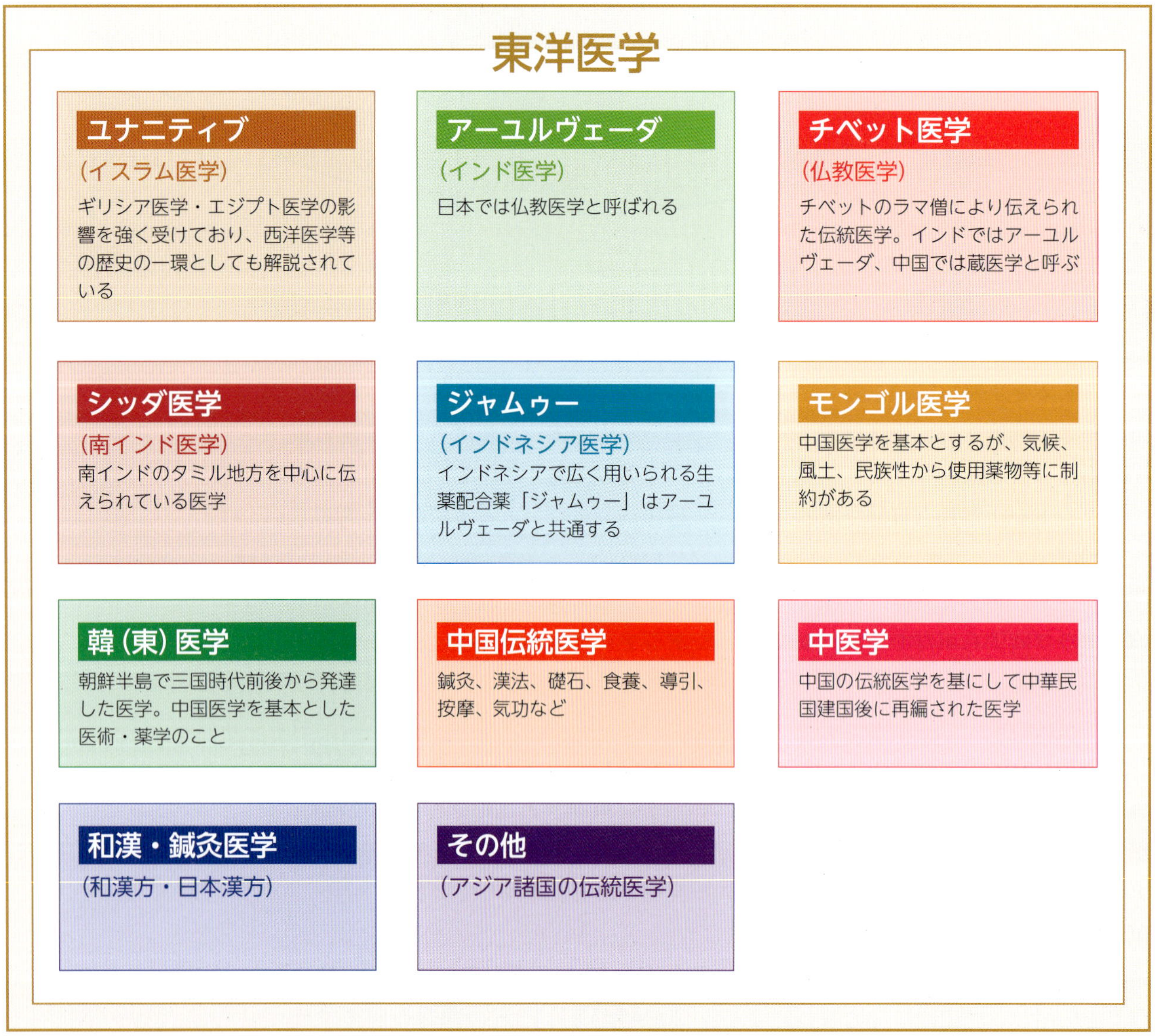

東洋医学
ユナニティブ
（イスラム医学）
ギリシア医学・エジプト医学の影響を強く受けており、西洋医学等の歴史の一環としても解説されている
アーユルヴェーダ
（インド医学）
日本では仏教医学と呼ばれる
チベット医学
（仏教医学）
チベットのラマ僧により伝えられた伝統医学。インドではアーユルヴェーダ、中国では蔵医学と呼ぶ
シッダ医学
（南インド医学）
南インドのタミル地方を中心に伝えられている医学
ジャムゥー
（インドネシア医学）
インドネシアで広く用いられる生薬配合薬「ジャムゥー」はアーユルヴェーダと共通する
モンゴル医学
中国医学を基本とするが、気候、風土、民族性から使用薬物等に制約がある
韓（東）医学
朝鮮半島で三国時代前後から発達した医学。中国医学を基本とした医術・薬学のこと
中国伝統医学
鍼灸、漢法、砭石、食養、導引、按摩、気功など
中医学
中国の伝統医学を基にして中華民国建国後に再編された医学
和漢・鍼灸医学
（和漢方・日本漢方）
その他
（アジア諸国の伝統医学）

ムで、「かつて東アジアの世界は、理念的に一つであった。それを私は東洋と呼んでいる。その血脈を成すものが漢字である。それが今、分裂している。政治の分裂がそのまま文化の分裂に反映している。日本語も朝鮮語もベトナム語も半分以上漢語です。統一した漢字を使えば、これは容易に意思疎通できる。東洋を回復したい」と述べている。

したがって白川の東洋は、日本、朝鮮半島、中国、台湾にベトナムを加えた各国ということになる。つまり、漢字文化の国を東洋と考えている。

梅棹忠夫は「……世界を東洋と西洋に分類することが、そもそもナンセンスだ。頭の中で考えると、東洋と西洋の比較というといかにも綺麗な世界を論じたような気になるが、実際は東洋でも西洋でもない部分を忘れているだけである。例えばパキスタンから北アフリカ一面にかけて展開する広大な地域、そこに住む数億の人々、いわゆるイスラム世界である。これは東洋か西洋か。西ヨーロッパの人達はそれをオリエントと呼ぶかも知れないが、私達はそれぞれ同じ意味での東洋とは考えられない」（2003年8月12日、毎日新聞）とした。

以上から、東洋という用語はあくまでも概念であって、どこからどこまでという限定的な地域を示す用語ではない。

中国ではすでに東洋という用語も概念もない、あるいはほとんどない状況から、東洋医学という医療概念は当然ないし、あっても東洋医学とは日本の医学をさすことになる。

韓国にも韓医学という分類がある。これも中国では東医学と呼ぶ場合があるが、日本では韓（東）医学と記載することがある。

結果的に東洋医学とは、日本国内での日本独自の概念ということになる。

東洋医学は、多くの書籍で中国の伝統医学と中医学（あるいは中国医学）と日本の伝統医学（漢方医学と鍼灸医学）を統称して東洋医学として扱っているが、これは東洋という用語が概念であっても東洋医学が、単純に東洋と医学を合併させた用語ということではなく、社会通念としてとらえられている証である。

また、「東洋医学」を狭義に解釈すると、古代中国文明を背景に発展し、中国の哲学、または思想を基礎に体系化された医学であり、中国、朝鮮半島、日本列島等各地の東アジアで」広く用いられ歴史を重ねてきている医学で、これをしばしば伝統医学と呼ぶが、現段階ではこれらの伝統医学を総称して東洋医学と解釈することが適切であると考えている。

またここで、西洋にも西洋の伝統医学があることも忘れてはいけない。

そこで改めて慣用的に「東洋」と表現した場合、広義にはEurope（≒西洋）からみたOrient（東洋）あるいは、Occident（東洋）と位置づけられるインド、トルコ以東のアジア諸国を総称していることから、東洋医学には、ギリシア医学を基盤にして、発展して来たイスラム医学（ユナニティブ）、インド医学（アーユルヴェーダ）、そして東アジア医学としての中国医学（中医学）、その他が日本に伝来し、日本

■1 東洋医学とは　5

国内で独自の変貌と発展を遂げ続けている日本の伝統医学と考えられる。

歴史的には、現代日本で実施されている、また研究されている東洋医学は約2000年前の中国で発生した医学が5〜6世紀頃（約1500年前）に日本に伝来し、さらにその後、中国以外のアジア諸国から日本に伝えられた医学が加わり、そこに様々な工夫が重ねられ、とくに平安時代から江戸時代中期にかけて、またそれ以後現代にかけて独自の発展を遂げている医学と考えてよいだろう。

したがって、日本の東洋医学は、すでに約1500年の歴史を有していることになる。

江戸時代には、鎖国という医学も日本国内で、独自の発展を遂げねばならない事情もあった。当時の**漢方医**は漢方薬の用量を最小容量で効果を出すことを考えなければならなかっただろうし、鍼灸の鍼も中国から輸入することができなくなり、銀鍼など日本人の身体に適応した独特の鍼が開発された。

明治時代に入ると明治政府は、西洋医学（主にドイツ医学）を国の医学と認定したため、東洋医を標榜する医師が減少し、衰退の途をたどったが、その間も東洋医の少数の医師たちにより、脈々と研究と治療が続けられ、1976（昭和51）年には医療用漢方エキス製剤が保険適用され、さらに2002（平成14）年以降、医学部のモデルコアカリキュラムにも漢方の基礎概念が盛り込まれ、「和漢薬を概説できる」という新しいSBO（到達目標）が新たに記載された。

また薬学部においても2013（平成

25）年のモデルコアカリキュラムに「医療の中の漢方薬」として組み入れられている。そして獣医学教育においては今後どうなっていくのであろうか？

結論

日本国内では、「東洋医学」という用語は一般的に現代西洋医学の対称的な位置付けとして、日本の伝統医学の総称として用いることが多いが、実際には漢方薬、鍼灸治療、按摩、マッサージ指圧、養生等をさして慣用的に用いられている例が多い。これらは、中国の伝統医学が日本に伝来し、それが基盤となっているため「東洋医学＝中医学」との観点から著述されている文献も少なくない。

しかし、中医学は中国の伝統医学を元にして中華民国建国後に再編された医学であると同様に、日本の伝統医学も中国の伝統医学を元にして、伝来後に独自の発展を遂げ、現在成立している医学であり、両医学は同根ではあるものの、似て非なる存在となっている。

したがって現在の中国の「中医学」と日本の「東洋医学」は現在別個の独自の存在として成立している。

補記

近年、西洋医学以外の多くの治療方法に注目が集まり、見直されている。ことに鍼灸や湯液等の伝統医学を補完代替医学（療）と表現し、WHOでも現代医学と伝統医学を世界中の医学の中心に、またはその両者を世界中の医療の両輪と考え、さらに現代西洋医学と伝統医学を統合した、統合医学または統合医療という概念を提唱している。

しかし、補完する、代替するという

漢方医
中国伝統医学の手法または、中国から伝来した伝統医学に基づいて国内で発達した医療法を用いて診断治療をする医師

用語の意味からも理解できるように、常に現代西洋医学を中心に、あるいは基盤として考えて、伝統医学をあくまでも補助的、付加的手法という位置付けで考えていて、決して対等の位置付けをしていない。

厚生労働省でも2012年に現代西洋医学を前提として、代替医療や伝統医学を治療に併用して、医師主導で患者のQOLを向上させる医療と位置付けている。

統合医療という用語も、今更何を統合するのか⁉という意見も聞こえてきそうな用語であり、元々医療手法であったものをあえて新たに「統合しなくてはならないのか⁉」元々、東洋の医学も西洋の医学も存在していて、それぞれに歴史を重ね発展している医学であるので、すべからく「医学」、「医療」としてとらえるという概念に戻すまでには、医療保険適用の壁、また日本でも明治時代に、中国でも中華民国建国に伴い、政治主導で西洋医学を国の医学と規定した。両国の伝統医学の歴史を考えると、両医学は政治的バイアスがかけられたまま別個に発展し、今日の事態を招いてしまっていると考えられる。

日本国内では、外科学の分野を別にして、生活環境が整備された都市部から細菌感染症や寄生虫性疾患等が減少し、これに伴って腫瘍、生活習慣病等が増加の傾向にあり、糖尿病等は自家用車の販売台数の増加とParallelに症例数が増加しているという意見もある。

現在、総じて「西洋医学は、病気や怪我を診る」、「東洋医学は人を診る」という表現をよく見聞するが、西洋医学が様々な検査を実施して病気を診断し、その原因や異常部位を専門科に分けて集中的に治療する。

東洋医学は患者の心と体だけではなく、生活環境、習慣等を含めて、その不調や症状を個々にかつ全体的な診察を行い、その診断に基づき湯液（漢方薬）や鍼灸を用いて治療する。これらの治療法は自己の治癒力を向上し、結果的に身体の状態改善を補う手法と考えるべきという意見が多く見受けられる。

近年、問題になっている西洋医学の薬物の副作用や、アレルギー疾患、免疫疾患、一部の慢性疾患、不定愁訴、自律神経失調症等の疾患には、決め手を欠く例も少なくない。

したがって、ここで副作用が少なく病気を全人的に診ていく東洋医学の治療手法に注目が集まり出した。

西洋医学の検査では、診断を確定しがたい、また根治療法の難しい、肩凝り、目眩、冷え性、不定愁訴、心身症等の心の病気等は、東洋医学による治療の方が、治療成績がよいといわれている。

最後に「東洋医学とは」について再度記しておく。

東洋医学とは、東洋（≒アジア）各地域に根差し、歴史を重ね、現在発展を続けている伝統的な医学である。

2 陰陽論

1 人体は小宇宙

東洋医学の大きな特徴は、ヒトの生命体を大自然（大宇宙）の一環としてとらえ、人体内部の構造も1つの小自然（小宇宙）として考える。

大きな統一体が大宇宙と考えると、人間も大宇宙を構成する1つの要素となり、人体と宇宙は1つの統一体となる。人体内部の組織も1つひとつ独立しているわけではない。各部分が互いに連絡、影響しあい、全体との間に内面的な必然的連関をもち、1つの**統一体**をつくる。統一体であるから、自然（宇宙）に変化が起これば自ずと人体内部にも影響が起きてくる。

すなわち、宇宙や自然は不動のものではなく、天気や季節に移り変わりがあるように、夜になり朝が来るように常に変化を続けており、宇宙も人体内部も同じように変化する。

2 陰と陽は対立、制約し、変化してゆくもの

統一体の変化を表現する1つに陰陽の概念がある。

宇宙空間の一切の事物には、すべて陰と陽に分けることができる。たとえば、昼と夜、寒と熱、明と暗、動と静など陰と陽の2つの性質に分けて、対立する関係とする。

陰と陽は相互に対立しながら、相互に変化しその役割を交代する。一方だけで単独に存在することはありえない。

1日の陰陽の変化では、真昼は陽が極まり、夕方になるにつれ徐々に陽が陰に抑制され、陰の勢いが極まると夜になる。そして再び陽の勢いが強くなり、陰が抑制されると夜が明け、朝が来る。陰と陽はどちらかに偏らないようバランスを取りながら変化する。

人体の生理面でも同じことがいえる。夏が近づけば、身体内部の陽が強くなりすぎないよう発汗を促し、冬が近づけば陽が弱くならないように汗腺を閉じ内部のエネルギーを逃さないようにする。しかし、短期間で寒暖差が大きかったり、夜になっても気温が下がらず熱帯夜が続くなどの異常気象が長びくと、調節の限度を超えどちらかが強くなる偏盛、弱くなる偏衰という偏った状態になり、病気になる。人体が正常な生命活動を続けることができるのは、陰と陽の相互の制約と変化によって生み出された統一の結果である。

統一体
人間の臓腑、組織、器官、1つひとつは、異なる機能をもちながら、同時に五臓を中心に全体として有機的なつながりをもった1つの自然（宇宙）のような統一体を形成している

3 五行論

　五行論とは、古代中国人が日常の生活とその生産活動を営むなかで、この複雑な世界をありのままにとらえた世界観であり、自然界（宇宙）に存在するすべてのものを5つの要素、木、火、土、金、水に分けたものである。

　5つの要素は互いに影響しあい、ある要素から別の要素へと循環する。自然、社会、人間の体の状態といった、あらゆるものが五行の循環法則に従って変化する。

木（曲直、条経）

樹木が成長してゆく様子。
伸展、上昇などの意味をあらわす。
万物が生じる春の象徴。

火（炎上）

火が燃えている様子。
温熱上昇などの意味をあらわす。
夏の象徴。

土（稼穡）

播種、収穫など農作物と関連して万物を育て、保護する。
季節の変わり目の象徴。

金（従革）

変革をあらわし清潔、粛降（下ろす）、収斂の意味をあらわす。
秋の象徴。

水（潤下）

水のように下ろしたり潤したりといった意味をあらわす。
土中の水は万物を生み生命を育む。
冬の象徴。

1 五行相生説

　五行の1つが特定の相手を生じる、育成する、保護するという関係で循環をくり返すことを五行相生説という。いうならば、母が子を生み、そして、子を強めるように作用したり影響をあたえたりする、母子関係である。

　木→火→土→金→水と循環し、それぞれの要素は次の相手を強めるように作用する。

五行相生の順序 （図1-3-1）

木生火：木は燃料であり、こすれあって火を生じる
火生土：火が燃えることで土、灰が生じる
土生金：土中から金属、鉱物が生じる
金生水：金属の表面には水滴が生じる
水生木：水は木、植物を生み成長させる

2 五行相克説

　五行の1つが特定の相手を抑制、制約、支配するなどの関係で循環をくり返すものを五行相克説という。

図1-3-1	五行相生説

図1-3-2	五行相克説

五行相克の順序 （図1-3-2）

木克土：木は土に根をはり栄養分を吸収してしまうので、土に勝つ

土克水：土は水を吸収し流れをせき止めるので、水に勝つ

水克火：水は火を消すので、火に勝つ

火克金：火は金属を溶かすので、金に勝つ

金克木：金属の刃物は木を切り倒すので、木に勝つ

　人体の最も基本となる五臓の性質を五行説にあてはめると、人体の生理、病理、自然環境とを統一的に把握することができ、治療にも応用ができる。これは鍼灸医学の理論的な基礎である。たとえば、木生火であるから、肝（木）は心（火）を生む。もし、子である心が弱れば、母である肝を助けることにより心が補強される。五行説で重要なことは、事物の変化と平衡の回復を五行の相生と相克という考え方で解釈することである。つまり、事物相互の間に相生と相克の関係があって、はじめて自然界は生態を維持できるし、人体も生理的な平衡を維持しているのである。

3 五行色体表

　万物を五行理論によって、統計的に分類したものが「五行色体表」である。
　五臓の変調や治療法を考える参考となる。

臓腑や組織、自然界のものを五行論に基づいて分類する

　五臓を中心に人体の臓腑や組織とそれぞれに関連した自然界のものを表にしたものが五行色体表である。五臓に病があれば、それは必ず色つや、音声、形態、脈状など体表に反映する。五臓

10　第1章　東洋医学基礎理論

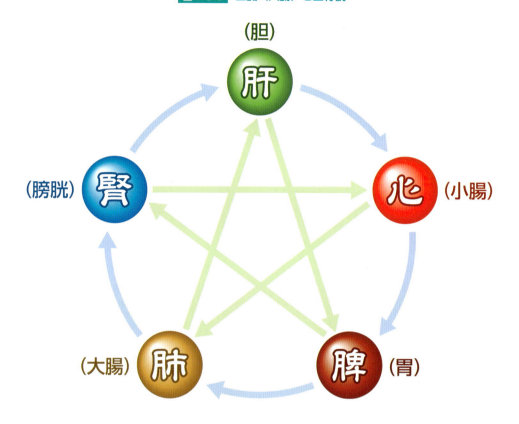

図1-3-3 五臓（六腑）と五行説

相生と相克の関係が五行間に働き合っていることによって、どのような事象も統一体としての調節機能が働き、いきすぎると不足を防止して相対的な平衡を維持する

と五色、五音、五味、五脈、五臭などは、みな五行に帰属しているため、それらの体表部での変化からそれを五行的に整理して、五臓の病変としてとらえることができる。

五行色体表で、五臓の変調が一目でわかる

たとえば、木の属性をもつ肝に強く関連する体の部位は筋、爪、目などが所属し、影響を受けやすい季節は春、肝を傷つける感情は怒りである。肝に病変がある人の体臭は臊（あぶらくさい）で、顔色が青く、酸味のあるものを好み、爪は割れやすく、筋がつりやすく、いつもイライラし、怒鳴っている。これらの関連性を利用し、臨床の現場では診断や治療方法を考える手段として応用されている。

4 気・血・津液

1 人体を構成する3つの要素

人体を構成し、生命活動を維持する基本要素を、気・血・津液という。3つの要素は肺から取り入れた空気（清気）や、水穀の精微（食べ物からの栄養）、五臓六腑の働きでつくられる。また、要素それぞれは、別の要素に変化することもある（気化作用）。お互いに協調しあって生命活動を維持している。東洋医学ではこの3つがバランスよく働き、正常に循環していれば病気にかかりにくいと考える。

気

気は、生命活動のエネルギー源で、血・津液を全身に循環させ、臓腑、器官、組織に活動力を与える。元気（原気）、宗気、営気、衛気の4種類に分類される。

血

血は、水穀の精微から化生した血液と同様、血管内を流れる赤い液体（必ずしも血液でない）をさす。臓腑をはじめ、皮毛、骨肉など、人体を構成するあらゆるものに栄養を供給する。

津液

津液は、水穀の精微から化生したもので、体内に含まれる血以外のすべての水分の総称である。血は血管内だけをめぐるが、津液は脈外を流れて全身に散布される。また、涙や汗となって体外にも出る。

気・血・津液
気・血・津液は人体が生きて活動するために必要な要素。臓腑、器官、組織などの生理活動を営む源となるものである

気・血・津液は単独では機能できない。血・津液は気の作用により生成され、人体をくまなくめぐり生命活動を維持する。

また、気も体内で機能するためには血が必要である。

気・血・津液のバランスが乱れると病気になる

気・血・津液は水穀の精微（飲食物の栄養）から生成されたもので相互に生産し合い、作用しあっている。したがって、たとえば気が変調すると、血と津液を人体に正常に循環させることができなくなり、停滞する。

また、血が不足すると、血は必要に応じて気を生み出すので、気が不足すると臓腑、器官、組織の機能活動に支障が出てくる。3つのうちどれか1つに変調があれば、もう一方へ連鎖的に波及し、複合的な乱れが同時に起きる。慢性病では気・血・津液のバランスが崩れていることが多い。病気へ発展する前に気が多く停滞していれば瀉して流れをよくし、血が不足していれば補い、津液が滞っていれば水分代謝をよくするなど、気・血・津液のバランスを回復治療する。

2 気の概念

気は生命活動の根幹をなすエネルギー源であり、宇宙のあらゆるものを構成する単位と考える。人体に存在する

気は4つに分類される。

すべては気からはじまる

気とはもともとは古代中国から生まれた言葉である。

気は血・津液と同様に、人体を構成し生命活動を維持する基本要素の1つである。血・津液とは異なり、目にはみえないものといわれ、昔から様々な解釈があり、1つの考え方で定義するのは難しい。最近の東洋医学では物質としてとらえる考え方が多い。

気は宇宙を構成する基本単位の1つとされる。気が動き変化することで万物を創造し、宇宙におけるすべての事象が生まれるとされている。人間も例外ではない。気が人体をつくり、機能させて生命活動を維持している。

人体の気は、清気、水穀の精微、先天の精の3つのいずれかから生成される。清気は肺によって自然界から吸入された気のことである。

水穀の精微は、飲食物が胃と脾の消化吸収作用を得てつくり出され、養源でこれは後天の精にもなる。先天の精は、生まれたときに両親から受け継いだ精であり、生命の素である。腎に貯蔵され腎中の精（腎精）ともいわれる。先天の精は少しずつ使われ消耗していくが、後天の精によって補われる。

人体の気は、腎・脾・肺の3つの臓でつくられているため、これらの臓に変調があると気のめぐりが悪くなったり、気が不足するようになり、人体のあらゆる場所に影響が出てくる。

人体に分布する4つの気と作用

人体の気は元気・宗気・営気・衛気の4つに分けられる。

元気

生命活動の基本の気。原気、真気ともいわれ、主に先天の精が変化したもの。腎（丹田）から全身に行きわたり、臓腑や組織を機能させる。
生まれたあとは、後天の精によって補充される。

宗気

胸中にある気。
清気と水穀の精微からつくられる。
肺の呼吸作用と心の血を循環させる機能がある。

営気

水穀の精微からつくられる。
血と一緒に脈管内を循環して全身に栄養を補給する。

衛気

水穀の精微からつくられる。
体表から身体の奥までくまなく分布している。体表を保護して邪気の侵入を防ぎ、汗腺を開閉し体温調節をする。体内に入ると臓腑を温める働きがある。

気の作用は、推動・温煦・防御・固摂・気化作用の5つの働きに分類される。気が不足し、どれか1つでもうまく作用しないと身体の調子が悪くなる。

推動作用

押し動かす作用。
血、津液の循環、臓腑の活動、身体の成長にもかかわる。

温煦作用

身体を温める作用。
体温を維持できるのは温煦作用のおかげ。

■4 気・血・津液　13

防御作用

外邪の侵入を防ぐ。

固摂作用

体液の漏出を抑える。血液が血管から出ないように調節する。
また、汗や尿の排出も調節する。

気化作用

気・血・津液・精が水穀の精微からつくられたり、それぞれを他のものに変化させる。
余分な水分を尿として排泄するのも気化という。

3 気の不調

気の変調により生じる4つの気病

気・血・津液は人体を構成する基本物質であり、臓腑、器官、組織などが生理的な活動を行うための基礎である。したがって、疾病と気・血・津液との間には密接な関係があり、気・血・津液に変調が生じるとこれらの機能に変調が起こる。

気が変調すると、押し動かす（推動）、温める（温煦）、邪気から守る（防御）、漏れ出ないようにする（固摂）、代謝（気化）の5つの機能が正常に働かなくなる。これを気病という。

気病には、気虚、気陥、気滞、気逆の4つに分けられる。

気虚

気虚とは気が足りない状態をさし、飲食物の摂取が不足し、気がつくられず、後天の元気が補充できない。脾と胃の働きが弱く、気の生成不足が起きる。大病や長期間の病気、心労、過労、

出産でも気を大量に消耗する。その結果、全身の気が足りなくなる。

気虚になり、推動がうまくいかなくなると全身に気が回らなくなり、倦怠感や無力感が強くなる。また、血のめぐりも低下し、力ない弱い脈となる。温煦が失調すると保温機能が減退し、手足の冷えを生じる。固摂の働きが弱くなると、何もしていないのに汗が流れ出る自汗という症状があらわれることがある。

気陥

気が足りないと、臓腑などを上に持ち上げておく力が低下する。これを気陥という。このため胃下垂、脱肛、下痢、頻繁な尿意などの症状もあらわれる。

気滞

気が流れず運行が滞っている状態を気滞という。

気分がすぐれず、イライラや不眠、精神不安定になる。また、気が腹部で停滞し張って痛みが出る脹痛があらわれることが多い。痛む場所が移動するのが特徴である。げっぷやおならによって症状が軽減する。

気逆

気は絶えず全身を運行しているが、気の種類によって、昇・降・出・入の4つの正常な動きにより平衡状態を維持している。したがって、昇降出入の失調は多くの病証を引き起こす。

たとえば、下に下りないで上に突き上がったままになった状態を気逆という。肺の気が突き上がると咳や喘息などの呼吸器系の症状が出る。肝の気が逆上すると頭に血が上がり、イライラ

感や頭痛、めまいなどを生じる。ひどい場合は昏倒する場合もある。胃の気が逆上すると嘔吐、悪心、げっぷなどを起こしやすい。気逆はとくに、肺、肝、胃で起きやすい。

4 血の概念

血とは脈中を流れる赤色の液状物をさす（必ずしも血液でない）。

生体内で活動するものとして、気とともに重要なものである。

血の生成・循環には
五臓と気の働きが不可欠

血は、血脈中をめぐって、臓腑、組織に栄養分を供給し滋養させる働きをもつ。血は血管内を同様に流れる血液とはイコールではなく、赤血球や白血球などの区別はない。

血の生成の源は飲食物であり、脾、胃で消化吸収されることでつくられた水穀の精微（後天の精）と、自然界の清気を肺が取り込んで結びついてできた営気が、さらに津液と生命の原動力である原気を取り込むことでできる。血の赤色は心の熱（君火）により赤化（赤くなる）したものである。また、血は気とともに精神活動も支えている。血の過不足が精神や意識など感情面に大きな影響を及ぼす。

血と五臓は密接な関係にあり、心は血の循環をつかさどり、肝は血を貯蔵し各器官、組織にめぐらす血流量を調節している。脾は、血が脈外へ漏れ出ないよう血の働きを調整している。また「気は血の帥」といって、血は気によって気化・推動・固摂の3つの作用を受けている。水穀の精微から血を生成（気化）、体内を押し動かす（推動）、外に漏れ出さないようにする（固摂）である。

心の推動と肝の蔵血が
血をサポート

五臓のうち、心と肝は血の働きに強くかかわっている。

血が各器官に栄養を与え、滋養させるためには、心と肝の働きが重要となる。心は血を推動し、全身に循環させるポンプの働きがある。この機能のおかげで、血の栄養分を各器官、組織へ運ぶことができる。

肝には蔵血という、肝に血を貯蔵する機能がある。もう1つは、身体の必要な部位にどれだけ血の栄養を供給するのか、血流量を調節する働きである。蔵血機能が低下すると血が不足し、血があふれて吐血、鼻血などを生じる。また、血の不足により様々な場所で栄養不足の状態となる。血と関係の深い心と肝、それぞれの臓器に関係した部位に症状が出やすく、目の疲れ、爪の変形、不整脈、筋のひきつりなどを起こす。

5 血の不調

血の変調は血の生成不足と消耗過度による血虚と、血の運行失調による血熱、血寒、血瘀がある。

血虚

血虚は全身の血が不足した状態をさし、血の生成の源は飲食物である。食事から十分な栄養や量を摂取できなかったり、飲食物を消化、吸収する脾や胃の働きに問題があると、血を十分につくることができなくなるため血虚となる。

■ 4 気・血・津液　15

また、情動の過度の乱れによる肝の蔵血や脾の統血作用の変調、過労や慢性病による血の消耗でも起こる。

全身の血が不足すると、血の栄養と滋養作用によって機能している臓腑・組織・器官の機能に失調があらわれる。

とくに血と関係が深い臓器は心と肝である。心の血不足では、心身の疲労や脈が細く不整脈がみられ、健忘や不眠などの症状が起こる。

肝の血不足では、爪の変形、眼精疲労、筋力低下がみられ、女性では月経量が減り、色も薄くなり、月経困難症が起こることが多い。

血熱

体内にこもった熱が血に移り、血が熱くなった状態を血熱という。

精神的な抑うつなどの情動の変調や、暑・火の邪気を受けたり、塩辛いもの、味の濃いものを多食するなどにより血のなかに熱がうっ積して発生する。

血熱になると血行が加速され、血管を破って出血しやすくなり、血尿や吐血、鼻血が出やすくなる。また、体内の水分が消耗すると口渇や口苦、便秘、発熱などの症状も出てくる。

血寒

血熱とは逆に体に冷えがたまり、血まで冷やされた状態を血寒という。

血寒になると血の循環が遅緩して、血が凝集するという。血熱が長引くことでも、血が粘性をもち、どちらにしても血の運行失調を起こす。

血瘀

血熱や血寒が続くと血が滞って瘀血になる。瘀血ができると血瘀という病気になる。血瘀を生じると、刺痛とい

う刺すような痛みがいつも一定の場所で起こり、痛む場所を押されると嫌な感じになる、拒按という反応が出るのが特徴である。増悪すると腫瘤を形成する。また唇や舌が暗茶色になったり、どす黒くなる。

6 津液の概念

津液とは水穀の精微から化生したもので、体内に含まれる血以外のすべての水分の総称である。

津液の生成、循環、排泄

津液の源は、血と同様に飲食物である。脾、胃で水穀の精微が生成される際に水穀から分離された水分が津液である。つくられた津液は脾の働きによって、これを上部の肺へ送る（昇清作用）。肺は送られた津液を全身に散布し、身体を潤す（宣発・粛降作用）。

津液は、津と液に分けられる。サラサラした水が津で、ねっとりした水が液である。津は主に体表部を潤し、体温調整に関与する。また、汗や尿となって体外へ排泄される。液は体内をゆっくり流れるもので、骨や髄を潤し、体表部では目、鼻、口などの粘膜に潤いを与える。身体をめぐった津液は最終的に腎に回収され、不用なものを膀胱に貯めて尿として排泄される。

津液は身体を潤す水分

津液は血と同様に水穀の精微から化生され、ともに臓腑、組織、器官の栄養補給、滋潤が主な作用であることもあり、「津血同源」といわれる。

津液が全身の内外をくまなくめぐることで、臓腑を滋潤し筋骨に注いでこれを潤し、関節に注いで、その屈伸を

容易にする。また、脳髄を補充し、脳に栄養を与え、外部の刺激から守っているとされる。

体表では肌や髪をつややかに保ち、目や口、鼻の粘膜を守っている。

津液がすみずみまで行きわたっていることで、身体の器官、組織は乾燥せずに潤いが保たれている。

また、体表面を流れる津液を五液といい、涙、汗、よだれ、鼻水、つばをさす。肝、心、脾、肺、腎、それぞれの五臓で津液から生成される。

7 津液の不調

人体の津液の需要量は正常な状態では常に一定を保っている。

しかし、食事の量や臓腑機能の働きが弱まると、津液の不足や循環、排泄機能の低下をまねく。

津液の変調には、津液が不足して起こる内燥と、津液の運行が失調して停滞が起こる内湿、湿熱とがある。

内燥

津液は、脾と胃で消化、吸収された栄養分からつくられる、

内燥とは、食べる量が少なかったり、偏った食事により栄養分が不足して、津液の生成が不十分になり、不足することで起こる。また、脾、胃が変調して機能が低下したり、身体が非常に疲れていても、津液の生成量が減る。

また、大量の出血や汗、病気で尿量が増えたり、長引く下痢や辛くて熱いものの過度な摂取により津液を消耗する。

津液が不足すると、肌や髪の乾燥、のど、口、鼻などの粘膜の渇きが生じる。津液には関節をスムーズに動かす働きもあり、不足すると身体の関節が動かしにくくなってしまう。

また、便の水分も不足して排便が困難となり便秘になることがある。さらに、陰性の性質をもつ津液が不足すると、陽が過剰となり身体に熱がこもり、ほてりやかゆみの症状がみられる。

内湿・湿熱

内湿、湿熱とは、津液がスムーズに動かず、身体のなかで停滞することで起こる。津液は肺、脾、肝、腎、三焦などの臓腑が協調して全身に循環している。これら臓腑1つの機能が失調すると、津液がスムーズに運行しなくなり、身体のどこかに津液が停滞する。この停滞している津液を湿といい、この状態を内湿という。

内湿になると身体がだるく、重くなり、あちこちがむくみやすくなる。お腹に湿がたまると、張った感じになり、食欲不振や下痢を起こしやすくなる。さらに湿が増えて凝集すると痰になる。肺やのどに痰ができると咳きこむようになる。

湿が長期に及ぶと、外邪や病的な熱と結びつき、湿熱へと進行していく。熱は上部に上がり、顔のほてりや吹き出物ができやすくなり、口の粘りや乾きを生じる。湿と結びついた熱が下半身にたまると大腸や膀胱に炎症を起こす。

また、肺や腎、膀胱の働きが悪いと、汗や尿として排泄されるべき津液が停滞してむくみとなる。

5 臓腑論

1 肝

身体の中焦（上腹部）に位置する肝は、心とともに身体の血液循環にかかわる重要な臓器。また、肺とともに気の調節作用も担っている。

肝の疏泄・蔵血の機能とは？

肝の主な働きには疏泄（そせつ）と蔵血という2つがある。

気は体中を上がったり、下がったり、臓腑や組織のなかに入ったり、出たりしている。このように全身に広がっていく気の動きを調節する機能を疏泄という。肝気がのびやかであれば、疏泄機能が発揮され、気、血、津液も順調にめぐり、胆汁の分泌もよく、脾、胃の消化吸収が促進される。

また、イライラする、うつうつする、怒るなどの感情も気の動きとかかわっているため、疏泄の働きは、気血、津液の運行、臓腑の働き、精神面をもコントロールしているといえる。

さらに肝にはもう1つ蔵血という働きがある。

蔵血とは、肝に貯蔵している血を、活動状況に応じて身体各部どのくらいの血量を必要としているか、調節、判断して適度な量の血を供給する機能をいう。血の循環を正常に保つには、心とともに肝の働きが重要である。

筋、爪、目は肝の状態を反映する

肝と強い結びつきがあるのは、筋・爪・目である。

肝は血を適切に筋へ配分することにより、筋の運動を支配している。ここでいう筋とは、解剖学的に特定の体の部分をさすというより、筋の運動と支持の機能をさしている。肝の働きが正常であれば、筋の運動機能がよく発揮される。

爪は筋とともに肝の状態をよく反映する。肝が正常であれば、爪は弾力があり、色つやがよく、赤みを帯びている。

また、肝は目と通じているといわれ、肝血は目に注がれるため、よく物を見ることができる。もし、肝に不調があり、働きが弱まると、これらの部分に異変が出てくる。

2 心

肝に貯蔵された血を全身に循環させる心は神を蔵し、意識や思考をつかさどる、精神活動の中心である。

心は血の循環と精神活動をつかさどる

心は「血脈をつかさどる」といわれる。絶えず拍動して血を血脈中に送り込み、脈を介して血を全身にくまなく運行させている。

心が正常に働くことで、血が身体のすみずみまで行きわたり、栄養を与え臓腑や皮肉、筋骨など身体諸器官の活動を支えている。

身体各部の血流量を決めるのは肝の役割とされるが、心は肝の決定に従い、血のポンプとして働く。心の機能が損なわれると、脈拍に異常がみられ、血のめぐりも悪くなる。

また、心は、意識と精神をつかさどることから「心は神を蔵す」といわれる。人間が様々なことを考え、判断し、記憶し、行動にうつせるのは、心の機能によると考える。心が蔵する神が安定しているときは、状況に応じた、的確な行動が可能であり、生体機能も健全に維持される。さらに心が神を通じて五臓六腑が調和を保って活動することをつかさどる。すなわち、心は「精神」の中枢であり、すべての生命活動は心により統率されている。

このため、心は「君主の官（最高指導者）」とも呼ばれる。心に不調が生じると、神が不安定となり、落ち着きがなくなったり、健忘（物忘れ）、不眠など精神状態が乱れ、動悸や五臓六腑の不調和が生じる。

汗・顔・舌は心の状態を反映する

心と、とくに強い結びつきをもっているのは、汗・顔・舌である。

心の状態によって、汗の出方、顔の色つや、舌の色、動きが変わってくる。たとえば、顔の色つや、舌の色は血の運行状態を反映している。心が正常に働いていれば、顔の色つや、舌色もよい。反対に心が弱って血が不足していると、青白くつやのない顔色になり、舌は青紫色となる。

また、心の病変は、発汗や舌の運動、味覚の変化としてあらわれる。

3 脾

脾は消化・吸収をつかさどり、内臓や栄養分を持ち上げる。血が漏れないようにする機能がある。

運化・昇清の作用

東洋医学では、脾は飲食物の消化、吸収を調節する臓器である。飲食物（水穀）から、栄養分（精微）をつくり出し、全身に送り出すことを水穀の運化という。消化、吸収自体は胃と小腸で行われるが、これらの働きは、脾の運化機能で制御されている。

体中に取り入れられた飲食物は、最初に胃でざっと消化され、胃から送られたものを小腸で栄養分と不要物に分別される。このような胃・小腸での消化吸収の働きを脾がコントロールしているとされる。また、身体中の不用な物は大腸へ、余った水分は、肺と腎に送り、汗、尿、大便として排泄されるが、これも脾の運化機能である。

脾は運化によりつくり出した栄養分を肺に運ぶ、持ち上げるという大切な役割も担っており、これを昇清作用という。

この昇清によって運ばれた水穀の精微が、気・血・津液に変化し、全身に送り出されている。脾は体の基本物質である気・血・津液をつくる原材料である水穀の精微を供給している臓器であるため、脾の働きが弱まると、気・血・津液が十分につくれなくなり、生きていけなくなるため「脾は後天の本」と称される。また、昇清作用には、内臓が落ちないように持ち上げる働きもある。このため臓腑が正常な位置におさまることができる。

■ 5 臓腑論　19

統血の作用

脾の働きによって吸収、配布される栄養物には営気が蔵されて運行をつかさどる。

統血とは、営気を脈中に送ることにより、血が脈外へ漏れずに順調にめぐるようにする働きをさす。統血がうまく行えないと、血が脈外へ漏れ出て、出血しやすくなるといわれる。

4 肺

体のあらゆる働きは、各種の気によってなされている。肺は呼吸によって気を調節し、血や津液とともに全身に広げていく機能をもつ。

呼吸と宣発、粛降の機能

肺は鼻と連動して呼吸を行う。呼吸を通じて大気中の清らかな天の陽気（清気）を身体に取り入れ、体内を回って汚れた気（濁気）を外に出す。また、宣発、粛降と呼ばれる機能をもつ。

宣発とは、昇気、発散、散布するという意味で、呼吸により濁気を吐き出したり、気や津液、栄養分などを全身に広げて、行きわたらせる機能である。また、身体を保護する役目をもつ衛気が体表面にくまなく広がるのも、宣発の働きによるものである。

粛降とは粛浄と下降のことで、呼吸により吸い込んだ清らかな気や津液などを下に降ろし、腎、膀胱に下輪し排泄をコントロールしたり、気道を清潔にする機能をさす。

気を吸い込むのは粛降の働きである。

肺は水のめぐりをつかさどる

宣発、粛降によって、体内の水分の動きも調節されている。

肺は「水の上源」といわれ、脾の働きによって運ばれた津液を肺が給水ポンプのように働いて、全身に散布する。

津液が滞らないように調節する、通調水道の働きもある。

各組織や器官を滋潤した津液は一部は汗となって排泄されるが、不要な水分は粛降と腎の納気作用により回収され、膀胱に送られて尿となって排泄される。

5 腎

人体の生命活動を維持する基本的な栄養物質である精を蔵す腎は、生命力の根源である原気（元気）をもたらす。人間の生命、成長、発育、生殖に深くかかわり、生命の元ともいえる臓器である。

人間の生命にかかわる精を蔵す

腎は精を貯蔵する機能がある。これを蔵精という。

人は生まれてすぐに、父母から受け継いだ生命の素である、先天の精を腎に内蔵されている。しかし、少しずつ使われて消耗していくため、飲食物からつくられる後天の精によって、常に補充されている。

すなわち、腎が蔵している精とは、先天の精と後天の精が合わさったものなのである。また、腎は生殖用の精も蔵している。その生成貯蔵、輸送はすべて腎が管理している。

腎は生命力と成長、生殖力の根源である精を蔵し、五臓六腑の要求に応じて随時供給して、それらの健全な働きを維持している。また、この精が活性化されたものが、生命活動の根源である元気（原気）ある。腎精が充実して

いれば、元気も盛んで疾病にもかかりにくく、活動的で粘り強さや根気を生みだす。

このため、「作強の官」と呼ばれる。

腎は納気・水分代謝をつかさどる

腎の他の機能に納気と主水がある。

納気とは、肺が吸入した気を肺から腎に降ろす、納める機能をいう。肺が担っている呼吸作用には、腎の支えが不可欠である。とくに吸気は肺の粛降作用と、腎の納気作用が両方機能することで、正常な呼吸を行うことができるのである。肺から取り入れられた気を、腎に納めることで、肺は新しい気を再び吸い込むことができる。

腎の納気作用が十分に働かなくなると、納気作用ができず、浅い呼吸になったり、呼吸困難などの症状があらわれる。

さらに、肺と同様に全身の水液代謝にもかかわっている。肺の宣発作用で全身に散布される水液だが、余分な水液は肺の粛降と腎の納気作用により回収され、腎の気化作用により必要なものは再利用され、不要なものは尿として排泄されている。このような水分代謝を調節する機能を主水作用といい、腎の指令により行われる。

6 胆

六腑は飲食物（水穀）が通り抜けるだけとされるが、胆は五臓に似た機能がある。また、精神活動にもかかわりをもち、六腑にない特色をもっている。

人間すべての行動力は胆がつかさどる

身体の中央に鎮座している胆は、決断と勇気をつかさどる。

また、肝とは表裏の関係にある。

「謀慮をつかさどる肝」が計画、思考を生み出し「決断をつかさどる胆」が実行の決断を行う。このように人間のすべての行動力、中正の判断はここで下される。このため胆は「中正の官」と呼ばれている。

もし、胆が衰弱すれば、決断力、行動力の低下をきたし、いかに素晴らしい肝の謀慮も実行不可能となり、社会生活にも影響が出てきたり、勇ましさや大胆さも失われて、精神的なストレスに対する抵抗力も弱くなる。

胆は奇恒の腑の1つで、精汁（胆汁）を蔵す

胆は六腑のうちの1つであるが、他の腑にない機能をもつ。

東洋医学では、六腑は口から膀胱、肛門まで、飲食物と水分が消化吸収されながら通っていく1本の管、通り道と考えている。

胆は、肝でつくられた精汁（胆汁）を貯蔵し、精汁を流すことで胃、脾の消化機能を助けているが、胆自体は他の腑のように飲食物の運搬、伝化、排泄に直接関与することがない。

また、胆は精汁の貯蔵と分泌を行って、貯蔵の機能はないという腑の性質に反しているために奇恒の腑の1つとされている。

7 小腸

受盛・化物・清濁の泌別とは

小腸は「受盛の官」といわれる。主な機能は、受盛、化物、清濁の泌別の3つである。

受盛とは胃から送られた食糜（どろ

■ 5 臓腑論　21

どろの粥状になった食べ物）を受けとることである。

化物とはそれを変化（消化）させることである。

清濁の泌別とは、化物によってつくられたものを栄養分と不要なものに分けることである。清は栄養分（水穀の精微）のことで濁が不要なもの、いわゆる食べ物のかすであり、糟粕（そうはく）といわれるものである。栄養分は小腸から脾に送られ、濁である糟粕は水分と固形物に分けられる。水分は腎、膀胱に送られ、固形分は大腸に送られる。

8 胃

胃の消化機能は
受納・腐熟・和降の3つ

胃は脾と同じく「倉廩の官」と呼ばれる。胃と脾は表裏の関係にあり、胃は脾のコントロールを受け、飲食物の消化を行う。主な働きは、受納・腐熟・和降の3つとされる。

受納とは、口から摂取した飲食物を最初に受け入れることである。そのため、胃は「水穀（飲食物）の海」と呼ばれている。

腐熟とは、摂取した飲食物を一定時間、胃にためて、食糜（粥状になった食べ物）の状態になるまで消化活動を行うことをいう。

和降とは、食糜となった飲食物をゆっくりと小腸に送る機能である。五臓六腑の活動源である水穀の精気（栄養）は、必ず胃の消化作用を経て生成される。そのため胃の働きに異常が起こると、他の臓腑の働きに重大な影響を及ぼし疾病を誘発する。

また、密接な関係をもつ脾に異常があると胃の消化作用は機能しなくなり、反対に胃が消化しなくなれば、脾の運化機能も不能となる。

9 大腸

大腸は残渣を排便する

大腸は「伝導の官」と呼ばれる。伝導とは、小腸から送られてきた飲食物の残渣（残りかす）を下に運搬することをいう。

また、その過程で残渣から水分を吸収して糞便がつくられる。すなわち、体外に排泄する消化過程の最終の腑である。したがって、大腸の異常は便の排出の異常としてあらわれ、腹鳴、便秘、下痢などの症状をもたらす。

10 膀胱

膀胱の働きは、蓄尿と排尿である。しかし、これをコントロールしているのは、表裏の関係にある腎である。人体に取り入れられた水分は、全身をめぐったあと、余分な水は腎が尿にして膀胱に送り、腎の指令により、やがて尿として排泄される。

11 三焦

三焦は具体的な腑でなく、臓器と臓器のすき間と考えられている。腹部を上下につらぬき、上焦・中焦・下焦に分けられる。

有名無実といわれる
三焦の働きとは？

三焦は他の腑と違い、具体的に対応する臓器がなく、実態が明確なものでないため、多くの異なった考え方や説

があるが、それぞれの臓腑と密接にかかわり、それら臓腑の機能を調節したり、あるいは補佐したりする働きがあるとされる。

また、臓腑のすき間の気や水分の通路をさすといわれる。

三焦の働きは主に、体温調節、気血津液の調整作用、輸瀉作用の3つにまとめることができる。三焦は飲食物を消化吸収し、それを気、血、津液に化して全身にめぐらし、体内の水路を整え、不用なものを尿、便として排泄させる一連の機能をさし、上焦・中焦・下焦に分けられる。飲食物の消化・伝送・吸収・分化した気血津液の調整機能が五臓六腑だけでは説明しきれず、三焦に求められたといわれている。

12 心包

心包とは、君主たる心が最も信頼する器官で、心を膜で包んで保護する。外邪が心を侵襲した場合、心に代って邪を受ける。また、喜怒哀楽などの感情を発露する。

心が内外の邪によって損傷されると、神が去って死に至る。そのため心包は、心が滅多なことで損傷されないように外衛となって守っている。

このため、心包は「臣使の官」、「心の宮城」などと呼ばれている。

東洋医学では虚血性心疾患など、現代医学で心臓病としているものの多くを、心包絡の病と考える。

6 蔵象学説

1 肝の不調

肝の病の主な原因となるのは、「七情」のなかの「怒」という感情である。あふれた「怒」は疏泄・蔵血機能を失調させ、身体、精神面ともに影響を与える。

心・感情の乱れは疏泄機能に影響する

肝の主な働きは「疏泄を主る（つかさどる）」ことと、「蔵血を主る」ことである。

疏泄とは全身に広がっていく気の動きを調節する機能であるが、肝が病んで疏泄機能が失調すると、気機の調節、脾腎の運動機能の調節、情動の調節に障害があらわれる。

疏泄機能が失調する主な原因となるのは、精神的なストレスを受けたり、長期にわたり気分がふさいでいると起こりやすい。また、『素問 陰陽応象大論』は「怒は肝を傷る（やぶる）」とし、怒り過ぎると肝病を引き起こすと説いている。このようにして疏泄機能が失調すると、気のめぐりが悪くなり、体内に肝気が過剰になって停滞する。この病証を肝気鬱結（かんきうっけつ）といい、主な症状は精神抑うつや不安感、イライラして怒りっぽいといった情緒面で大きな影響を与える。

また、気滞、気うつが起こる場所によって様々な症状があらわれる。乳房部では張って痛む（脹痛）、咽喉では閉塞感（梅核気）、季肋下部の苦満感や圧痛（胸脇苦満）、胸苦しさ（胸悶）などである。

また、疏泄の失調は、脾胃の働きにも影響を及ぼし、食欲低下や下痢、腹痛、悪心、嘔吐などが生じる。

蔵血作用の失調

肝の蔵血作用には、血液の貯蔵と血量の調節という2つの作用がある。血の生成不足や過度な出血、慢性病などにより肝血が消耗し、肝血不足（肝血虚）となると、関連臓腑や器官、組織の栄養ができなくなり、様々な症状があらわれる。とりわけ筋、目、爪は肝血により滋養を受けているため、血が不足して、運動機能の低下や手足のしびれ、筋のひきつり、目の乾き、かすみ、爪の変形、変色などが起こってくる。

また、過度の怒が起こると、精神上の激しい刺激を受けて、血の貯蔵機能が正常に働かなくなり、吐血や出血しやすくなり、女性では月経が長引いたり、経血量が増えたりする。なお、肝血不足はとくに心と腎に影響を及ぼす。肝血虚は心血虚につながり、心神に影響し、不眠や多夢、途中覚醒などが生じる。腎では精不足を招き、脱毛、耳鳴り、下肢のだるさ、頭痛などがあらわれる。

2 心の不調

血行障害による起こる
動悸や胸痛

心は血液を循環させ脈の働きをつかさどる。いわゆる、全身に血を循環させるポンプの働きを担っている。この心と血脈の関係は、顔色の変化になって体外に生じる。もし、心と血脈の働きが衰弱すれば、血液の流れが悪くなり、顔本来の色調を失い、蒼白になって光沢がなくなり、唇は青紫色になる。手足は常に冷え、全身がいつも寒気を感じたりするようにもなる。また、臓腑、組織の機能減退、失調としてあらわれることもある。

心はこの血行障害を改善するために、拍動を増やし血の運行を促進するように働きかける。その結果、激しい動悸を感じたり、不整脈や胸痛、胸悶などの症状が出現する。

心の異常は舌でも見ることができる。心に病変があれば、舌は赤くなり、もつれて言語不能の状態におちいることがあり、さらに心気の異常は味覚の異常となってあらわれる。

また、心の働きが正常であれば、環境、状況に応じてほどよく汗が出るが、心の働きが悪くなると、出るべき時に汗が出なかったり（無汗）、反対にむやみに汗が出てしまうようになる（自汗）。

心の変調は
こころの状態に直結する

「心は神を蔵す」といい、精神活動を統括する神（神志）が宿る臓であり、思考や記憶、精神の状態は心がつかさどる。

心の神志をつかさどる作用が失調すると、そわそわと落ち着かない。不眠、多夢、恐怖、物忘れが増えたりする。さらに甚だしくなると、譫語（うわごと）や狂そう状態、意識の昏迷におちいることもある。

また、心は喜びの感情と深くかかわっているとされ、適度な喜びは心や血の流れによい刺激を与える。反面、過度の喜びが、心を病ませることもある。心に病変が生じると、笑いが止まらなくなったり、逆に些細なことで悲しくなったりなど、精神状態の乱れとしてあらわれてくる。

3 脾の不調

運化作用の不調は気・血・津液の不足や停滞をもたらす。

脾は、飲食物の消化吸収をつかさどり、後天の精（水穀の精微）を取り出し、全身に運搬する運化作用をもつ。

脾の機能が衰えると、運化がうまく働かず、消化吸収の異常や食欲不振、腹部膨満感、下痢、腹痛、腹鳴などが起こる。このため、やせて血色が悪くなる。気、血の生成も不足し、様々な部位に不調が出てくる。また、脾は、水穀から津液をつくり全身に輸布する大本である。

運化機能の低下は、津液の循環にも影響を及ぼし、津液の停滞が起こる。津液が体内を循環できずに1ヵ所で停滞していると、湿と呼ばれる不要な水分となってしまう。このため、身体のあちこちでむくみ（浮腫）が生じる。湿が集まると粘り気の強い痰（痰湿）となり、これが肺に移動すると、咳や喘息といった呼吸器の異常が起こる。

昇清、統血作用の不調

　脾は運化に際して、吸収したものを胃から上の肺へ送る、昇清作用がある。

　昇清には他に気や血を上に昇らせる臓腑、器官が下がらぬように、これをつなぎとめるということを意味している。

　昇清がうまく行えないと、気、血の材料である飲食物の栄養（水穀の精微）を上焦に運び上げることができなくなり、気血が十分に生成できなくなる。その結果、気血不足となり無力感や全身倦怠の状態に陥る。また、内臓を持ち上げていられなくなり、内臓下垂や脱肛、慢性下痢などの症状も引き起こす。

　思考と脾は強く結びつくとされるが、脾の昇清機能が弱くなると、脳に気血がまわらなくなるため、思考がまとまらなくなり、くよくよ悩むようになる。それがさらに脾を傷つけるという悪循環となってしまう。

　一方、血脈に血を溜める統血作用が低下すると、血が脈外に漏れ出すようになり、血便、血尿、皮下出血、月経過多などを生じる。

　脾の変調は肌肉（筋肉の肉の部分）、口、唇状態やよだれの量の変化にもあらわれ、肌肉がやせたり、口内が荒れたり、よだれの分泌が悪く口が乾く、逆によだれが溢れるようになる。

4 肺の不調

肺の不調は呼吸、邪気への抵抗力に影響する

　肺は、呼吸を通じて大気中の清らかな気（清気）を身体に取り込み、体内を回って汚れた気（濁気）を外に吐き出している。

　この肺の呼吸作用には、肺の宣発・粛降機能が重要である。

　肺が変調し、気や津液を拡散させる宣発機能と、気や津液を下方に降ろす粛降機能が低下すると、呼吸がうまくできなくなり、喘息や咳、息切れ、息苦しさ、過呼吸の症状が出る。

　宣発機能には、外邪の侵入を防ぐため全身にくまなく衛気を広げる働きもある。宣発機能がうまく働かないと、外邪に対して無防備となり、感冒（かぜ）にかかりやすくなってしまう。

　衛気は、汗腺の開閉もコントロールしているため、衛気がうまく広がらないと汗が出にくくなる。また胸悶やくしゃみ、鼻づまり、喘息などを生じる。

水分代謝の不調

　肺は「水の上源」といわれ、宣発、粛降の機能によって水分の循環を調節しているとされる。宣発機能が働かないと身体上部し水分が停滞し、上半身や顔のむくみを生じる。粛降機能が働かないと下部の水分が停滞し、尿量が減り、下半身に水分がたまり、足がむくむ。このように津液の輸送機能が衰えるため、水分代謝の不調が起こってくる。また、肺機能が低下し、肺の津液が不足すると、口渇、乾いた咳、鼻の乾き、などがみられる。

　肺の変調があらわれる部位は鼻であり、肺が弱まると鼻水が増えたり、鼻がつまったり、嗅覚に異常が出てくる。

5 腎の不調

腎精不足で起こる症状

　腎には精を貯蔵する蔵精、全身の水分代謝を調節する主水、肺が吸い込んだ気を腎に納める納気という3つの機

能があるとされる。

蔵精作用が失調すると、精を貯めることができなくなり、腎精不足となる。生命力、成長、生殖力の根源である腎精が不足すると、子供では成長が遅れ、発育不全がみられることがあり、成人では性機能が減退したり、妊娠しにくくなることがある。

年をとると物忘れが増え、足腰がだるくなり歩きにくくなったり、すぐに疲れて転びやすくなってしまう。腎は髪とも深くかかわっているため、抜け毛、白髪も目立つようになる。また腎精は骨の髄を生成しており、腎精が不足すると髄が減り、腰が曲がり骨折しやすくなったり、歯牙に異常がみられる。脊椎中の髄は脳につながっているため、この部位の髄が減ると脳の働きが衰えて、物忘れが増え、認知症にいたることもある。

主水、納気の不調による症状

腎は津液をつかさどり、全身の水分代謝を調節する。肺が全身に散布した津液は、不要となったあと、腎がこれを集めて処理している。この主水作用が正常に機能しなくなると、水分代謝に障害が出る。

そのため排泄されるべき水分が体内に停滞し、むくみとなる。

また、腎は膀胱を開いて排尿するタイミングを決定しているが、腎が変調すると膀胱が正しく働かなくなり、排尿のタイミングがとれなくなるため、失禁してしまったり、頻尿、尿が出ないなどの症状があらわれる。

納気作用が不調を起こすと、肺が吸い込んだ清気が腎に降りなくなり、肺が新しい気を吸い込めなくなるため、息切れ、呼吸困難など呼吸機能に様々

な支障が生じる。

腎の変調は、耳、二陰（尿道口、肛門）にもあらわれるとされており、耳鳴、難聴、排尿、排便障害などの異常もみられることがある。

7 病因

病因とは、病気を発生させる原因のことをいう。病気は、気候や環境・食事や生活習慣・精神的な問題や外傷などにより、体内の陰陽・臓腑・気血津液・経絡などが失調することで発生する。病因は、内因・外因・不内外因の3種に分類できる。

1 内因

身体の内部から発生する感情の乱れにより、病気を発生させる要因のことをいう。

東洋医学では、体内には「怒・喜・思・悲・憂・恐・驚」の7つの感情があると考え、この変化を七情という。感情の変化自体は正常な反応だが、過度もしくは慢性化すると体に悪影響を及ぼす。

怒：気の上昇、肝を損傷する

過度の怒りにより肝の疏泄作用に異常が生じ、気が血を伴って上昇する。

（症状）頭痛・目の充血・突然倒れる・四肢厥冷など

喜：気の緩み、心を損傷する

過度に喜ぶことにより心気が緩み、神を蔵すことができなくなる。

（症状）集中力の低下・不眠・失神・異常行動など

思：気は結び、脾を損傷する

過度に悩むことは気機をうっ滞させ、脾気の運化作用が低下する。

（症状）食欲不振・腹痛・軟便・腹鳴など

悲（憂）：気は消え、肺を損傷する

過度に悲しむことにより気の宣発粛降がうまくできなくなり、肺に変調があらわれる。

（症状）咳・息切れ・浅い呼吸など

恐：気は下り、腎を損傷する

過度の恐怖により腎の固摂作用が低下し、気を貯蔵できずに、気を下降させる。

（症状）大小便の失禁・腰が立たないなど

驚：気は乱れ、腎を損傷する

過度に驚くことにより気が乱れ、心神も不安定になり、精神に混乱が生じる

（症状）動悸・不眠・物忘れなど

以上のように、過度や慢性化した感情の乱れは、臓腑気血の変化をもたらす。逆にいうと、臓腑気血の機能失調は感情も乱れやすく、悪循環にはまりやすい。そのため、情緒異常の治療には、まずは関連のある臓腑の生理機能が正常かを確認することが大切である。

図1-7-1　内因七情が病気を引き起こすメカニズム

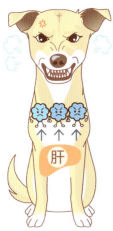

怒りすぎると肝を損傷する

症状
頭痛・目の充血・突然倒れる・四肢厥冷など

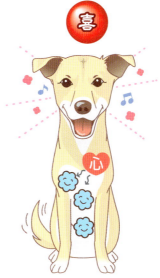

喜び興奮しすぎると心を損傷する

症状
集中力の低下・不眠・失神・異常行動など

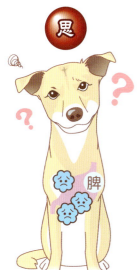

考えすぎると脾を損傷する

症状
腹鳴・食欲不振・腹痛・軟便など

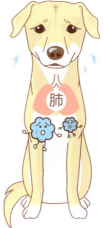

悲しみすぎると肺を損傷する

症状
咳・息切れ・浅い呼吸など

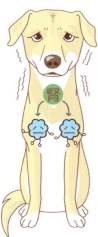

恐すぎると腎を損傷する

症状
大小便の失禁・腰が立たないなど

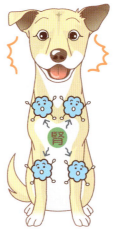

驚くことは腎を損傷する

症状
動悸・不眠・物忘れなど

2 外因

　身体の外から発生する原因、すなわち自然の気候に関する原因のことをいう。東洋医学では、自然界の気候の変化を六気といい「風・寒・暑・湿・燥・火」であらわし、通常では健康に害を与えるものではない。しかし、六気に過剰や不足などの異常（冷夏、大雨、異常高温など）が生じると、身体に害を及ぼす外邪「風邪・寒邪・暑邪・湿邪・燥邪・火邪」へと変化する。これら6つの外邪は六淫と呼ばれ、代表的な外因である。

風邪：主に春の邪気だが通年通して発生

　風は陽邪でありあちこちに移動し、身体の上部に症状が出やすい。
　（症状）発熱、鼻づまり、咽頭痛、顔面浮腫など

寒邪：主に冬の邪気だが体が冷えたときにも発生

　寒は陰邪であり、体の表面だけでなく臓腑も冷やし、気血津液のめぐりを滞らせる。
　（症状）ふるえ、嘔吐、下痢、関節の痛み、チアノーゼなど

暑邪：夏の暑さに限定した邪気、湿邪を伴いやすい

　暑は陽邪であり気や津液を消耗する。
　（症状）高熱、口渇、息切れ、脱力感、四肢のけいれんなど

湿邪：主に長夏の邪気だが、雨に濡れたり湿の多い環境で発生しやすい

　湿は陰邪であり重さや粘りがあり、身体の下に停滞しやすい。
　（症状）下痢、粘液便、浮腫、腹水、分泌物の増加、ジクジクした湿疹など

燥邪：主に秋の邪気であり肺を損傷する

　燥邪は口や鼻から入り、乾燥性があり津液を消耗する。
　（症状）口や鼻や被毛の乾燥、喉や口の渇き、咳嗽、喘息、便の乾燥など

火邪：火邪に季節性はなく、他の邪気が身体にうっ積して熱化したもの

　火熱は陽邪であり炎上・蒸発し、上半身に頭部に症状が出やすい。
　気血津液を消耗させ、体内が熱化しすぎると出血傾向になる。
　（症状）高熱、眼の発赤、精神不安、不眠、歯肉炎、口内炎、便秘、吐血など

　以上のように、六淫は身体に大きな影響を与える。それぞれの邪気によって特徴的な症状が出るので、四診のなかでどのような邪気が体内に入ったのかを見極め、それに応じた治則を立てることが大切である。

図1-7-2 外因六邪が引き起こす症状

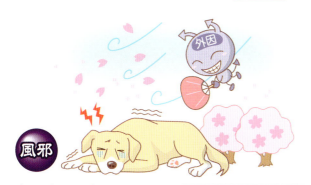

風邪 主に春の邪気

症状: 発熱、鼻づまり、咽頭痛、顔面浮腫など

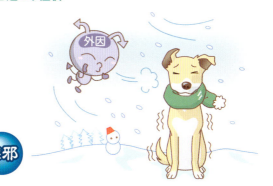

寒邪 主に冬の邪気

症状: ふるえ、嘔吐、下痢、関節の痛み、チアノーゼなど

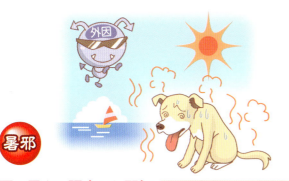

暑邪 夏の暑さに限定した邪気

症状: 高熱、口渇、息切れ、脱力感、四肢のけいれんなど

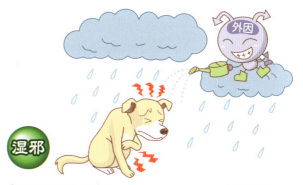

湿邪 主に長夏の邪気

症状: 下痢、粘液便、浮腫、腹水、分泌物の増加、ジクジクした湿疹など

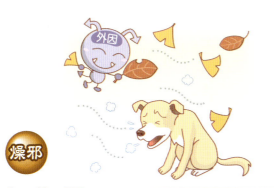

燥邪 主に秋の邪気

症状: 口や鼻や被毛の乾燥、喉や口の渇き、咳嗽、喘息、便の乾燥など

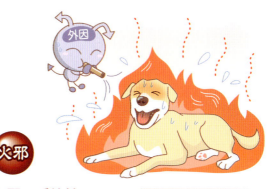

火邪 火邪に季節性はない

症状: 高熱、眼の発赤、精神不安、不眠、歯肉炎、口内炎、便秘、吐血など

3 不内外因

内因にも外因にも属さない病因を不内外因という。主に、飲食不節、労逸、体質、外傷などにより生じると考えられている。

飲食不節

飲食物は水穀の精微の原料であり、適切に取れなければ、脾胃が損傷し病因となる。人間と暮らす動物は食べ物を自由に選ぶことができない。飼い主がどのような食事を与えているかによって、動物の嗜好性が決まるだけでなく健康状態も左右されるため、日常的に動物の食性にあった食事が適切に与えられているのか、食事内容の確認はとても重要である。

飢飽不調

恒久的な飢餓状態、または過食状態、あるいは食事の時間が不規則で飢餓と過食をくり返すこと。

飲食不潔

不衛生な飲食物や毒物を食べること。

飲食偏嗜

飲食物の好みの偏りのこと。
五味の偏りにより陰陽に偏りが生じると考える。

寒温不適

飲食物の温度のこと。
熱すぎる、冷たすぎる、生ものばかりでは脾胃の運化を阻害する。

労逸

労は過労、逸は運動不足をさす。過労や運動不足は正気を損傷し、発病要因になる。

労力過度

過度な、あるいは長期間の労働は気血を消耗する。

労神過度

心配ごとや悩みごとによる過度の思慮は心血や脾気を消耗する。

房事過度

過度の繁殖は腎精を消耗する。

安逸過度

長期間にわたって安静や運動不足が続くと気血の運行が失調する。

五労

同じ動作を続けることによって五臓の失調を生じるという考え。

九立

立ち続けると腎を損傷する。

九行

歩き続けると肝を損傷する。

九視

目を酷使すると心を損傷する。

九臥

横たわり続けると（寝たきり）肺を損傷する。

九坐

座り続けると脾を損傷する。

体質・外傷

　先天的素因や体質から津液の停滞や瘀血が生じたり、外傷によって気血を損傷することが大きな病因となる。

　不内外因の多くは、急性の変化というよりは慢性的に五臓が損傷されて生じる病因であり、まずは日々の生活を見直すことが重要である。

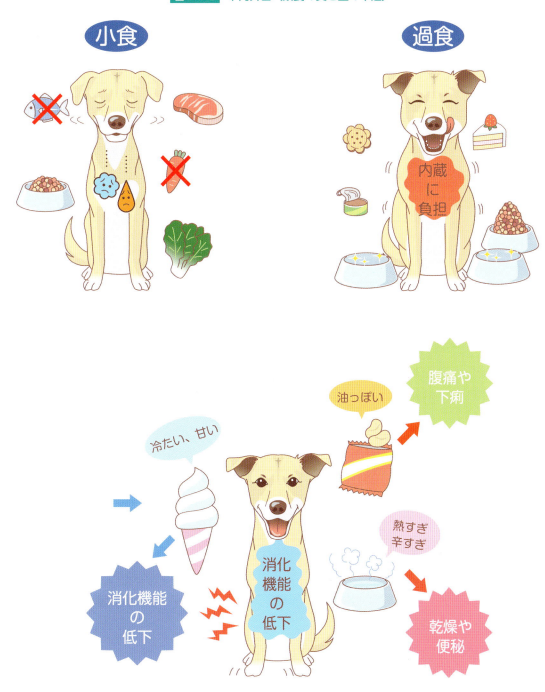

図1-7-3　不内外因〔飲食の質と量の不適〕

8 病機

病機とは病気が発生し、変化し、病勢が進んでいく状態、そして、その発生変化"機構"（または機序あるいはメカニズム）を表現するものであり、下記のように分類される。

①正邪盛衰
②陰陽失調
③気血津液失調
④経絡病機
⑤臓腑病機

この病気を発生させ、病態が変化していく病機を判断して診断することが、病気の治療方針を決定するための重要な要素となる。

病機は疾患動物それぞれの個体の体質、性格、発病原因と深く関係する。

①正邪盛衰

病気のない、すなわち健康な個体であれば、解剖・生理学的に形態、機能の調和がとれている。すなわち、病気ではないと判断できる。

また、何らかの病気の因子（原因）が個体に影響を与えて、解剖学的に生理学的に変調が起こると、正邪盛衰の調和が乱れて病気と判断できる。

正邪盛衰
正邪衰盛、邪正衰盛、邪正盛衰、などともいう

臓腑
臓＝陰／腑＝陽

病気の発生に関する因子、原因には、以下のものがある。

（A）生体の解剖構造、生理機能に異常が起こる、または失調状態となり正気が衰弱した状態。
（B）邪気が生体に悪影響を及ぼした状態。

（A）の正気とは、気血、経絡、絡穴、臓腑の機能の健康状態を維持し、邪気、病気に抵抗する能力のことであり、また健康状態を回復させる能力のことである。

（B）の邪気とは、数多くある病気の原因となる気のことである。すなわち正気が旺盛であれば抵抗性が強く、病気になりにくいが、正気が衰退すると邪気が身体に侵入して病気が起こりやすくなる。

病機（病気の発生と病態の変化進行）については、正と邪の戦いの結果決定されるものであると考える。

たとえば、正気が強力であれば、あるいは旺盛であるならば、病気に対する抵抗性が強く、原因が簡単には体内に侵入することができないため、発病しにくいが、正気が弱っている、あるいは衰退状態にあると、病因が体内に侵入しやすいので十分に発病要因となりうると考える。

しかしながら、正気が強力または旺盛な状態下にあっても、正気に勝る感染性微生物的、事故などによる物理的外傷などのきわめて強い邪気が身体に感作すると、病気になると規定している。

②陰陽失調

陰陽のバランスにトラブルが生じた状態。臓腑、経絡、気血、営気、衛気等相互の関係性、表裏の出入や上下の昇降等の機能に異常をきたした状態。

③気血津液失調

気、血、津液のバランスにトラブルが生じた状態。気血には全身を循環して、臓腑、経絡組織に栄養を与える機能を有する。これにトラブルが起きると様々な生理機能が障害されると考える。

④経絡病機

経絡気血の盛衰と連絡が失調状態。（本来経絡は、表裏、内外の交流、即ち栄養物質の伝達を行い臓腑・器官・組織の生理機能とその関係性をコントロールしている）この関係性が失調状態に陥った状態。

経絡気血の生理機能が異常になると諸器官機能が亢進したり、逆に衰退するなど様々な器官の機能が異常を呈する。

⑤臓腑病機

五臓六腑の病気の病理変化をあらわし、臓腑の機能失調と臓腑の陰陽、気血の失調とがある。

それぞれの臓腑の機能異常を呈する。臓腑間相互の機能関係に異常が起こる。

表裏
表＝体表に近接した
　　部分
裏＝身体の奥方の
　　部位

臓の陰陽
陽の臓器＝心、肺
陰の臓器＝肝、腎、脾

■8 病機　35

9 四診

望診、聞診、問診、切診の4つの診察法を組み合わせて、患者の状態を診る方法を「四診」という（図1-9-1）。これは東洋医学独特の診断法である。四診で得た情報に、さらに陰陽論、五行論、蔵象学説、経絡学説などの理論を組み合わせ、患者の五臓六腑や気血津液、経絡の状態などの情報から総合的に評価し、証を立てる。証は東洋医学における診断法であり、証が決まれば治法（治療法）が決まる。したがって適切な証を決めることが最適な治療法を確定することになるので、施術者・治療者は豊かな臨床経験を積んでいくことが求められる。

五色
青：肝
赤：心
黄：脾
白：肺
黒：腎

1 望診

望診は、個体の顔面や舌、姿勢、動作など体表面にあらわれた状態から体内の状態を見分ける診断法で、四診のなかで「神技」といわれ、最も難しい診断法とされている。診察室に入ってくるときから診断が始まる。姿勢や歩様、排泄物や毛艶、舌や皮膚の状態、目力、腫瘤、経脈上の変化など体表面にあらわれている状態をくまなく診る。視覚から得られる情報である（表1-9-1）。

ヒトでは、顔にあらわれる**五色**も五臓に対応した大切な情報であるが、犬

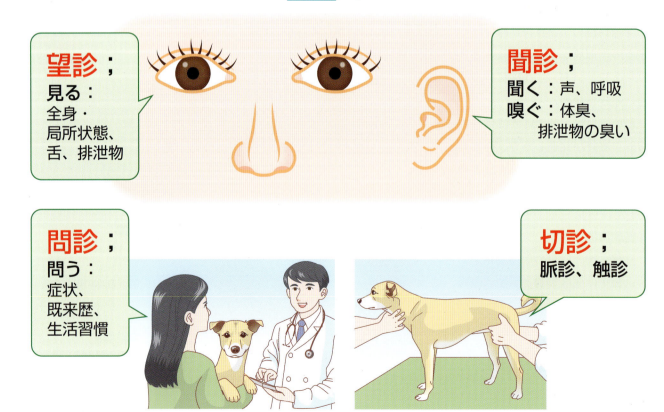

図1-9-1　四診とは

望診；
見る：
全身・
局所状態、
舌、排泄物

聞診；
聞く：声、呼吸
嗅ぐ：体臭、
排泄物の臭い

問診；
問う：
症状、
既来歴、
生活習慣

切診；
脈診、触診

36　第1章　東洋医学基礎理論

においては犬種や毛色によっての判断は難しい。眼球や口腔粘膜、舌の色や湿潤・乾燥などの状態は体内や内臓の状態をあらわすのでとても重要である。

舌診では、主に舌質の色と舌体の形態、舌苔（舌体の上に付着する苔状のもの）の変化を観察する（図1-9-2、1-9-3）。健康な犬の舌診は、舌色は淡紅、舌苔は薄白苔（舌体表面にうっすらと白い苔がある状態）、舌形は大き過ぎず小さ過ぎず、舌表面に適度な潤

表1-9-1 望診

望診	ポイント	考えられる証
神	有無	精神・意識、病状、予後をみる
動作	活溌か緩慢かなど	活発→正常・実証、緩慢→虚証・寒証
皮毛	毛量、毛質	薄毛・脱毛→血虚・陰虚
皮膚	色、しこりなど	赤味→熱証、脂漏症・脂性落屑→痰湿証、しこり→瘀血
目	肝、五臓六腑	ドライアイ・視力低下→肝血虚、充血→肝気鬱結
耳	腎	聴覚低下→腎虚
鼻	肺	小さい→肺気虚、水様性鼻水→風寒証
口唇	脾	炎症→脾虚、痰湿
呼吸	荒い、静か、速いなど	速く浅い→肺気虚、乾咳→肺陰虚、静か→寒証、荒い→熱証・実証
飲食	脾・胃	食少→脾虚
体格	姿勢、筋肉量など	痩せ→脾虚、背弯姿勢→腎虚・脾虚、筋肉量多い→正常、脾が充実
四肢	関節、姿勢	関節疾患→腎虚、痰湿
肛門	弛緩、脱肛、色	弛緩→気虚、赤色→熱証
便	量、形、回数、色、臭い	固い→熱証・津液耗傷、軟→脾胃虚弱・虚寒
尿	色、量、回数	濃い・少ない→熱証実証、薄い・多い→寒証虚証、失禁→腎虚、湿熱

■9 四診

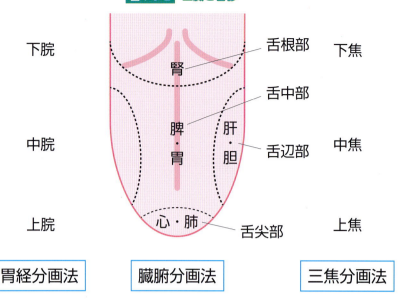

図1-9-2 五臓と舌診

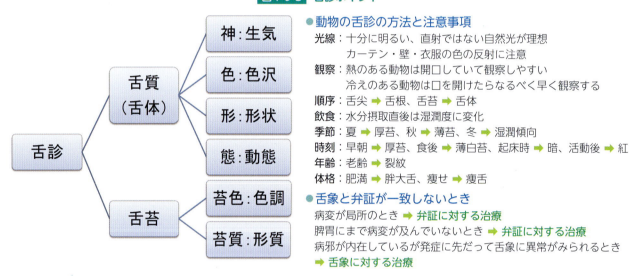

図1-9-3 舌診ポイント

●動物の舌診の方法と注意事項
光線：十分に明るい、直射ではない自然光が理想
　　　カーテン・壁・衣服の色の反射に注意
観察：熱のある動物は開口していて観察しやすい
　　　冷えのある動物は口を開けたらなるべく早く観察する
順序：舌尖 ➡ 舌根、舌苔 ➡ 舌体
飲食：水分摂取直後は湿潤度に変化
季節：夏 ➡ 厚苔、秋 ➡ 薄苔、冬 ➡ 湿潤傾向
時刻：早朝 ➡ 厚苔、食後 ➡ 薄白苔、起床時 ➡ 暗、活動後 ➡ 紅
年齢：老齢 ➡ 裂紋
体格：肥満 ➡ 胖大舌、痩せ ➡ 痩舌

●舌象と弁証が一致しないとき
病変が局所のとき ➡ 弁証に対する治療
脾胃にまで病変が及んでいないとき ➡ 弁証に対する治療
病邪が内在しているが発症に先だって舌象に異常がみられるとき
　➡ 舌象に対する治療

　いがあり、余計なシワがなく、弾力性のある状態である（図1-9-4）。図1-9-2の分画法において色の変化や苔の厚薄がある場合は対応した領域の異常の可能性がある。胃経分画法は胃病の診断に、三焦分画法は上・中・下焦に相当するとみなす。臓腑分画法は、舌尖部が心・肺、舌辺部が肝・胆、舌中部が脾・胃、舌根部が腎に相当するとみなす。たとえば、舌尖部が赤いと心熱があるなど。体に熱があると舌は赤味が強くなり、経過が長くなると乾燥傾向になる。逆に冷えがあると、白っぽく、湿潤傾向になる。治療経過中に健康な舌診に近付いてきているようなら治療が成功しているかもしれない。しかし、弁証上の参考にすべきで、絶対的なものではない。

　寒証は口を閉じていて動きが少ないことが多い。熱証は動きが多く、呼吸が荒く口を開けていることが多いので比較的舌診はしやすい。ストレスを感じやすい犬は、診察台の上ですぐパンティングし口が開いていて舌診がしやすいかもしれない。怒りやすい犬の舌診は咬まれる危険性があるので注意が

必要である。慣れない者は、ケガをしないように無理をしないことである。また、診察者が長い時間犬の口を開けていると舌診も本来の状態から変化するので、なるべく素早く診る必要がある。経験を積むことで個々への対応が身につくであろう。中年齢以降の犬で瘀血の舌がしばしばみられるので、図1-9-7に載せた。舌下静脈の怒張や蛇行はヒトでも犬でも日常的に多くはみられない。これは、重度の瘀血をあらわしている。（図1-9-7 ①は重度の僧帽弁閉鎖不全症、②は腎不全を患っていた。）

表1-9-2 舌診

舌診		ポイント	考えられる証
舌質の色	淡白舌	淡紅色（正常）より薄い	陽虚、気血両虚、虚寒、血虚
	淡紅舌	正常	正常、表証
	紅舌	赤みが強い	熱証
	絳舌	暗紅色	熱証、瘀血
	紫舌	淡紫、絳紫、暗紫	淡紫→寒盛血瘀、絳紫→熱盛血瘀、暗紫→気滞血瘀
	青舌	青色で赤みがない	陽虚、瘀血
	瘀斑、瘀点	斑状や点状に紫色がある	瘀血
舌体の形態	胖大舌	腫れて大きい	脾虚、痰湿、陽虚
	痩舌	小さく薄い	気血両虚、血虚、陰虚
	裂紋舌	舌体表面に亀裂	熱盛傷津、気陰両虚、気血両虚
	歯痕舌	舌辺・舌尖に歯痕	脾虚、気虚、痰湿
	歪斜舌	左右一方にゆがむ	中風、中風の前兆
舌苔の色・厚さ	薄白苔	正常	正常、表証、寒証
	黄苔	淡黄と暗黄がある	熱証、裏証
	黒苔・灰苔	乾燥と湿潤がある	乾燥→強い熱証、湿潤→強い寒証
	厚苔	舌苔が厚く舌体が見えない、白	裏証、実証、邪気が強い
	少苔	苔が薄い	陰虚、熱盛
	剥落苔	一部または全てが剥がれている	気陰両虚
	腐膩	ぬぐうと除去（無根）→腐苔 除去できない（有根）→膩苔	腐苔→食積・痰飲 膩苔→湿盛・痰飲・湿熱・食積
	潤燥	舌面の水分の過不足	滑苔→水分過多、燥苔→熱盛傷津・陰虚
静脈	舌下静脈	怒張、蛇行、まれにみられる	重度の瘀血

■ 9 四診　39

図1-9-4 正常な犬の舌診

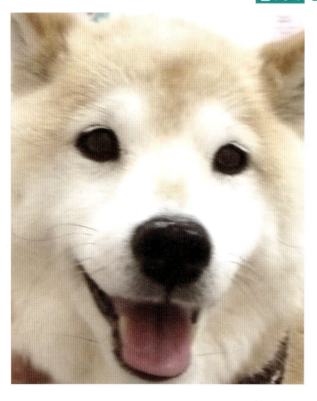

正常な舌象は、「淡紅舌・薄白苔」

- 舌体が柔軟で、敏捷・円滑・自在に動かせて、舌色は淡紅で鮮明で生き生きとし、胖大でもやせてもおらず、大きさが適当

- 舌苔は白く均等で、薄く舌面に付着し、適度な湿り気があり、粘膩でなく、ぬぐっても除去できず、有根

- 臨床では、このような条件を備えた舌象は健康な若い動物に時々みられる程度

- 健康で明らかな異常を呈さない舌を正常とみなせばよい

図1-9-5 犬の舌診

 寒　　　　　　　　　　　　　　　　　　　　　　　　　　　　　 熱

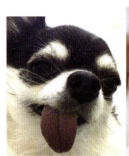	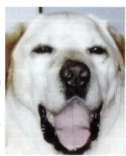	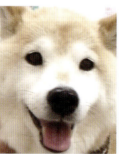	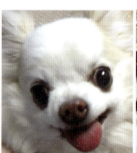	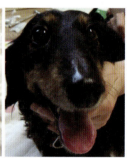
胖大、黒苔	淡白、白苔	淡紅、薄白苔	紅、胖大	絳、少苔
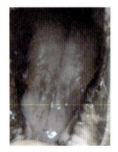	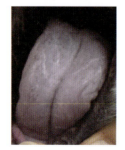	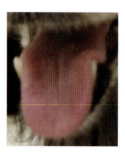	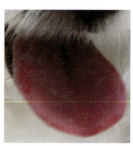	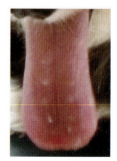
淡紫、痩 灰苔、湿潤	淡紫、白苔、湿潤	淡紅、薄白苔	紅、剥離苔	黄苔、裂紋

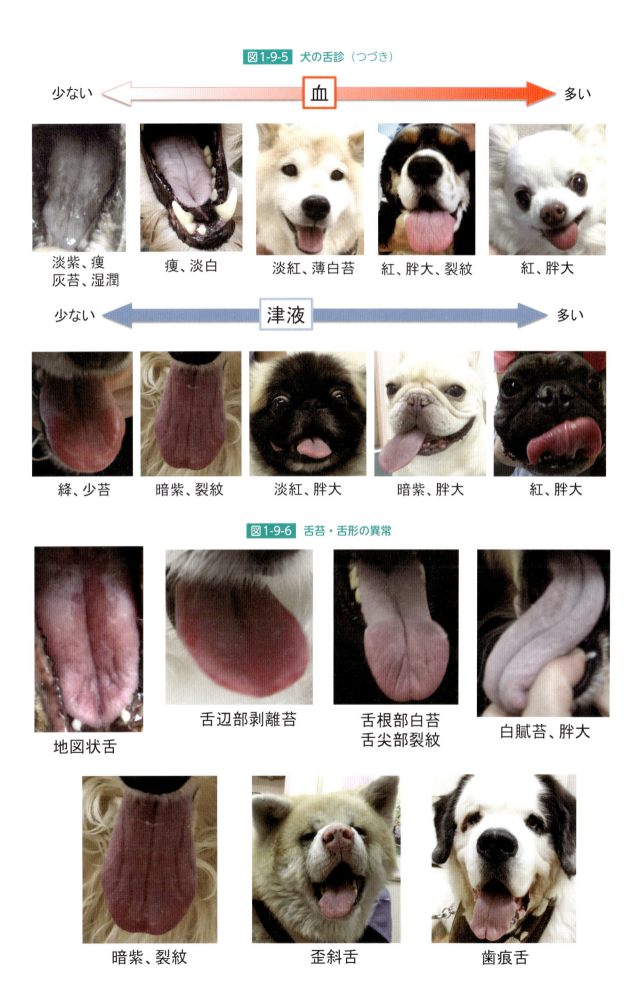

図1-9-7 犬の舌診（瘀血）

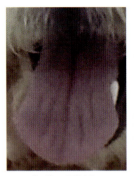
淡紫、裂紋

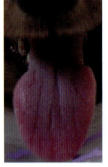
絳紫、裂紋

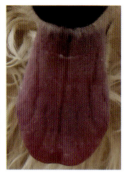
暗紫、裂紋

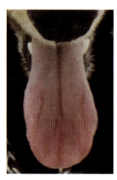
瘀斑

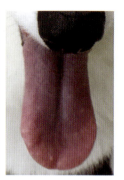
瘀斑

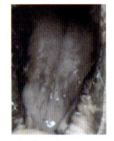
淡紫、痩
灰苔、湿潤、瘀点

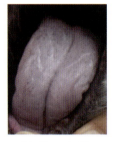
淡紫、白苔

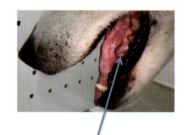
舌下静脈怒張

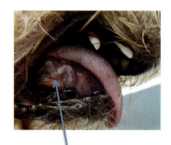
舌下静脈怒張、蛇行

図1-9-8 舌診〔犬〕

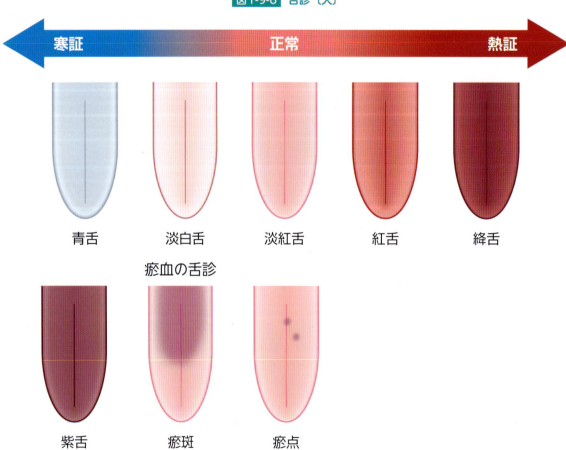

42　第1章　東洋医学基礎理論

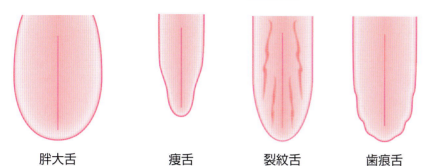

図1-9-8 舌診〔犬〕（つづき）

胖大舌　　痩舌　　裂紋舌　　歯痕舌　　白苔　　少苔

2 聞診

聞診は、個体の声の強弱や咳、呼吸の状態と個体が発する体臭や口臭、排泄物、分泌物などの臭いを捉えることである。聴覚と嗅覚から得られる情報である。一般的に個体の発する音が大きい場合や、尿や便、排泄物の臭いが強い場合は実証または熱証が多い。聞診は、「聖技」といわれる（表1-9-3）。

3 問診

問診で飼い主から現在の状態から既往歴、生活習慣、居住環境、暑がりか寒がりか、飲食物、食欲、飲水量、嗜好性、運動、排便・排尿、睡眠、不妊手術の有無、発情周期・出血の期間・量などについて詳しく情報収集をする。問診は、「工技」といわれる。

表1-9-3 聞診

聞診	ポイント	考えられる証
声	力強い、大きい	実証、熱証
	弱々しい、小さい	虚証、寒証
呼吸	荒い	実証
	弱い、浅い	虚証
	ため息	肝気鬱結
咳	乾いた咳	燥証
	濁った咳	痰湿証
	弱々しい咳	虚証
	大きな強い咳	実証
尿臭	強い	実証、熱証
	少ない	虚証、寒証
排泄物	悪臭	実証、熱証
	生臭い	虚証、寒証

飲食物の偏りが病気をつくっている可能性もある。たとえば、脂質の多いあるいは粗悪な脂質の餌やジャーキーの常食、運動不足の動物に痰湿証が多い（表1-9-4）。

4 切診

切診には脈診と按診の2つがある。触診のようなもので、診察に欠かせないのが脈診である。按診のうち腹診はヒトの日本漢方では重視されている。四足歩行の動物においてヒトの腹診を同様に当てはめてみることは難しい。脈診はヒトでは、左右の手首の橈骨動脈拍動部をみる六部定位診が用いられる。手首に近い方から寸・関・尺に分け、それぞれに食指、中指、薬指の順に指の腹をあてて脈を捉える。犬の場合、この位置で脈診や六部定位診を捉えるのは厳しいため、犬の後方に位置し大腿股動脈の拍動部に大腿のつけ根から指端に向かって食指、中指、薬指の順に指をあてて脈を取る（図1-9-9）。しかし犬ではこの寸・関・尺脈の違いを捉えるのも難しいことがあり、中国の四川農業大学獣医科では、とくに関脈（中指）で脈を捉えている。筆者は犬においては、それで十分ではないかと思う。

ヒトでは脈診は二十八脈に分類されるが、これをヒトでも犬でも完全に捉えるには十分な経験が必要である。もっとも基本的な脈状として祖脈がある。祖脈には、浮沈、遅数、虚実の6つの脈があり、この6つの脈状の違いが分かれば、かなり診断に役立つ。さらに滑脈と渋脈（濇脈）を合わせた八脈の

表1-9-4 問診

問診	ポイント・考えられる証
元気	なし→気虚、あり→正常
食欲	なし→脾気虚、あり→正常、過剰→食滞、胃熱、実証
既往歴	しこりや腫瘍→瘀血や痰湿、貧血→血虚など
生活習慣	五臓への影響
居住環境	室内か室外か、フローリングか絨毯かなど
体の寒熱	寒がり→寒証、暑がり→熱証
飲食物、嗜好性	脂質・糖質の多い食餌→痰湿証
飲水量	多い→熱証・実証、少ない→寒証・虚証
運動	多い→実証、少ない→虚証・痰湿証
排便	硬い→燥証・熱証、軟らかい→寒証、脾気虚
排尿	多い・薄い→虚証・寒証
睡眠	睡眠時間、質を訊く、良質→精神状態が良好、悪い→心血虚など
不妊手術の有無	ホルモン・生殖器系の問題の有無

心拍数
ヒト：50〜90回/分
小型成犬：
　　60〜120回/分
大型成犬：
　　60〜80回/分
猫：100〜130回/分

ことを八祖脈という。

脈象（図1-9-10、1-9-11）は捉えられる位置によって病位の深浅が分かる。股動脈に指をあててすぐ触れる脈を浮取、指を深く押し込んで取れる脈を沈取、その中間で取れる脈を中取という。

健康な脈象は平脈であり、治療により脈が平脈に近づくことを目指す。しかし、慢性疾患においては症状の改善がみられても完全に平脈にならない場合もある。

また様々な要因が脈診に影響を与えるので、診察室に入ったばかりの緊張した動物は脈拍も多く強めに出るので、落ち着いた状態で捉えないと誤診の可能性がある。逆に初診で緊張して多少脈が早くなるはずなのに、脈拍数が少ない場合は遅脈が考えられる。くり返し来院して診察室の環境に慣れた動物は、その個体本来の脈が捉えやすい。また、診察者による感覚に違いが出やすく、正確な脈診（表1-9-5）をするには経験を積み重ねる必要がある。切診は、「巧技」といわれる。

平脈とは

- **三部有脈**：寸関尺部すべてで触れる
- **不浮不沈**：浮でも沈でもない
- **不大不小**：太さが太くも細くもない
- **不遅不速**：遅くも速くもない
- **従容和緩**：ゆったりとして緩和
　　　　　　→胃気がある
- **柔和有力**：柔和で按じても力がある
　　　　　　→神がある
- **節律一致**：一定のリズムで安定している
- **尺脈有根**：沈取しても有力
　　　　　　→根がある

図1-9-9 犬の脈診

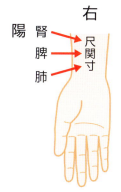

ヒトの場合

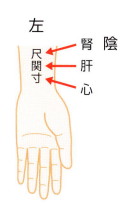

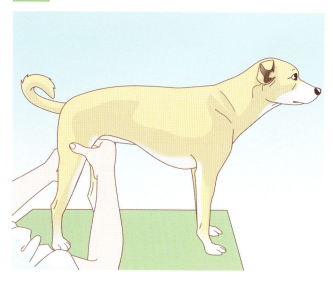

犬の場合

寸　人差し指（大腿内側つけ根・大腿股動脈）

関　中指

尺　薬指

脈診に影響する要因

- 季節・気候；春弦、夏洪、秋浮、冬沈
- 年　齢；若齢：速い
  成犬：有力
  老犬：硬い
- 情　緒；怒：数、喜：軟、驚：動、
  緊張・抑うつ：弦
- 労　逸；運動後：数
  入眠後：遅緩
- 飲　食；食　後：数、有力
  空腹時：緩、無力

図1-9-10　脈象の概括

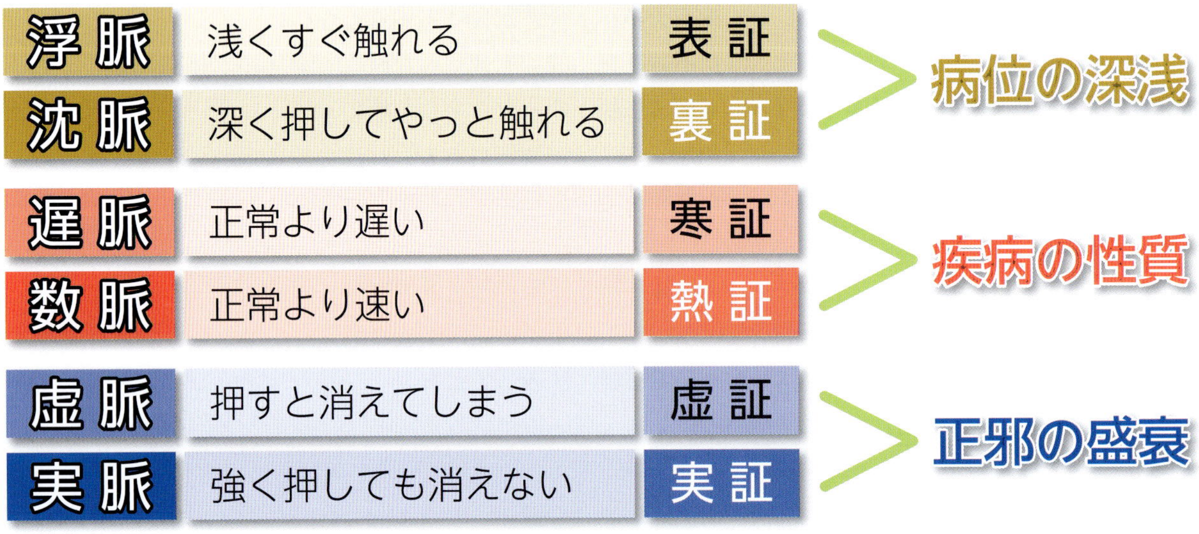

浮 脈
浅くすぐ触れる
表 証
沈 脈
深く押してやっと触れる
裏 証
病位の深浅
遅 脈
正常より遅い
寒 証
数 脈
正常より速い
熱 証
疾病の性質
虚 脈
押すと消えてしまう
虚 証
実 脈
強く押しても消えない
実 証
正邪の盛衰

図1-9-11　脈象の比較

一息
皮下
浮
中
沈
骨
浮脈
沈脈
遅脈
数脈
虚脈
実脈
滑脈
渋脈
細脈
濡脈
弱脈
微脈
洪脈
大脈
弦脈
緊脈
緩脈
促脈
結脈
代脈

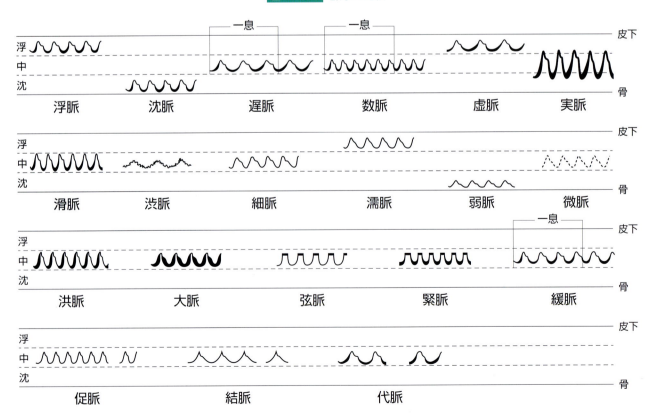

表1-9-5 脈診について

	脈象	実証	虚証	特徴
脈位の異常	浮脈	外感表証	裏証（陰液不足）	浮取、中沈取で弱い
	沈脈	裏実	裏証（陽気不足）	沈取、中取で弱い
	伏脈	邪閉・痛極・寒厥	陽気暴脱	沈取より骨につく程深い
至数の異常	遅脈	実寒・熱結	陽虚（虚寒）	60回/分以下
	緩脈	湿病	脾胃虚弱	平脈
	数脈	実熱	虚熱（陰虚）	（小型犬）120回/分以上 （大型犬） 80回/分以上
脈力の異常	虚脈		陽気不足・陰液不足	浮中沈取すべて無力
	実脈	邪盛・正気未衰		浮中沈取すべて有力
太さの異常	細脈	湿病	気血両虚・諸虚労損	通常より細い
	大脈	熱盛・病進	陰虚	通常より太い
	洪脈	気分熱盛・邪盛正衰	陰虚陽亢	急激に拍動の後すぐに消退
緊張の異常	弦脈	肝胆病・諸痛・痰飲	肝胆虚証・胃気不足	緊張しまっすぐ長く触れる
	緊脈		実寒・激痛・宿食	緊張が非常に強い
長さの異常	長脈	陽盛内熱		平脈でもある
	短脈	気うつ（有力）	気虚（無力）	寸・尺部では触れにくい
血液状態の異常	滑脈	痰飲・食滞・実熱		血流円滑・正常脈・妊娠脈
	渋脈 （濇脈）	気滞血瘀	傷精血少	血流滑らかでなく大小不揃い ザラザラとした感じ
調律の異常	促脈	陽盛実熱の気滞・血瘀・痰飲・宿食	虚脱	脈速く不規則に欠落
	結脈	陰盛気結・寒痰・血瘀	陽虚	脈遅く不規則に欠落
	代脈	風証・痛証・七情驚恐		規則的に欠落・正常脈
複合脈	濡脈	湿証	諸虚（精血不足）	浮細で無力
	弱脈	湿証	気血不足	沈細で無力
	散脈		陰血耗損	浮大でごく無力・危急
	微脈		肝胆虚証・胃気不足	沈細でごく無力・危急
	芤脈	熱盛傷津	失血過多・津液大傷	浮大・中沈取で無力・中空

■ 9 四診　47

10 弁証論治

論治
施治ともいわれ、「治則」（治療原則）と「治法」（治療方法）、さらにそれに基づく配穴、刺法、灸法などの処方を含む構成をさす

弁証法
「弁」の意味は、判断、分析、識別であり、「証」の意味は証拠である。弁証は疾病によってあらわれた症状を分析、帰納し、さらにその病機を検討することでより明確な証を立てるための症候を判断すること

　東洋医学では、四診で得られた情報をもとに、統一体観という東洋医学的観念を含め総合的な評価をして証を立てる。その証を見極めることを弁証という。その証に基づいて治療法を決定し、治療することを**論治**といい、この過程を合わせて弁証論治という。

　弁証は現代医学の診断に当たるもので、その方法が**弁証法**となる。弁証法にはいくつかの種類があるが、主なものは次の5つである。

> ①八綱弁証
> ②気血津液弁証
> ③臓腑弁証
> ④経絡弁証
> ⑤六経弁証

　診断に際しては、動物の様子から判断して、それぞれで各方法を使い分けていく。弁証論治による診断から治療までは、「理→法→方・穴→術」という流れで進めていく（図1-10-1、図1-10-2）。

・理は病気の原因と状態を調べること
・法は弁証の結果に基づいて治療方針を決めること
・方・穴は治療方法を選ぶことで、とくに「穴」は鍼灸治療を行う際のツボの決定
・術は鍼灸による治療法を決めること

1 八綱弁証

　弁証法のなかで、もっとも重要とされているのが、病気の性質の見極めを主とする八綱弁証である。八綱の「八」は、病気と性質を示す数で、「表と裏」「寒と熱」「虚と実」「陰と陽」の8つをいい、4つ組み合わせになっている。四診で得られた情報を表証か裏証か、寒証か熱証、虚証か実証かというように、対立する性質のどちらなのかを判断して診断を下す。

図1-10-1

四診	→	弁証 ●八綱弁証 ●気血津液弁証 ●臓腑弁証 ●経絡弁証 ●六経弁証	→	論治（施治） 治則 （治療原則） （治療方法） 治法	→	処法 配穴	→	刺法 灸法
		理		法		方・穴		術

48　第1章　東洋医学基礎理論

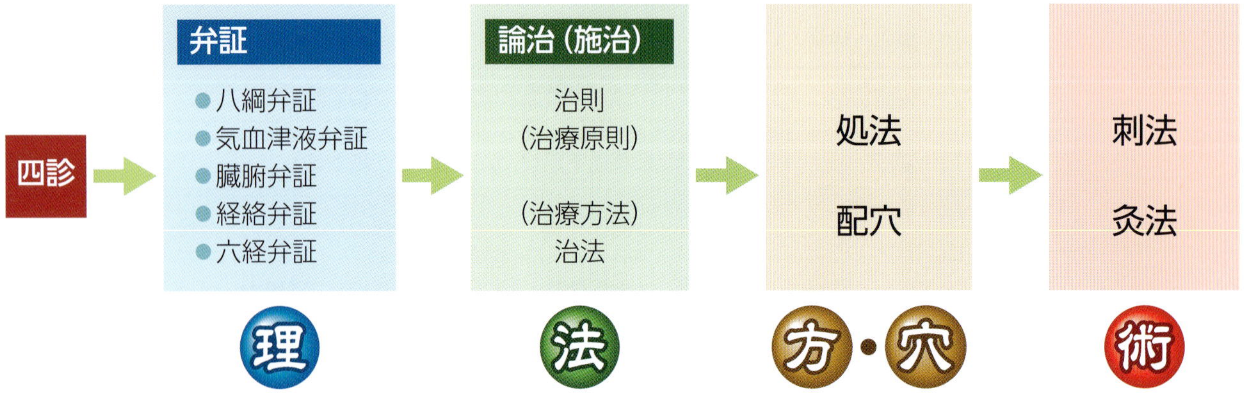

図1-10-2　弁証論治

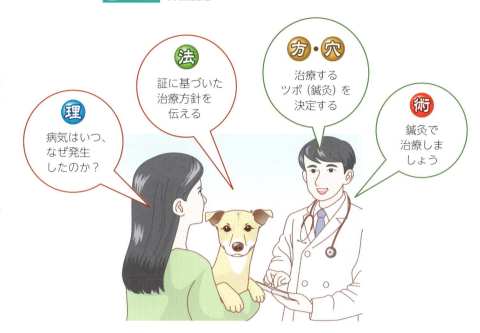

弁証
四診で得た結果を総合的に分析し、治療に必要な証を立てること

論治
証に基づいて、治療方針と方法を決定し、実際に治療を行うこと

図1-10-3

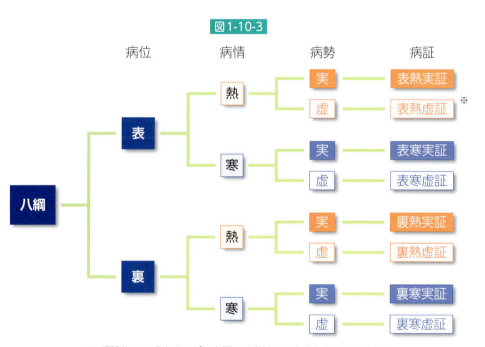

※ 理論的には成立するが、実際には単独では存在しないといわれる

複雑な証候も図1-10-3のように病位（表裏）→病情（寒熱）→病勢（虚実）とみていくと証も立てやすく、疾病の変化も予測しやすい。

- 病位の深浅（病位）：表証、裏証、半表半裏証
- 疾病の性質（病情）：寒証、熱証
- 正邪の盛衰（病勢）：虚証、実証
- 表・熱・実は陽に属する
- 裏・寒・虚は陰に属する

病位の深浅（病位）

病証		病因	主な症状・舌脈所見
病位の深浅（病位）	表証	表位：体の最浅部（皮膚・皮下組織・四肢・頭部・肩背部） 外感病初期に出現。 病変が浅く、体表やその近くにある状態で、外邪（六淫：風・寒・暑・湿・燥・火）が体の表の部分に侵入して生じた外感病（感染症）の初期の症状をさす。	・発熱・悪寒・頭痛 ・咽頭痛・項強 ・四肢関節痛（疼痛） ・体幹筋肉痛・鼻閉 　など 舌脈所見：舌苔薄白、脈浮
	裏証	裏位：腸管・臓器のある部位 発病後しばらくして出現。 病が身体の内部の深い部分に存在し、臓腑、気血、骨髄などにまで病変が及んでいる状態。	・悪熱・口渇・便秘 ・腹部膨満・腹痛 ・下痢など 舌脈所見：舌質紅、舌苔黄厚、 　　　　　脈沈
	半表半裏証	表と裏の中間位で横隔膜に隣接する臓器類のある部位をさす。	・**往来寒熱** ・**胸脇苦満** ・咽乾・**眩暈**など 舌脈所見：脈弦

疾病の性質（病情）

病証		病因	主な症状・舌脈所見
病位の性質（病情）	寒証	陰気が異常に盛んになるか、陽気が異常に衰えることで内に寒が生じている状態。 自覚的には冷える感じ、多覚的には冷たく感じるものをいう。 表寒、裏寒、虚寒、実寒がある。	・寒冷を嫌い温暖を好む ・悪寒・四肢の冷え・寒性の下痢 ・動作緩慢・小便は薄く透明で多量 　など 舌脈所見：舌質淡白、舌苔白で湿 　　　　　潤、脈沈遅
	熱証	陽気が異常に盛んになっているか、陰気が極端に衰えたときにみられる。 自覚的には熱感があるもの、多覚的には熱く感じるものをいう。 表熱、裏熱、虚熱、実熱がある。	・寒冷を好み温暖を嫌う ・発熱・便秘（大便秘結） ・小便は赤濁で少量 ・皮膚赤味・口渇など 舌脈所見：舌質紅、舌苔黄、脈数

往来寒熱
正気と邪気が争っているために起こるもので、半表半裏証の特徴である。
悪寒と発熱とが交互にあらわれること

胸脇苦満
両側あるいは片側の季肋部が膨張して痛むこと。肝胆の病変に多い

眩暈（げんうん）
めまいのこと。
目がかすんで目の前が暗くなるものを「眩」、ぐるぐる物が回って見えたり、物が揺れ動いているものを「暈」という。犬では前庭疾患が代表的である

虚寒証：体内の陽気が虚して起こる証候。**陽虚証**と言い換えることもできる
（症候）精神不振、息切れ、全体倦怠感、寒がる、四肢の冷え、下痢・小便清長
（舌脈所見）舌質淡白、舌苔白で湿潤、脈虚、沈遅

虚熱証：体内の陰液が虚して起こる証候。**陰虚証**と言い換えることもできる
（症候）潮熱、痩せ、口渇、便秘など
（舌脈所見）舌質紅、舌苔少、細数

図1-10-4 虚実の特徴

病症	邪気	正気	症状
実証	盛ん	不足していない	一過性で激しい症状
虚証	盛んでない	不足	症状は激しくない

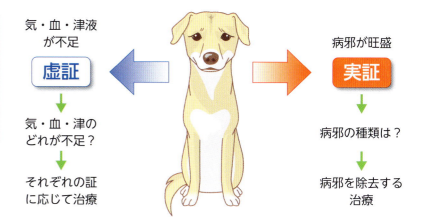

正邪の盛衰（病勢）

病証		病因	主な症状・舌脈所見
正邪の盛衰（病勢）	虚証	正気の不足を主とする。邪気に対する正気の抵抗力が低下しているため症状は激しくない。表虚、裏虚、虚寒、虚熱がある。	・呼吸や鳴き声が弱い・下痢気味・小便頻数 ・全身倦怠感・無気力・四肢が冷える・喜按 ・筋肉に弾力がない・動作緩慢　など 舌脈所見：舌苔無苔、脈濡、弱、微、虚無力
	実証	邪気が旺盛であり、正気も旺盛なので症状が強い。表実、裏実、実寒、実熱がある。	・呼吸や鳴き声が荒く強い・便秘・小便の回数が少ない・腹部膨満・腹痛（拒按） ・筋肉に弾力性がある ・痰が多い・動作活発　など 舌脈所見：脈弦、洪、滑、実など

陰証と陽証（八綱を統括する総綱である）

病証	病因	主な症状・舌脈所見
陰証（陽不足） 　臓の病 　血の病	生体反応の沈滞、減弱。陰証に属するもの。虚証、裏証、寒証。	・気分が沈うつで活気がない（抑うつ）・四肢を縮める・悪寒・冷え・食欲不振・小便清長・口が渇かない・喜飲熱水・薄毛・脱毛など 舌脈所見：質淡胖、嫩、舌苔白、潤滑、脈沈遅、弱、細、微など
陽証（陰不足） 　腑の病 　気の病	生体反応が発揚、増強。陽証に属するもの。実証、表証、熱証。	・活気がある ・四肢を伸ばす ・炎症・充血・発熱 ・口渇・喜飲冷水　など 舌脈所見：舌質紅が多い（紅絳＝真紅）、舌苔黄黒、脈浮数、洪大、滑実など

嫩（どん）
舌苔が軟弱のこと。「嫩」とは、きゃしゃな、弱々しいという意味

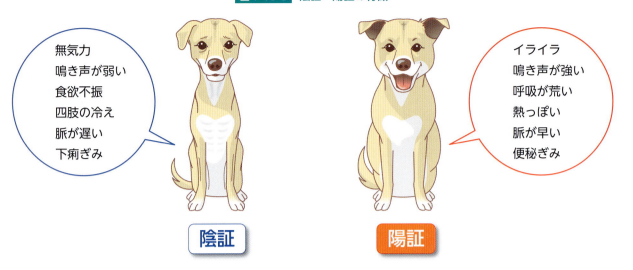

図1-10-5　陰証・陽証の特徴

陰証：無気力／鳴き声が弱い／食欲不振／四肢の冷え／脈が遅い／下痢ぎみ

陽証：イライラ／鳴き声が強い／呼吸が荒い／熱っぽい／脈が早い／便秘ぎみ

2 気血津液弁証

気の生理作用（推動、温煦、防御、気化、固摂作用）、血の生理作用（滋養、滋潤、精神作用）、あるいは津液の生理作用（滋潤、滋養作用）の病理変化の状態を判断し、気血津液の過不足や運行失調などからくる症状を分析する。八綱弁証と同様に弁証の基本となるものである。

気の病証

病証		病因	主な症状・舌脈所見
気の不足による病態	気虚	気の生成不足、消耗過多、気の固摂機能減退。 （原因） ・元気の不足 ・心身の過労 ・後天の精が補充されない ・大病や長期間の病気	・精神の萎縮・停滞・倦怠感 ・鳴き声に力がない・めまい ・腹力が軟弱・呼吸が浅い ・四肢の無力感、・出血・多尿 ・動くと悪化・毛吹きが悪い　など 舌脈所見：舌質淡白、舌苔薄、舌体胖舌、脈細軟で無力
	気陥	気の昇挙作用が低下した状態。	・全身倦怠感・慢性下痢 ・無気力感・食欲不振 ・腹部の落ち込んだ感じ ・立ちくらみ　など 舌脈所見：舌質淡白・脈弱
気の滞りによる病態	気滞	気の運行が滞っている病態。 （原因） ・七情の乱れ ・外邪の侵襲による経絡の渋滞 ・飲食物の不摂生 ・痰や血などによる経絡流注阻害 ・打撲による損傷	・胸部や腹部の苦悶感・腹鳴 ・イライラ・怒りっぽい ・膨満感・毛吹きが悪い・疝痛・痛みの場所が移動する（遊走性疼痛） ・げっぷやガスが出ると楽になる ・頭重・しびれ感など 舌脈所見：脈弦

| 気の滞りによる病態 | 気逆 | 気の昇降出入の失調により起こる。臓腑の気が上昇する病態・肝気の上逆をさすことが多い。
（原因）
・外邪
・精神的抑うつ
・飲食の不摂生
　（冷たいものの摂りすぎ）
・痰濁 | ・悪心・嘔吐・吐血・げっぷ
・しゃっくり・咳（咳嗽喘鳴）
・呼吸困難・冷え
・めまい・頭痛
　など
舌脈所見：脈弦数
上方向の症状や上半身の症状が多いのが特徴 |

血の病証

病証		病因	主な症状・舌脈所見
血の不足による病態	血虚	生体の物質成分の生成不足と消耗過度によって起こる。	・動悸・めまい ・被毛の色が薄い ・不眠症・薄毛・脱毛 ・四肢のしびれ・無力感 ・筋けいれんなど 舌脈所見：舌質淡白、舌苔少、 　　　　　舌体裂紋、脈虚細
血の運行失調による病態	血熱	血に熱邪が存在する病理状態。	・皮膚炎・発熱・口渇 ・便秘など 舌脈所見：舌質紅、舌苔黄、 　　　　　脈滑数
	血寒	寒邪により、それによって血脈の運行が凝渋する状態。血寒から瘀血に進行することもある。	・不妊症・四肢の厥冷など 舌脈所見：舌質暗紫、脈沈遅、濇
	血瘀	経脈を離れた血がすみやかに消散できず、留まったり、血の運行が滞ったり、経脈や臓腑にうっ積した状態。	・疼痛（固定性刺痛、夜間に増強） ・出血・腫塊形成 ・皮膚のかさつきなど 舌脈所見：舌質紫暗、瘀点、瘀斑、 　　　　　舌下静脈怒張、脈細渋 　　　　　あるいは結代、濇

津液の病証

病証	病因	主な症状・舌脈所見
津液の不足	津液の生成不足 　（原因）飲食の不摂生や飲食物の摂取不足など 消耗と発散の過多 　（原因）吐法、下法などの誤治など 排泄過多 　（原因）痢疾や頻尿など	・目・鼻の乾燥 ・被毛のつやがなくなる ・皮膚に張りがない ・口渇・便秘 ・尿量の減少など 舌脈所見：舌質乾燥、無苔、脈細
津液の停滞	脾・肺・腎・膀胱・三焦などの機能失調によって起こる。 流れているはずの津液が停滞し、身体に悪影響を及ぼす状態。とくに脾の運化作用の影響は大きい。 体内に発生した実邪として捉えた場合、津液停滞＝痰飲・痰濁・痰湿とも呼ばれる。	・水腫・浮腫・鼓腸 ・心悸亢進・呼吸困難 ・下痢・悪心・嘔吐・喘 ・関節の屈伸困難など 舌脈所見：《実》胖大、湿潤 　　　　　《虚》胖嫩（歯痕）、 　　　　　膩苔、脈滑又は濡

3 臓腑弁証

　八綱弁証、気血津液弁証で得た病証の弁別に加え、各臓腑の生理的、病理的な特徴に基づいて病変のある臓腑を弁別するのが臓腑弁証である。

肝の病証

怒りっぽい、イライラする、目の異常、筋のひきつれ、萎縮、発情異常

病証	主な症状	舌脈所見
肝気の鬱滞	精神抑うつ、ため息をよくする、怒りやすい、食欲がない、目の充血、発情異常、乳房部に張痛、胸悶、胸脇苦悶、咽頭の閉塞感（梅核気）、頚部の腫塊	（舌質）紅 （舌苔）薄白 （脈）弦
肝陽の亢進	めまい、怒りっぽい、イライラする、目の充血、頭痛、腰や膝がだるく力が入らない＋陰虚による証候	（舌質）紅、乾燥 （脈）弦、細
肝血虚	ドライアイ（目の乾き）、めまい、脇部の痛み、不眠、多夢、心悸、発情出血がない、短い、四肢のふるえ、**拘急**	（舌質）淡白 （舌苔）薄 （脈）細、弦、数
肝陰虚	肝病の症状＋陰虚症状が同時にあらわれる。めまい、ドライアイや目の痛み、胸脇痛、四肢のひきつり、けいれん、発情の異常、口や咽頭の渇き、**吞酸**	（舌質）紅 （舌苔）無苔 （脈）細、弦、数
肝火亢進	顔面部に熱症があらわれる特徴がある。頭痛が激しい、目の充血、イライラ、怒りっぽい、口渇・尿黄・発情異常 《胆に移動》→耳鳴り 《心神に影響》→不眠多夢	（舌質）紅 （舌苔）黄色 （脈）弦、数
肝風	めまい、しびれ、ふるえ、けいれん、拘急四肢のいずれかの麻痺になるものもある	——

心の病証

精神活動と血液の循環の異常：そううつ病、精神病、意識障害
顔・舌：味覚障害

病証	主な症状	舌脈所見
心気虚	心悸、息切れ、不安感、めまい、倦怠、胸悶	（舌質）淡白 （舌苔）白 （脈）細、弱あるいは結代
心陽虚	心悸、胸悶、胸痛、**畏寒**、四肢の冷え＋気虚証候	（舌質）胖大で青紫色歯痕あり・嫩 （舌苔）白滑 （脈）微弱

吞酸
酸味の液体が胃からこみあげること

拘急
筋肉のひきつり

畏寒（いかん）
寒さを恐れること。陽気が虚衰し、温煦機能が低下してあらわれる

病証	主な症状	舌脈所見
心血虚	心悸、不安感、不眠、驚きやすい、めまい、ふらつき	(舌質) 淡白 (脈) 細または微弱
心陰虚	心悸、不眠、のどが渇く	(舌質) 紅・少津 (脈) 細数
心火の亢進	心悸、不眠、両目疼痛、舌乾、口渇、尿赤、吐血、鼻血 重症→狂乱、うわごと、意識障害、口舌に瘡を形成	(舌質) 紅あるいは瘡(糜爛)ができる (脈) 数

脾の病証

飲食物の消化、吸収、水分代謝、気血の生成、血の固摂などに影響があらわれる。
四肢、肌肉、唇、口に異常があらわれる。

病証	主な症状	舌脈所見
脾気虚	倦怠感、息切れ、泥状便、消化不良 身体がだるくなり、肌肉がやせる、腹鳴、湿・痰・飲などの病理産物発生、浮腫を形成、血便・血尿などの出血など	(舌質) 淡 (舌苔) 白 (脈) 緩弱
脾陽虚	食欲不振、全身倦怠、腹部の冷え、四肢の冷え、未消化物を下痢、腹痛、喜温喜按、五更泄瀉(明け方の下痢)など	(舌質) 淡嫩 (舌苔) 白滑 (脈) 沈遅無力
脾陰虚	食欲不振、腹部膨満感、消痩、慢性下痢、無力感など	(舌質) 紅・乾燥 (舌苔) 少 (脈) 虚細数
脾胃湿熱	皮膚掻痒感、全身浮腫、腹部の隠痛、食欲不振、悪心嘔吐、泥状便など	(舌質) 淡 (舌苔) 黄膩 (脈) 濡数または滑数

肺の病証

呼吸、気の生成と輸送、津液代謝、血行に障害があらわれる。
被毛、鼻、鳴き声に異常があらわれる。

病証	主な症状	舌脈所見
肺気虚	無力な咳嗽、喘息、寒気がする、息切れ、鳴き声に力がない、鳴き声が小さい、疲れやすいなど	(舌質) 淡 (舌苔) 薄白 (脈) 緩弱
肺陰虚	空咳、むせかえるような咳、咽頭の乾き、午後潮熱、痰に血が混じるなど	(舌質) 紅 (舌苔) 少 (脈) 細数
宣発・粛降の失調	咳嗽、痰、鼻の異常、くしゃみなど 悪寒、悪風、発熱を伴う	——

潮熱
毎日一定時刻に体温が上昇すること。午後にみられることが多い

腎の病証

精の外泄、水液代謝の失調、発育の遅れ、生殖機能の低下による不妊症、呼吸困難などが起こる。腰痛、下肢に力が入らなくなる、浮腫。耳、被毛、歯、二陰（小便口・大便口）に異常があらわれる。

病証	主な症状	舌脈所見
腎陰虚	口渇、めまい、腰や膝の軟弱化、咽頭の乾き、午後の潮熱、不眠、多夢、便秘、尿が濃いなど	（舌質）紅 （舌苔）少あるいは薄苔 （舌体）裂紋 （脈）細数
腎陽虚	命門火衰ともいわれる。 腰や膝の軟弱化と冷え、四肢の冷え、寒がり常に寒がる（とくに冬）、浮腫、軟便～水様便、透明な多量の尿、元気がないなど	（舌質）淡胖 （舌苔）白 （脈）弱
腎気虚	不妊症、小刻みなふるえ、歯の脱落、抜毛、聴力の減退、腰・膝のだるさ、腰や膝の軟弱化、めまい、倦怠感、喘息、呼吸困難、小便失禁、遺尿、難聴、帯下など	（舌質）淡紅または紅 （舌苔）少 （脈）細弱または細数、沈細

胆の病証

病証	主な症状	舌脈所見
胆虚	不安感が強くなったり、ものに驚きやすくなる。夢を多くみる、不機嫌など	（舌質）淡 （舌苔）滑 （脈）弦、細、遅
胆実	両脇部の放散痛、耳聾、目赤、嘔吐、悪心など	（舌質）紅 （舌苔）黄 （脈）弦数

小腸の病証

病証	主な症状	舌脈所見
虚寒	食後の腹張、下痢（未消化便）、腹鳴など	（舌苔）白 （脈）遅
実熱	小便が赤くなったり濁ったりする、口舌の瘡、舌尖紅、口渇など	（舌質）紅 （舌苔）黄 （脈）数

胃の病証

消化機能に異常があらわれる。

病証	主な症状	舌脈所見
胃寒	①実寒：上腹部の冷痛・腹部拒按など ②虚寒：上腹部の鈍痛・腹部喜按など （食後に軽減するものもある）	① （舌質）淡（舌苔）白（脈）弦緊 ② （舌質）淡（舌苔）白（脈）遅
胃熱	空腹感はあるが、あまり食べられない。口や咽頭の軽度の渇きを伴う。 ①実熱：上腹部の灼熱痛、腹部拒按、消穀善飢（食欲亢進・食後すぐの空腹感）、口臭、口渇、便秘など ②虚熱：上腹部の嘈雑、悪心、歯肉の腫脹、びらん、歯肉からの出血、乾嘔、しゃっくり、口舌乾燥など	① （舌質）紅（舌苔）黄（脈）滑 ② （舌質）紅（舌苔）黄（脈）滑
食滞	偏食、食積ともいう。 食を嫌う、胸や胃がつかえて苦しい、呑酸（胸やけ）、噯腐（げっぷ）、大便に酸臭など	（舌苔）黄膩 （脈）滑

大腸の病証

病証	主な症状	舌脈所見
湿熱	腹痛、下痢、膿血便、裏急後重、肛門灼熱感、小便短赤、泥状便など	（舌質）紅 （舌苔）黄膩 （脈）滑数
燥熱	大便秘結、排便困難（数日に1回）、口乾、口臭など	（舌質）紅少津 （舌苔）黄燥 （脈）細

膀胱の病証

病証	主な症状	舌脈所見
湿熱	頻尿、尿意促迫、排尿痛、尿の混濁など ※湿熱が長期にわたって膀胱にこもると結石を形成することもある	（舌質）紅 （舌苔）黄膩 （脈）滑数

嘈雑

空腹なようで空腹でなく、痛むようで痛まず、苦悩して安らかでない状態。しだいに上腹部が痛むようになるが、胃に食物が入ると止まる

裏急後重

（りきゅうこうじゅう）いわゆるしぶり腹をいう。便前に腹が引きつり、痛み、便後肛門が下るような不快な感じで、また便意を催して行けばピリピリと少し出る、あるいは出ない症をいう

■ 10 弁証論治　57

三焦の病証

病証	主な症状	舌脈所見
湿熱	上焦機能低下 →悪寒発熱、頭部や身体の重痛など	（舌苔）白膩 （脈）濡
	中焦機能低下 →消化不良、胃腸内の水分の停滞、悪心、嘔吐、下痢、小便少ないなど	（舌苔）白膩・厚 （脈）濡
	下焦機能低下 →尿閉、下腹部痛、小便不利または大便不暢、下肢浮腫、帯下など	（舌苔）白膩 （脈）濡

4 経絡弁証

経絡は外邪の侵入経路であるとともに、臓腑の不調が経絡を介して体表にあらわれる。とくに十二経脈は臓腑につながっているので、病証により病変のある臓腑を特定しやすい。

鍼灸の分野においては、とりわけ重要な弁証である。

十二経脈の病証

経脈	走行上の病証	関連病証
前肢太陰肺経	上肢前面の外側の痛み	・喘咳、息切れ、胸苦しさ
前肢陽明大腸経	喉の腫れ・痛み、上肢前面の外側の痛み、示指の痛み	・上肢前面の外側の痛み、歯痛、鼻出血
後肢陽明胃経	顔面の麻痺、前頚部の腫れ、前胸部・腹部・鼠径部・下肢前面・足背の痛み	・そう状態、うつ状態、鼻出血、消化吸収の異常
後肢太陰脾経	前胸部・心下部・腋下の圧迫感、下肢内側の腫れ痛み	・腹部膨満感、嘔吐、軟便、下痢、全身の倦怠感
前肢少陰心経	心臓部痛、上肢前面の内側の痛み、手掌の痛み	・のどの渇き、脇の痛み
前肢太陽小腸経	頸が腫れ、後ろを振り返ることができない、頸・肩・上腕後面内側の痛み	・のど・あごの腫れ痛み、難聴
後肢太陽膀胱経	頭頂部・後頭部痛・体幹後面・下肢後面の痛み、足の小指の麻痺	・背中の痛み、目の痛み、鼻出血、精神異常

経脈	走行上の病証	関連病証
後肢少陰腎経	腰部・大腿内側の痛み・冷え・しびれ、口腔内・咽頭部の炎症	・空腹感があるが食欲がない ・呼吸が苦しく咳き込む、血痰、立ちくらみ ・寝ることを好んで起きたがらない、心配性でびくびくする
前肢厥陰心包経	心臓部痛、腋の腫れ、上肢のひきつり	・胸苦しさ、精神不安定
前肢少陽三焦経	耳後－肩上部－上肢後面の痛み、第4指の麻痺、目尻から頬の痛み、難聴	・咽頭・喉頭の炎症
後肢少陽胆経	目尻・側頭部・顎関節・体幹外側・下肢外側の痛み、足の第4指の麻痺、寝返りがうてない	・よくため息をつく、カサカサしてつやがない
後肢厥陰肝経	疝気（雄）、下腹部膨満感（雌）、遺尿、尿閉、腰痛、うつむいたりあおむけになったりできない、季肋部の腫れ	・嘔吐、ひどい下痢、のどの渇き

奇経八脈病証

奇経	症証
督脈	下腹部から胸までつき上げる痛み・むくみ、背骨のこわばり、水腫、頭痛、遺尿、足の冷え、痛み、不妊（雌）、心臓部痛
任脈	疝気（雄）、帯下・発情周期の異常（雌）、腹部皮膚の痛み・かゆみ
衝脈	逆気（悪心、嘔吐、めまい、頭痛）して、下痢をする
帯脈	腹が張り、腰は水中に座っているときのように冷えたり、フワフワ座りが悪い
陽蹻脈	陰が緩んで陽が引きつる （下肢内側の麻痺、前半身が緩み、後ろ半身が引きつる）、目が痛む
陰蹻脈	陽が緩んで陰が引きつる （下肢外側の麻痺、後ろ半身が緩み、前半身が引きつる）
陽維脈	寒熱に苦しむ
陰維脈	心臓部痛に苦しむ

5 六経弁証

陰陽をもとに外感病の臨床症状を、太陽、陽明、少陽、太陰、少陰、厥陰という六つに分類している。これに基づいて病変の部位と性質を明らかにする弁証法である。

六経病では、外邪（寒邪）がまず陽の一番強い「太陽」に侵襲し、徐々に「陽明」「少陽」と陽が弱い方へと進行。その後は、陰の強い方から「太陰」に入る（図1-10-6）。

六経弁証

病位	症状
1 太陽経病 ↓	・頭頂部の痛み ・腰脊部がこわばる
2 陽明経病 ↓	・目の痛み、鼻の乾き ・安臥することができない
3 少陽経病 ↓	・胸脇痛 ・耳聾（難聴）
4 太陰経病 ↓	・腹中膨満 ・咽喉の乾き
5 少陰経病 ↓	・口の渇き ・舌乾
6 厥陰経病	・煩悶

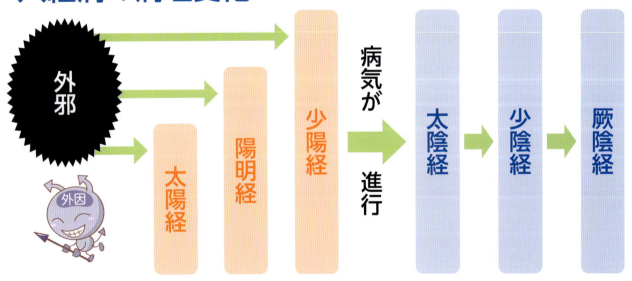

図1-10-6　六経病の病理変化

11 治則（治療原則）

弁証後は論治を行う。論治で最初にするのは、治療方針を決定することで、それを治療原則または治則という。治療方針の決定には、次の4つの基本原則がある。

①治病求本：病気の本質の究明
②扶正祛邪：正気を補い邪気を取り除く
③陰陽調節：寒熱のバランスをとる
④髄機制宜（三因制宜）：動物の個体差や生活状況を考慮する

四診と弁証の段階で、その動物の症状に合ったものを、4つの原則のなかから優先順位をつけて必要と判断したもので治療方針を組み立てていく。

1 治病求本

病気の本質を見極める

治病必求其本「病を治すには必ずその本を求む」という治療原則の1つ。治病求本ともいう。疾病の治療にあたっては、病変の本質に適合した治療法を用いるべきこと。

急なれば即ち、その標（体表、邪気、症状、後病）を治す。緩なれば即ち、その本（内臓、正気、病因、先病）を治す。

病の本質とは、その病の根本的な部分で、それを「本」といい、そうでないものを「標」という。本を治療することを「本治」、標を治療することを「標治」という。慢性化した病気の場合、その多くは病の本質である「正気の不足」が隠れていることがある。診断では、それを見極めなければならない。本質をしっかり見極めたうえで、まず、対症療法をしたほうがいいのか、根本的な治療をしたほうがいいのかを判断することが治病求本の真の目的である。

東洋医学では、症状が悪化している場合、本質の治療より先に対症療法で急性症状を治してから根本的な治療に移行することもあれば、本質の治療をしている過程で症状が急変したとき、一時的に対症療法に切り替えることもある。その後症状が落ち着いたら、本質の治療へ移行する（表1-11-1）。

表1-11-1 標本を用いた治療原則

原則	治療
急則治標	標に対する治療のみを行う
緩則治本	本に対する治療のみを行う
標本同治	標と本の治療を並行する

病の本質を「本」といい、本質以外のものがある場合に、それを「標」という。
本を治療することを「本治」、標を治療することを「標治」という。

2 扶正祛邪

正気を補って邪気を取り除く

扶正は正気を補うこと。祛邪は病邪を取り除くこと。すなわち扶正祛邪とは、正気と病邪のバランスをみて、正気を増強し、病邪を取り除くことをいう（図1-11-1）。

病気になる原因として、正気は正常なのに邪気が強すぎて発症するのが「実証」、邪気はさほど強くないのに正気の不足によって発症するのが「虚証」である。

「扶正祛邪」とは、この虚実に重点をおいて治療すること。

扶正：虚証に対して不足している正気を補うこと→「補法」
祛邪：実証に対して邪気を取り除くこと→「瀉法」

3 まとめ

弁証論治では、証を見極めることが何よりも重要である。証を識別することによって正確な治療ができる。したがって弁証が基礎となり、四診は弁証を確立する重要な手段となる。

弁証により得られた結果に基づき実際に治療する論治においては、その治療効果を検討し、正しい弁証がなされたかどうかを再検討することも必要である。治療効果の結果次第では、最初の弁証の段階から再検討する必要も出てくる。

最後に、東洋医学における個々の理論は、バラバラなものではなく、お互いに密接に関係し、影響し合っているので、生理－病理－弁証－論治というように、一連の流れを関連づけて学習することが重要である。

弁証論治を臨床の現場で役立てるためには、四診における病証への鑑別、八綱、気血津液、臓腑の生理作用、病理作用、病邪の性質など基礎知識の正しい理解が大切である。

図1-11-1 扶正祛邪（補虚瀉実）

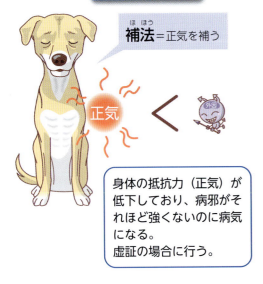
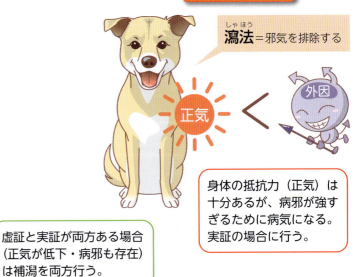

第 2 章

鍼灸学

1 経絡経穴学 〈総論〉

1 経絡とは

経絡とは、身体中に張りめぐらされている気血の通り道の総称である。経絡は、経脈といわれる縦方向に走行している幹線と、絡脈といわれる網の目のように縦横に分布する経脈の支流の2つに分けられる。この2つの規則的な流れが複雑に絡み合うことにより、身体は内外、陰陽、臓腑などの協調関係を保つことができる。

経脈には、正経十二経脈、奇経八脈、十二経別があり、このうち正経十二経脈と奇経八脈の督脈と任脈は、固有の経穴（ツボ）をもつ。十二経別は、正経十二経脈より外れて分岐した部分で、胸腹部、頭部を走行する。絡脈には、十五絡脈、孫絡がある。十五絡脈とは、正経、任脈、督脈、**脾の大絡**から分かれて走行する大きな絡脈のことであり、そこから分かれた支脈を孫脈という（図2-1-1）。

経絡の流注

正経十二経脈には、それぞれ個々の流注があり、原則として、前肢の三陰経は胸から前肢端に、前肢の三陽経は前肢端から顔面・頭部に、後肢の三陽経は顔面・頭部から後肢端に、後肢の三陰経は後肢端から胸部、腹部に向かって流れる。経絡の流注は、前肢太陰肺経が中焦に始まり、後肢の厥陰肝経が中焦に終わるように、十二の経脈が1つの流れとなり、身体全体をめぐっ

ていると考える（図2-1-2）。

経絡の機能
①気血を運行し、外邪から体を守る

すべての臓腑や器官は、気血により滋養されており、その通路となるのが経絡である。同時に外邪から体を守る防御作用をもつ。経絡のなかの絡脈に衛気が集まることで、皮膚を潤し汗腺の開閉をコントロールして、外邪の侵入を防御している。

②病邪の伝送し、病状を反映する

外邪は体内に侵入すると、経絡を伝って身体の奥深くにまで及ぶ。各臓腑は経絡によって連結しているため、ある臓に病があると経絡を通じて他の臓に移ることもある。

③鍼灸の刺激を伝え、臓腑の虚実を調整する

経絡は各臓腑に連結しているため、臓腑や器官の異常は経絡上にあらわれやすい。そのような変化に基づき病証を推測し、特定の経穴に適切な鍼灸刺激を与えることで、経絡の機能を活性化し臓腑の調整を行うことができる。

2 経穴とは

経絡上には、WHOで定められた経穴（ツボ）が**361穴**あり、鍼灸治療は、この経穴を使って行われる。気の出入りは、主に経穴を使って行われるが、

脾の大絡
足の太陰脾経の大包から分かれた絡脈のこと

361穴
経穴部位の解釈は国によって異なる。そこで2003年から日中韓で検討がなされ、2006年、茨城県つくば市において、WHO／WPRO主催の経穴部位国際標準化公式会議が開催され、361穴の世界基準の経穴部位が決定された

図2-1-1

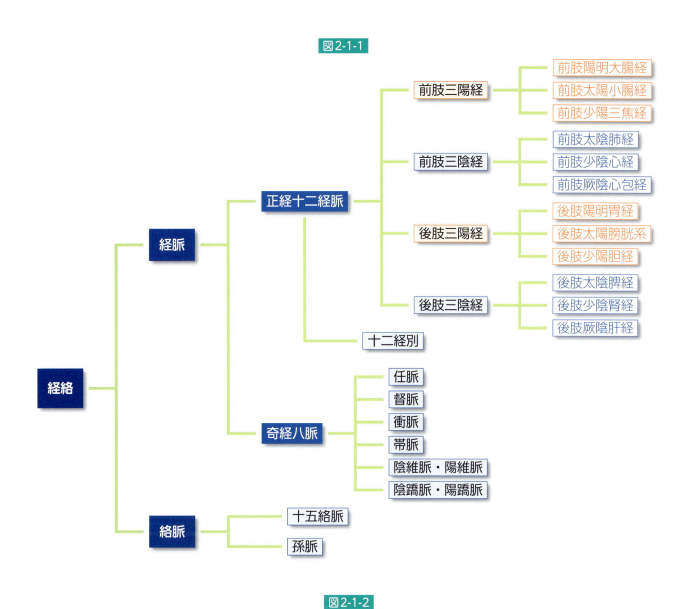

図2-1-2

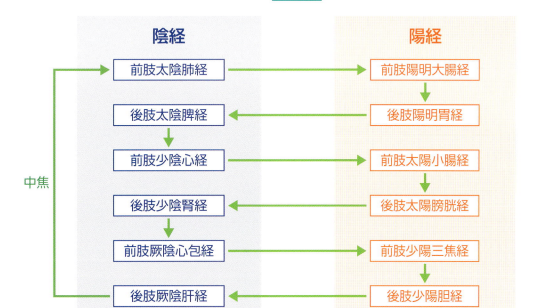

経穴以外にも奇穴（経絡上にないもの）、新穴（奇穴のなかでも1901年以降に定められたもの）、阿是穴（触診上で反応のある場所）と呼ばれる反応点を使うこともある。鍼灸治療において、経穴は治療点であると同時に診断点でもある。特定の病気の治療点としてよく使われる経穴のことを要穴という。要穴には、五要穴、五兪穴、四総穴、八会穴、八脈交会穴、交会穴、下合穴がある。

①五要穴（表2-1-1）

虚実、寒熱、硬結などの反応が出やすく、治療効果の大きい経穴。

原穴：原気の集まるところ、臓腑の病に用いる

郄穴：気血が集まるところ、骨と筋肉のすき間、急性期の反応点

絡穴：本経脈が他の経脈と連絡するために分支するところ、慢性期の反応点

募穴：臓腑の経気が集まるところ、多くは腹部にある

兪穴：臓腑の経気が注ぐところ、背部兪穴ともいう

②五兪穴（表2-1-2）

生命の活動力である神気が出入りする経穴。

井穴：脈気が出るところ、心下満（肝経）をつかさどる

栄穴：脈気が滴るところ、身熱（心経）をつかさどる

兪穴：脈気が注ぐところ、体重節痛（脾経）をつかさどる

経穴：脈気が行くところ、喘咳寒熱（肺経）をつかさどる

合穴：脈気が入るところ、逆気而泄（腎経）をつかさどる

③四総穴（表2-1-3）

体を4つの部分に分けて治療する経穴。

④八会穴（表2-1-4）

8つの気（臓、腑、筋、髄、血、骨、脈、気）の会聚するところ。

⑤八脈交会穴（表2-1-5）

奇経八脈の交会穴で奇経治療で使う。八総穴または八宗穴ともいう。

表2-1-1　五要穴

陰経

	原穴	郄穴	絡穴	募穴	兪穴
肝経	太衝	中都	蠡溝	期門	肝兪
心経	神門	陰郄	通里	巨闕	心兪
脾経	太白	地機	公孫	章門	脾兪
肺経	太淵	孔最	列欠	中府	肺兪
腎経	太渓	水泉	大鐘	京門	腎兪
心包系	大陵	郄門	内関	膻中	厥陰兪

陽経

	原穴	郄穴	絡穴	募穴	兪穴
胆経	丘墟	外丘	光明	日月	胆兪
小腸経	腕骨	養老	支正	関元	小腸兪
胃経	衝陽	梁丘	豊隆	中脘	胃兪
大腸系	合谷	温溜	偏歴	天枢	大腸兪
膀胱系	京骨	金門	飛揚	中極	膀胱兪
三焦経	陽池	会宗	外関	石門	三焦兪

⑥交会穴（表2-1-6）

　経脈が2本以上交差するところの特定穴。

　交会する経脈との関連が深く臨床上重要な経穴。

⑦下合穴（表2-1-7）

　六腑の経脈のみにあり、六腑の病に用いる経穴。

奇穴

　十二正経、督脈、任脈には所属しないが、古くから特定の疾患に対し有効性が認められている経穴。

表2-1-2　五兪穴

陰経

	井穴	栄穴	兪穴	経穴	合穴
五行穴	木	火	土	金	水
肝経	大敦	行間	太衝	中封	曲泉
心経	少衝	少府	神門	霊道	少海
脾経	隠白	大都	太白	商丘	陰陵泉
肺経	少商	魚際	太淵	経渠	尺沢
腎経	湧泉	然谷	太渓	復溜	陰谷
心包経	中衝	労宮	大陵	間使	曲沢

陽経

	井穴	栄穴	兪穴	経穴	合穴
五行穴	金	水	木	火	土
胆経	足竅陰	侠渓	足臨泣	陽輔	陽陵泉
小腸経	少沢	前谷	後渓	陽谷	小海
胃経	厲兌	内庭	陥谷	解渓	足三里
大腸系	商陽	二間	三間	陽渓	曲池
膀胱系	至陰	足通谷	束骨	崑崙	委中
三焦経	関衝	液門	中渚	支溝	天井

表2-1-3　四総穴

足三里	腹部の疼痛
委中	腰背部の疾患
列欠	頭項部の疼痛
合谷	顔面および口腔疾患

表2-1-4　八会穴

臓会	章門
腑会	中脘
筋会	陽陵泉
髄会	懸鐘
血会	膈兪
骨会	大杼
脈会	太淵
気会	膻中

表2-1-5　八脈交会穴

前肢	後肢
（督脈）後渓	申脈（陽蹻脈）
（陰維脈）内関	公孫（衝脈）
（任脈）列欠	照海（陰蹻脈）
（陽維脈）外関	足臨泣（帯脈）

表2-1-6　交会穴

百会	督脈、後肢太陽膀胱経、前肢少陽三焦経、後肢少陽胆経、後肢厥陰肝経
大椎	督脈、前肢陽明大腸経、前肢太陽小腸経、前肢少陽三焦経、後肢陽明胃経、後肢太陽膀胱経、後肢少陽胆経
三陰交	後肢太陰脾経、後肢厥陰肝経、後肢少陰腎経

表2-1-7　下合穴

胆の合	陽陵泉
小腸の合	下巨虚
胃の合	足三里
大腸の合	上巨虚
膀胱の合	委中
三焦の合	委陽

■■ 1 経絡経穴学〈総論〉　67

3 取穴法

治療や診断のために、経穴（ツボ）の位置を確認することを取穴という。経穴の位置は、解剖学的な位置を目安にするが個体差が大きいので、骨や関節を基準点とした骨度法を用いる。

骨度法では、体表の2つの関節の骨を基準点としその間の長さを等分する。また、動物の指の幅を尺度とする同身寸法もあるが、長い距離の計測には向かない。

経穴の位置を確認する際、骨度法や同身寸法を参考にするのは必須だが、被毛に覆われた動物の場合は、施術者の手先の感覚が重要になる。経穴には、以下のような反応は出ていることが多いので、刺鍼や触診でしっかりと確認することが大切である。

経穴によくみられる反応
①圧痛
②硬結
③緊張
④隆起
⑤陥下
⑥弛緩・萎縮
⑦熱感または冷感
⑧発汗
⑨変色
⑩皮膚の変化（乾燥やざらつき）

骨度法

WHO/WPROの決定では「骨度法とは身体上の経穴を決めるために使用する方法である。この方法は身体各部の長さと幅を計測するために体表上の指標（主に関節）を用いる。経穴部位は『霊枢骨度篇』による体各部の計測をもとに、後世の諸学派により考案された骨度法（特定の2つの関節間の長さを等分する方法、等分された各部は1寸に相当10寸を1尺とする）を組み合わせて決定する」としている。

一般的な骨格の犬種において、骨度法は参考になるが、胴長短足の犬種や超足長の犬種にそのまま当てはめるのは難しい。そのため、犬としての統一見解には至っておらず、現状では分数表記での取穴を推奨する（後述の経穴〈各論〉を参照）。

本書では参考までに、WHO/WPROに基づいた犬の四肢に関する骨度法表記を記す（図2-1-3）。

①腋窩横紋前縁から肘窩　　　　9寸
②肘窩から手根関節横紋　　　12寸
③大転子頂点から膝窩　　　　19寸
④膝窩から外果尖　　　　　　16寸
⑤脛骨内側顆下縁から内果尖　13寸

同身寸法

施術を受けるヒトや動物の指を用いて位置を決める方法。ヒトの場合は母指が基準となるが、犬猫では狼爪として切除していることもあるため、第二指を用いる。以下、犬猫の場合について述べる（図2-1-4）。

①第二指・第三指の横幅を合わせて、1.5寸
②第二指から第四指の幅を合わせて、2寸
③第二指から第五指までを合わせて、3寸

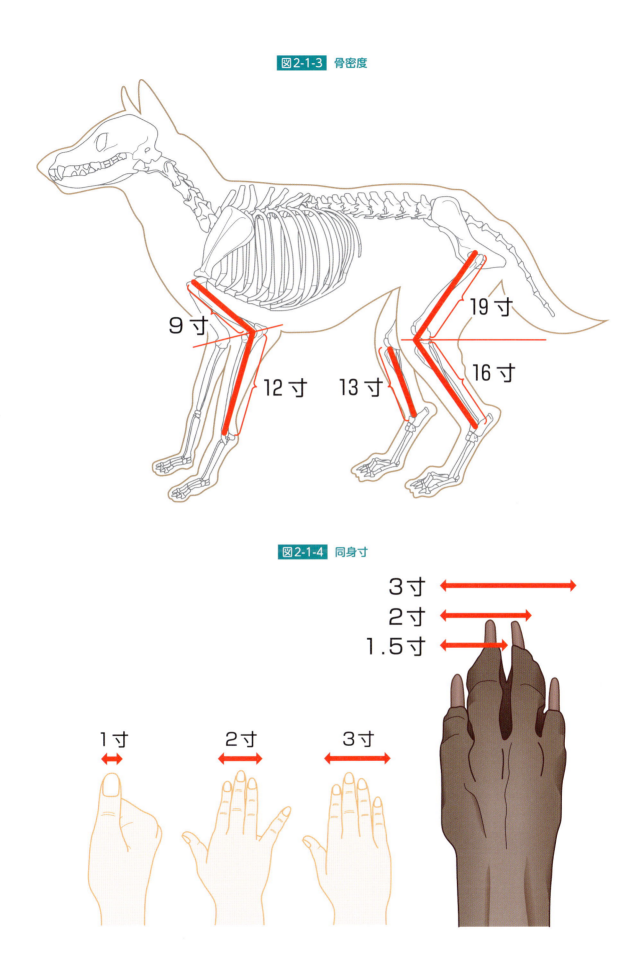

図2-1-3 骨密度

図2-1-4 同身寸

1 経絡経穴学〈総論〉 69

2 経絡経穴学 〈各論〉

現在、WHOでは、361のツボの名称や表記法が決定している。

1 正経十二経脈

1）前肢太陰肺経
The Lung Meridian of Hand-Taiyin（LU）

LU-1 中府、LU-2 雲門、LU-3 天府、
LU-4 侠白、LU-5 尺沢、LU-6 孔最、
LU-7 列欠、LU-8 経渠、LU-9 太淵、
LU-10 魚際、LU-11 少商

経脈の循行（図2-2-1）

中焦より起こり、後行して大腸に連結する。胃上口をめぐって肺に属し、喉、腋窩から側胸部を経て、前肢内側から手根部を走り、第一指内側端に出る。

・支脈：列欠から分かれて、第二指内
　　　　側端（商陽）に向かって、前
　　　　肢陽明大腸経と連接する。

経脈の主治

①肺経の通過する部位（局所）の病証
　を治療する
②呼吸器系病証：発咳、痰、喘息、
　　　　　　　　呼吸困難
③便秘や下痢の治療
④皮膚疾患の治療：アトピー性皮膚炎、
　蕁麻疹、皮膚掻痒感

経穴（図2-2-2）

①LU-1 中府（ちゅうふ／肺経の募穴）

（位置）
　上腕骨大結節の内側。第一肋間の高さ。

（解剖）
　浅胸筋、深胸筋。

（主治）
　咳嗽、前肢跛行、麻痺など、胸・肺および前肢疾患。

（操作）
　後下方0.2～1cm。

②LU-2 雲門（うんもん）

（位置）
　中府の外側。肩関節と正中の中間。

（解剖）
　三角筋、浅胸筋。

（主治）
　咳嗽、喘息。

（操作）
　内下方0.2～1cm。

③LU-3 天府（てんぷ）

（位置）
　上腕前外側、上腕二頭筋外側縁、腋窩横紋前縁の下方1/3。

（解剖）
　上腕二頭筋・上腕筋（筋枝）、筋皮神経皮枝、上外側上腕皮神経、上腕動脈枝。

（主治）
　高血圧症、めまい、吐気、鼻血、気管支炎。

70　第2章　鍼灸学

図2-2-1 前肢太陰肺経　循行図

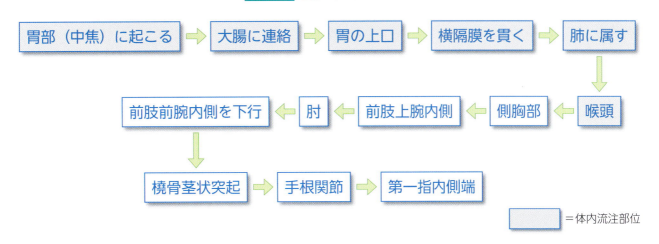

□＝体内流注部位

図2-2-2 前肢太陰肺経　The Lung Meridian of Hand-Taiyin（LU）

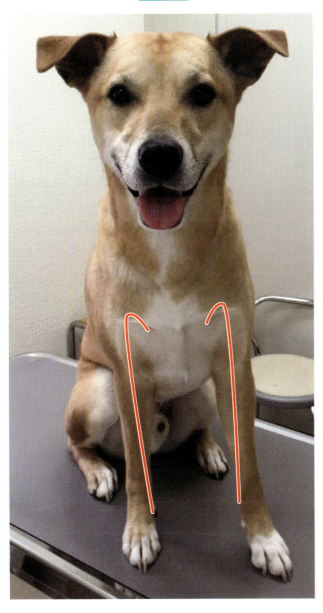
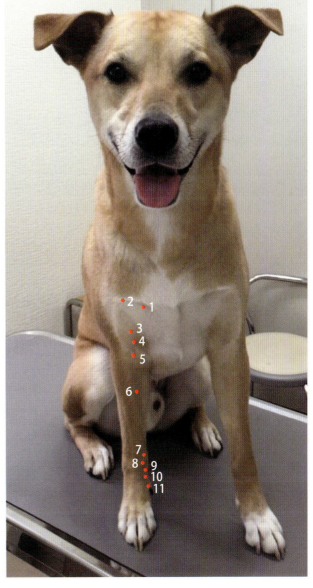

2 経絡経穴学〈各論〉

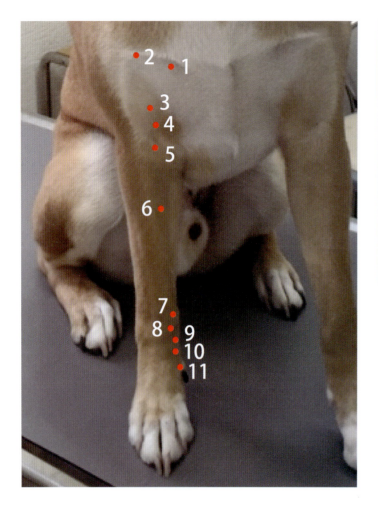

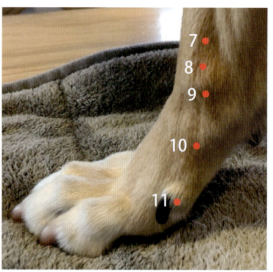

右前肢内側

⑤LU-5 尺沢（しゃくたく／肺経の合水穴）

（位置）

肘を少し曲げて、肘窩横紋上にあって、上腕二頭筋腱の外側に取る。

（解剖）

腕橈関節部にあり、上腕二頭筋外側。付近には、肘正中皮静脈、正中神経、橈側皮静脈、上腕動・静脈、橈骨神経。

（主治）

咳嗽、喀血、呼吸困難、心肺積熱、熱性病、中暑、胸腕痛、前肢跛行、リウマチ様関節炎。

（操作）

直刺0.3～1cm。

（操作）

直刺0.3～1cm。

④LU-4 侠白（きょうはく）

（位置）

上腕前外側、上腕二頭筋外側縁、腋窩横紋前縁の下方5/9。

（解剖）

上腕二頭筋・上腕筋、筋皮神経、上外側上腕皮神経、上腕動脈。

（主治）

息切れ、**心疾**、高血圧症。

（操作）

直刺0.3～1cm。

⑥LU-6 孔最（こうさい／肺経の郄穴）

（位置）

尺沢と太淵とを結ぶ線上で、尺沢からみて2/5のところ。

（解剖）

橈側手根屈筋、円回内筋、橈側皮静脈、橈骨神経浅枝の内側枝と外側枝。

（主治）

咳嗽、胸痛、気喘、喀血、咽頭腫痛、胸・上腕・肘の疼痛、前肢跛行。

心疾
心労によって起こる気の病

（操作）

　直刺0.3〜1cm。

⑦LU-7 列欠（れっけつ／肺経の絡穴）

（位置）

　尺沢と太淵とを結ぶ線上で、尺沢からみて7/8のところ。橈骨茎状突起の頭側。

（解剖）

　前肢内側正中、深指伸筋、手根伸筋起始部に付着した腱の内側、橈側皮静脈、橈骨動・静脈枝があり、外側前腕皮神経、橈骨神経浅枝。

（主治）

　頚部硬直および疼痛、顔面神経麻痺、咳嗽、咽頭腫脹・疼痛、開口不全。

（操作）

　斜刺0.2〜0.5cm。

⑧LU-8 経渠（けいきょ／肺経の経金穴）

（位置）

　前腕前外側、橈骨下端の橈側で外側に最も突出した部位と橈骨動脈との間。手関節掌側横紋の上方で、尺沢と太淵の間で、太淵から1/12。

（解剖）

　腕橈骨筋（腱）、長母指外転筋（腱）、橈骨動脈、橈骨神経筋枝、外側前腕皮神経皮枝。

（主治）

　心痛、嘔吐、喘息、上気、熱病。

（操作）

　直刺0.2〜0.5cm。灸も可。

⑨LU-9 太淵（たいえん／肺経の原穴・兪土穴）

（位置）

　橈側手根横紋上で、橈側手根伸筋腱と橈側手根骨基部との間の陥凹部。

（解剖）

　橈骨神経枝および橈骨動・静脈が分布。

（主治）

　咳嗽、呼吸器系疾患、喀血、咽頭部痛、前肢跛行。

（操作）

　直刺0.2〜0.5cm。灸も可。刺鍼時には、動脈を傷つけないように留意。

⑩LU-10 魚際（ぎょさい／肺経の栄火穴）

（位置）

　手掌、第一中手骨中点の橈側内側。

（解剖）

　短母指外転筋・母指対立筋、正中神経、橈骨神経浅枝、母指主動脈枝。

（主治）

　心悸亢進、腕関節炎、リウマチ。

（操作）

　直刺0.2〜0.5cm。灸も可。

⑪LU-11 少商（しょうしょう／肺経の井木穴）

（位置）

　第一指内側爪甲角の後ろ0.1cm。

（解剖）

　第一指に向かう深指屈筋腱、総掌側指動脈、掌側中手動脈。

（主治）

　掌部位の腫脹・疼痛、咽頭部腫痛、咳嗽、気喘、発熱、嘔吐、昏迷、てんかん。

（操作）

　直刺0.1〜0.2cm。点刺して刺血させてもよい。刺鍼時には疼痛を伴う。

2）前肢陽明大腸経
The large Intestine Meridian of Hand-Yangming（LI）

LI-1 商陽、LI-2 二間、LI-3 三間、LI-4 合谷、LI-5 陽渓、LI-6 偏歴、LI-7 温溜、LI-8 下廉、LI-9 上廉、LI-10 手三里、LI-11 曲池、LI-12 肘髎、LI-13 手五里、LI-14 臂臑、LI-15 肩髃、LI-16 巨骨、LI-17 天鼎、LI-18 扶突、LI-19 禾髎、LI-20 迎香

経脈の循行（図2-2-3）

第二指内側端より起こり、上に向かい、第一、第二中手骨の間を通過し、上腕頭側前縁、肩端を上行する。さらに上に向かって第七頚椎（大椎穴）に出て、下に向かって欠盆に入る。肺と連絡し横隔膜を通過し、大腸に属す。
・支脈：欠盆から分かれて上行し、頭部に沿って顔面頬部を通り、下歯床に入る。上唇から人中で交叉し、鼻翼の側に分布し、後肢陽明胃経に交わる。

経脈の主治

①頭部、喉の病証
②五官の病証
③前肢の病証
④腹部疾患

経穴（図2-2-4）

①LI-1 商陽（しょうよう／大腸経の井金穴）

（位置）
　第二指内側爪甲角の後ろ0.1cm。
（解剖）
　近位指輪状靭帯、浅指屈筋、近位指間靭帯、固有掌側指動脈。
（主治）
　歯痛、咽喉の腫脹、前肢の麻痺、熱性病、昏迷、前肢跛行、感冒、中暑、中毒、腹痛。
（操作）
　直刺0.1～0.2cm。点刺して出血させてもよい。刺鍼時には疼痛を伴う。

②LI-2 二間（じかん／大腸経の栄水穴）

（位置）
　第二指、第二中手指節関節内側の遠位陥凹部。
（解剖）
　第一背側骨間筋（腱）があり、尺骨神経（筋枝）、橈骨神経浅枝分布、背側指動脈分布。
（主治）
　麦粒腫、咽頭痛。
（操作）
　直刺0.1～0.2cm。

③LI-3 三間（さんかん／大腸経の兪木穴）

（位置）
　第二指、第二中手指節関節内側の近位陥凹部。
（解剖）
　第一背側骨間筋、尺骨神経筋枝および橈骨神経浅枝、背側指動脈。
（主治）
　歯痛、咽喉の腫脹、前肢の麻痺、熱性病、昏迷、前肢跛行、感冒、中暑、中毒、腹痛。
（操作）
　直刺0.1～0.2cm。刺鍼時には疼痛を伴う。

④LI-4 合谷（ごうこく／大腸経の原穴）

（位置）
　第一・二中手骨間で、第二中手骨内側縁の中点。

図2-2-3 前肢陽明大腸経　循行図

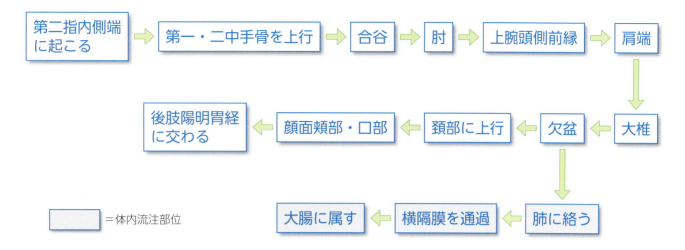

□ ＝体内流注部位

図2-2-4 前肢陽明大腸経　The large Intestine Meridian of Hand-Yangming（LI）

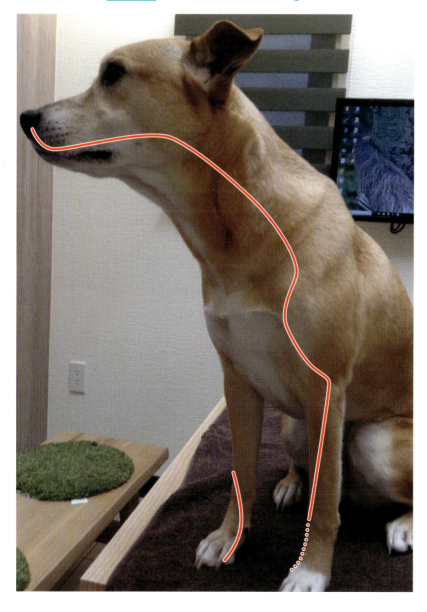
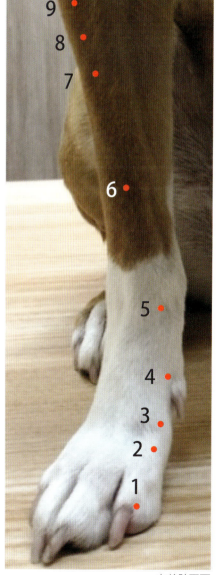

右前肢正面

■■ 2 経絡経穴学〈各論〉　75

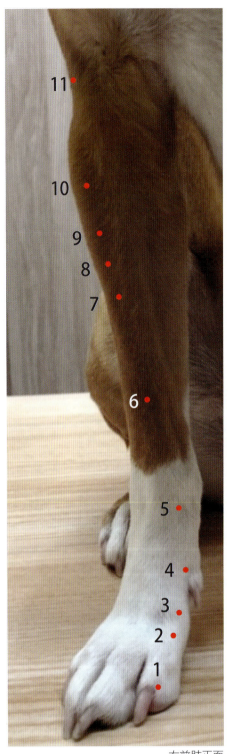

右前肢正面

(解剖)

総橈側手根伸筋、短橈側伸筋腱、固有掌側指動脈。

(主治)

頚部痛、結膜炎、鼻出血、鼻づまり、歯痛、顔面の腫脹、咽喉の腫痛、牙関緊急、口眼の歪み、熱性病、腹痛、便秘、上肢の疼痛。

(操作)

直刺または内上方に向かって斜刺0.2～0.5cm。

⑤LI-5 陽渓（ようけい／大腸経の経火穴）

(位置)

手関節背側横紋橈側、橈骨茎状突起の遠位。

(解剖)

長母指伸筋（腱）、短母指伸筋（腱）、橈骨神経、橈骨動脈の走行。

(主治)

腕関節炎・リウマチ、第一指痛、中風、橈骨神経麻痺、咽喉・歯・耳の病気。

(操作)

直刺0.2～0.5cm。

⑥LI-6 偏歴（へんれき／大腸経の絡穴）

(位置)

手根関節（LI-5陽渓）と曲池を結んだ線上で、曲池からみて3/4のところ。

(解剖)

前腕の橈側面で、橈側手根伸筋腱と長第一指外転筋との中間。正中動脈、橈骨動脈。

＊上腕動・静脈から分枝する橈骨動・静脈。

(主治)

視力障害、鼻出血、排尿困難、肩・上腕部・肘部・前腕部の疼痛。

(操作)

直刺または斜刺0.3～1cm。灸も可。

⑦LI-7 温溜（おんる／大腸経の郄穴）

(位置)

陽渓と曲池を結んだ線上で1/2のところ。

（解剖）

前腕の橈側面で、橈側手根伸筋腱と長第一指外転筋間。

（主治）

流涎、歯痛、目の充血・腫れ、喘息、腹痛。

（操作）

直刺または斜刺0.3～1cm。

⑧ LI-8 下廉（げれん）

（位置）

前腕後外側、陽渓と曲池を結んだ線上で肘窩横紋の下方1/3。

（解剖）

長橈側手根伸筋・短橈側手根伸筋間。橈骨神経・外側前腕皮神経、橈骨動脈。

（主治）

歯痛、頬腫れ、歯齦炎。

（操作）

直刺または斜刺0.3～1cm。

⑨ LI-9 上廉（じょうれん）

（位置）

前腕後外側、陽渓と曲池を結んだ線上で肘窩横紋の下方1/4のところ。

（解剖）

長橈側手根伸筋・短橈側手根伸筋間、橈骨神経・外側前腕皮神経、橈骨動脈。

（主治）

半身不随、喘息、橈骨神経痛、上肢の麻痺、歯痛。

（操作）

直刺または斜刺0.3～1cm。

⑩ LI-10 手三里（てさんり）

（位置）

前腕外側橈骨上で、肘から下1/6のところ。

（解剖）

腕橈手根伸筋と総指伸筋の間。近位

には橈側皮静脈、橈骨神経浅枝の内側枝および外側枝。

（主治）

腹痛、下痢、歯痛、頬の腫脹、肩・上腕部の疼痛、橈神経麻痺、前肢リウマチ、胃脾虚弱、腰痛。

（操作）

直刺または斜刺0.3～1cm。

⑪ LI-11 曲池（きょくち／大腸経の合土穴）

（位置）

肘をやや曲げて、肘窩横紋外端の陥凹部。

（解剖）

局所には上腕三頭筋への筋枝および内側頭、上腕筋、橈側手根伸筋があり、橈骨神経浅枝の内側枝および外側枝、深枝が走行。

（主治）

咽頭腫痛、歯痛、結膜炎、上肢不遂、腹痛、吐瀉、熱性病、肘関節疾患、眼病、皮膚疾患。

（操作）

直刺0.3～1cm。

⑫ LI-12 肘髎（ちゅうりょう）

（位置）

肘後外側、上腕骨外側上顆の上縁、外側顆上稜の前縁。

（解剖）

長橈側手根伸筋（筋枝）、橈骨神経と下外側上腕皮神経および後前腕皮神経の分布、橈側側副動脈（上腕深動脈枝）の走行。

（主治）

肘関節炎、リウマチ、上肢の神経痛や麻痺。

（操作）

直刺0.2～0.5cm。

手三里
ラットにおける手三里への刺鍼実験において、神経中枢の興奮性下降、抑制機能の増強、鎮静作用が認められた。

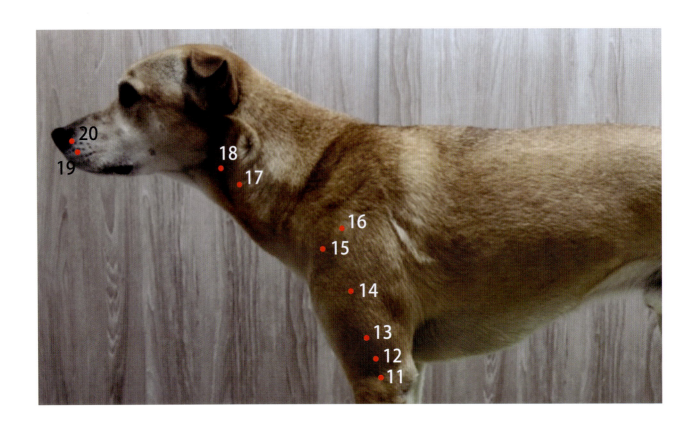

⑬ LI-13 手五里（てごり）
（位置）
　上腕骨外側、曲池と肩髃を結ぶ線上、肘窩横紋の上方1/3。
（解剖）
　上腕三頭筋と橈骨神経（筋枝）、上腕筋と筋皮神経（筋枝）、下外側上腕皮神経（皮枝）と後前腕皮神経、上腕深動脈。
＊深部に橈骨神経幹が通る。
（主治）
　肘髎穴とともに肘の病に用いる。肘節風痺、肘関節痛、痛風。
（操作）
　直刺0.3～1.5cm。

⑭ LI-14 臂臑（ひじゅ）
（位置）
　曲池と肩髃を結ぶ線上、肘窩横紋の上方2/3。
（解剖）
　上腕三頭筋の外側頭部、鎖骨上腕筋、橈骨神経、腋窩上腕静脈、橈側皮静脈。
（主治）
　肩・上腕痛、肩関節痛、眼疾患、咳嗽、喀血、嗜眠。
（操作）
　直刺または斜刺0.5～1.5cm。

⑮ LI-15 肩髃（けんぐう）
（位置）
　上腕骨大結節上縁の陥凹部。
（解剖）
　上腕二頭筋の腱と外側関節上腕靭帯の間の陥凹部。肩甲上動・静脈、肩甲上神経。
（主治）
　肩・上腕痛、肩関節痛、肩部および前肢のリウマチおよび麻痺。
（操作）
　直刺または斜刺0.3～3cm。

⑯LI-16 巨骨（ここつ）
（位置）
　肩周囲部、肩峰端と肩甲棘の間の陥凹部にある。
（解剖）
　僧帽筋と棘上筋、肩甲上動脈、副神経・頚神経叢の枝と肩甲上神経。
（主治）
　肩甲関節炎、リウマチ、歯痛。
（操作）
　直刺0.5～1cm。

⑰LI-17 天鼎（てんてい）
（位置）
　頚外側部、輪状軟骨と同じ高さ、上腕頭筋の後縁にある。
（解剖）
　広頚筋、上腕頭筋、前斜角筋・中斜角筋。上行頚動脈・鎖骨下動脈の枝の走行。顔面神経（頚枝）、副神経・頚神経叢枝の分布。
（主治）
　頚・咽喉の疼痛、歯痛、扁桃炎。
（操作）
　直刺0.5～1cm。

⑱LI-18 扶突（ふとつ）
（位置）
　頚外側部、甲状軟骨上縁と同じ高さ、胸骨頭筋、上腕頭筋の間。
（解剖）
　広頚筋、胸骨頭筋、上腕頭筋、前斜角筋。顔面神経（頚枝）、副神経・頚神経叢枝、頚神経前肢。
＊胸骨頭筋、上腕頭筋深部に内頚動脈があるため刺鍼に注意。
（主治）
　喘息、咳嗽。
（操作）
　直刺0.5cm。

⑲LI-19 禾髎（かりょう）
（位置）
　顔面部、人中溝中点と同じ高さ、鼻孔外縁の下方。
（解剖）
　口輪筋（筋枝）。上唇動脈。顔面神経（頬筋枝・下顎縁枝）、上顎神経（三叉神経第二枝）。
（主治）
　歯痛、三叉神経痛、鼻疾患。
（操作）
　直刺0.2～0.5cm。

⑳LI-20 迎香（げいこう）
（位置）
　鼻孔外側の後上端で、有毛部と無毛部の境界線上。
（解剖）
　鼻唇挙筋、上唇挙筋の前縁に位置し、顔面動脈、眼窩下動脈の分枝、顔面静脈、眼窩下静脈。顔面神経と眼窩下神経。
（主治）
　鼻閉塞、顔面掻痒、顔面腫脹、腹痛、中暑、感冒、咳嗽、めまい、熱性病、鼻炎、顔面神経麻痺。
（操作）
　直刺または斜刺0.1～0.3cm。
　灸はしない。

■■ 2 経絡経穴学〈各論〉　79

3）後肢陽明胃経
The Stomach Meridian of Foot-Yangming（ST）

ST-1 承泣、ST-2 四白、ST-3 巨髎、ST-4 地倉、ST-5 大迎、ST-6 頬車、ST-7 下関、ST-8 頭維、ST-9 人迎、ST-10 水突、ST-11 気舎、ST-12 欠盆、ST-13 気戸、ST-14 庫房、ST-15 屋翳、ST-16 膺窓、ST-17 乳中、ST-18 乳根、ST-19 不容、ST-20 承満、ST-21 梁門、ST-22 関門、ST-23 太乙、ST-24 滑肉門、ST-25 天枢、ST-26 外陵、ST-27 大巨、ST-28 水道、ST-29 帰来、ST-30 気衝、ST-31 髀関、ST-32 伏兎、ST-33 陰市、ST-34 梁丘、ST-35 犢鼻、ST-36 足三里、ST-37 上巨虚、ST-38 条口、ST-39 下巨虚、ST-40 豊隆、ST-41 解渓、ST-42 衝陽、ST-43 陥谷、ST-44 内庭、ST-45 厲兌

経脈の循行（図2-2-5）

鼻側より起こり、上歯に入り、口唇をめぐり、舌につながる。頬を上行し、咽喉に沿って、頚をめぐって、欠盆より胸部乳腺上を下り、腹直筋に沿って臍の両側を下り、大腿前外側を通り、さらに下肢前外側を下って第二趾に終わる。体内流注は欠盆より胸に入り、横隔膜を経て胃に属し脾に連絡する。

経脈の主治

頭、口、胃腸疾患（消化不良、胃痛、嘔吐）、および経絡を走行する部位の腫痛など、熱性病、精神的疾患。

経穴（図2-2-6）
①ST-1 承泣（しょうきゅう）
（位置）

眼窩下縁における内眼角と外眼角と

の中間点で、眼球との間。
（解剖）

眼輪筋中、表層には眼角動・静脈分枝、深層には腹側斜筋、動眼神経と顔面神経分枝。
（主治）

結膜炎、涙目、顔面神経麻痺、緑内障、視神経萎縮、感冒、腰痛、尿崩症。
（操作）

刺鍼時には、眼球を上方に押し上げ、眼窩下縁に沿って下方斜視。浅刺。

灸は禁忌。

＊本経穴は、眼球に近く、非常に危険を伴うので、熟練者のみ行うことが望ましい。

②ST-2 四白（しはく）
（位置）

眼窩下孔のくぼみに左右一対。
（解剖）

眼輪筋と上唇挙筋の間にあり、顔面動・静脈の分枝、顔面神経の眼窩神経。
（主治）

結膜炎、顔面神経痛、顔面神経麻痺、めまい、消化器系疾患。
（操作）

眼窩下孔に向かって、直刺または斜刺0.2～0.5cm。

灸は禁忌。

③ST-3 巨髎（こりょう）
（位置）

顔面部、瞳孔線上、鼻翼下縁と同じ高さ。
（解剖）

小頬骨筋、眼窩下動脈・顔面動脈の枝の走行、顔面神経（頬筋枝）と上顎神経（三叉神経第二枝）の分布。
（主治）

顔面神経麻痺、三叉神経痛、上歯痛、

図2-2-5 後肢陽明胃経 循行図

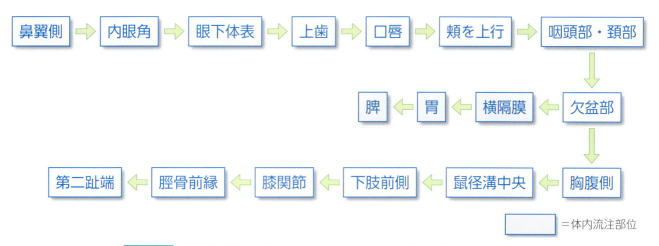

□ =体内流注部位

図2-2-6 後肢陽明胃経　The Stomach Meridian of Foot-Yangming (ST)

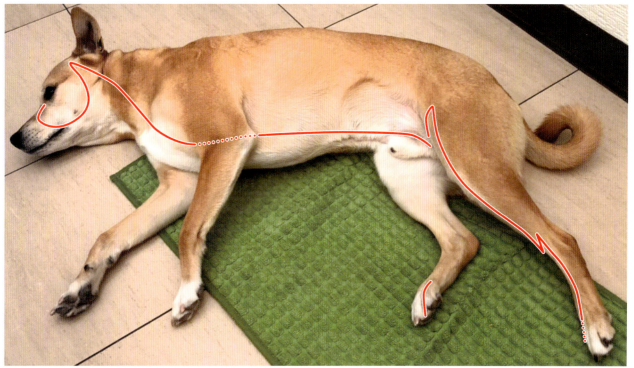

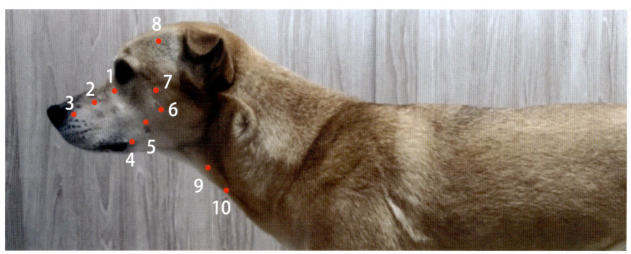

2 経絡経穴学〈各論〉　81

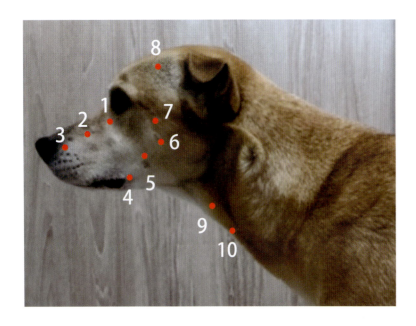

眼疾患、蓄膿症。
(操作)
　直刺または斜刺0.2〜0.5cm。

④ST-4 地倉（ちそう）
(位置)
　顔面部、口角の外方4分（指寸）。
(解剖)
　口輪筋、顔面動脈、顔面神経（頬筋枝・下顎縁枝）、上顎神経（三叉神経第二枝）と下顎神経（三叉神経第三枝）。
(主治)
　顔面神経麻痺、三叉神経痛。
(操作)
　直刺または斜刺0.2〜0.5cm。

⑤ST-5 大迎（だいげい）
(位置)
　顔面部、下顎角の前方、咬筋付着部の前方陥凹部、顔面動脈上。
(解剖)
　後頚筋、咬筋、顔面動脈、顔面神経（頬枝）、下顎神経（皮枝・三叉神経第三枝）。
(主治)
　下歯痛、歯根炎、顔面神経麻痺、三

叉神経痛。
(操作)
　直刺0.2〜0.5cm。

⑥ST-6 頬車（きょうしゃ）
(位置)
　顔面部、下顎角の前上方1横指。
(解剖)
　咬筋、浅側頭動脈、下顎神経（皮枝・三叉神経第三枝）・大耳介神経。
(主治)
　歯痛、顔面神経麻痺、三叉神経痛、口筋けいれん（口がうまく開かないとき）。
(操作)
　斜刺0.2〜0.5cm。

⑦ST-7 下関（げかん）
(位置)
　顔面部、頬骨弓の下縁中点と下顎切痕の間の陥凹部。
(解剖)
　咬筋・外側翼突筋、顔面横動脈、下顎神経（皮枝・三叉神経第三枝）。
(主治)
　歯痛、歯根膜炎、顔面神経麻痺、三叉神経痛。
(操作)
　直刺0.2〜0.5cm。

⑧ST-8 頭維（ずい）
(位置)
　頭部、額角髪際の直上5分、前正中線の外方4寸5分。
(解剖)
　前頭筋、浅側頭動脈、顔面神経（側頭枝）、眼神経（三叉神経第一枝）、上顎神経（三叉神経第二枝）。
(主治)
　視力低下、三叉神経痛、顔面神経麻

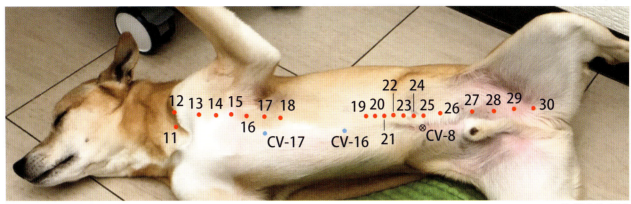

⊗ CV-8（臍）

痺、流涙過多。
（操作）
　直刺または斜刺0.2〜1cm。

⑨ ST-9 人迎（じんげい）
（位置）
　前頚部、甲状軟骨前縁と同じ線上、胸骨頭筋の前縁、総頚動脈上。
（解剖）
　広頚筋、総頚動脈、顔面神経（頚枝）、頚横神経（皮枝）。
（主治）
　甲状腺機能亢進症、血圧下降、咳、気管支炎、喘息。
（操作）
　直刺0.5〜1cm。

⑩ ST-10 水突（すいとつ）
（位置）
　前頚部、輪状軟骨と同じ線上、上腕頭筋の前縁。
（解剖）
　広頚筋、上腕頭筋、総頚動脈、顔面神経（頚枝）、頚神経叢、頚横神経（皮枝）。
（主治）
　気管の病気（咽頭、気管支炎）。
（操作）
　直刺0.5〜1cm。

⑪ ST-11 気舎（きしゃ）
（位置）
　前頚部、胸骨柄の高さ、頚窩上陥凹部。
（解剖）
　広頚筋、上腕頭筋、総頚動脈、顔面神経（頚枝）、副神経・頚神経叢の枝。
（主治）
　咽喉の病（気管支炎、咽痛、咳嗽、喘息）、斜傾。
（操作）
　直刺0.5〜1cm。

⑫ ST-12 欠盆（けつぼん）
（位置）
　前頚部、第一肋骨上方、胸骨柄の高さ、気舎の外側、前正中線の外方4寸。
（解剖）
　広頚筋、前斜角筋・中斜角筋、鎖骨下動脈の走行、顔面神経、頚神経前肢。
（主治）
　肋膜炎、気管支炎、前肢の神経痛。
（操作）
　直刺0.5〜1cm。
＊肺尖部に近い欠盆をはじめ、胸背部の刺針には気胸を起こさないように注意を要する。

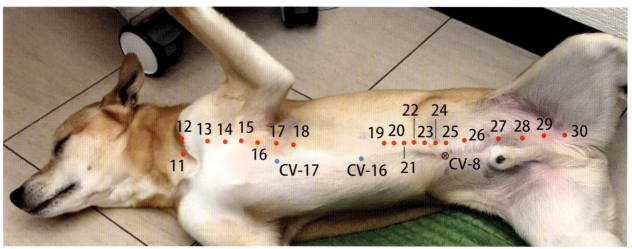

⊗ CV-8（臍）

⑬ ST-13 気戸（きこ）
（位置）

　前胸部、第一肋骨上方、前正中線の外方4寸。

（解剖）

　広頚筋、大胸筋、鎖骨下筋、鎖骨下動脈の走行、顔面神経、内側・外側胸筋神経、鎖骨下筋神経。

（主治）

　呼吸器疾患、前肢の神経痛。

（操作）

　直刺または斜刺0.3～1cm。

⑭ ST-14 庫房（こぼう）
（位置）

　前胸部、第一肋間、前正中線の外方4寸。

（解剖）

　大胸筋、胸肩峰動脈・肋間動脈、内側・外側胸筋神経、肋間神経。

（主治）

　呼吸器疾患、心疾患。

（操作）

　直刺または斜刺0.3～1cm。

⑮ ST-15 屋翳（おくえい）
（位置）

　前胸部、第二肋間、前正中線の外方4寸。

（解剖）

　大胸筋・小胸筋、胸肩峰動脈・肋間動脈、内側・外側胸筋神経、肋間神経（前皮枝・外側皮枝）。

（主治）

　呼吸器疾患、心疾患。

（操作）

　直刺または斜刺0.3～1cm。

⑯ ST-16 膺窓（ようそう）
（位置）

　前胸部、第三肋間、前正中線の外方4寸。

（解剖）

　大胸筋・小胸筋、胸肩峰動脈・肋間動脈、内側・外側胸筋神経、肋間神経（前皮枝・外側皮枝）。

（主治）

　乳腺炎、胸肋痛。

（操作）

　直刺または斜刺0.3～1cm。

⑰ST-17 乳中（にゅうちゅう）

（位置）

前胸部、第四肋間、前正中線外方
4寸。

（解剖）

大胸筋・小胸筋、胸肩峰動脈・肋間
動脈、内側・外側胸神経、肋間神経
（前皮枝・外側皮枝）。

（主治）

鍼灸刺激は控える。

⑱ST-18 乳根（にゅうこん）

（位置）

前胸部、第五肋間、前正中線の外方
4寸。

（解剖）

大胸筋、胸肩峰動脈・肋間動脈、内
側・外側胸筋神経、肋間神経（前皮枝・
外側皮枝）。

（主治）

乳腺炎、肋膜炎、食道けいれんや麻
痺、嚥下困難。

（操作）

直刺または斜刺0.3～1cm。

⑲ST-19 不容（ふよう）

（位置）

上腹部、臍中央の上方6寸、前正中
線の外方2寸。

（解剖）

腹直筋、肋間動脈・上腹壁動脈、肋
間神経（前皮枝）。

（主治）

胃痛、胃アトニー、喘息。

（操作）

直刺または斜刺0.5～1cm。

⑳ST-20 承満（しょうまん）

（位置）

上腹部、臍中央の上方5寸、前正中
線の外方2寸。

（解剖）

腹直筋、上腹壁動脈、肋間神経（前
皮枝）。

（主治）

食欲不振、胃機能低下、腹鳴。

（操作）

直刺または斜刺0.5～1cm。

㉑ST-21 梁門（りょうもん）

（位置）

上腹部、臍中央の上方4寸、前正中
線の外方2寸。

（解剖）

腹直筋、上腹壁動脈、肋間神経（前
皮枝）。

（主治）

胃疾患、腸疾患、肛門部疾患。

（操作）

直刺または斜刺0.5～1cm。

㉒ST-22 関門（かんもん）

（位置）

上腹部、臍中央の上方4寸、前正中
線の外方2寸。

（解剖）

腹直筋、上腹壁動脈、肋間神経（前
皮枝）。

（主治）

遺尿症、胃疾患、腸疾患、肛門部疾
患。

（操作）

直刺または斜刺0.5～1cm。

■■ 2 経絡経穴学〈各論〉　85

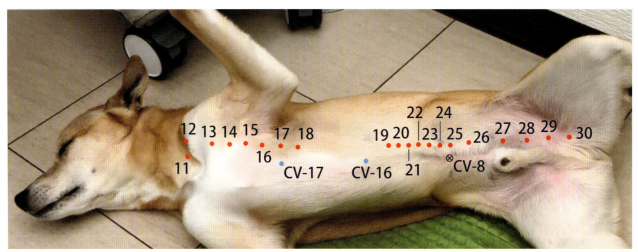

⊗ CV-8（臍）

㉓ ST-23 太乙（たいいつ）
（位置）
　上腹部、臍中央の上方2寸、前正中線の外方2寸。
（解剖）
　腹直筋、上腹壁動脈、肋間神経（前皮枝）。
（主治）
　遺尿症、胃腸病。
（操作）
　直刺または斜刺0.5～1cm。

㉔ ST-24 滑肉門（かつにくもん）
（位置）
　上腹部、臍中央の上方1寸、前正中線の外方2寸。
（解剖）
　腹直筋、上腹壁動脈、肋間神経（前皮枝）。
（主治）
　腎炎、腎盂炎、消化不良、中耳炎。
（操作）
　直刺または斜刺0.5～1cm。

㉕ ST-25 天枢（てんすう／大腸経の募穴）
（位置）
　臍の両側にあり、臍と腹直筋の左右端を結んだ中間点。

（解剖）
　腹直筋、腹直筋鞘、腹横筋腱膜、腹壁後動・静脈、最後肋間神経枝。
（主治）
　腹痛、腹脹、腸鳴、便秘、泄瀉、痢疾、水腫、腹水、尿閉、子宮疾患、神志病、腰痛。
（操作）
　直刺または斜刺0.5～1cm。

㉖ ST-26 外陵（がいりょう）
（位置）
　下腹部、臍中央の下方1寸、前正中線の外方2寸。
（解剖）
　腹直筋、浅腹壁動脈・下腹壁動脈、肋間神経（前皮枝）。
（主治）
　腹痛。
（操作）
　直刺または斜刺0.5～1cm。

㉗ ST-27 大巨（だいこ）
（位置）
　下腹部、臍中央の下方2寸、前正中線の外方2寸。
（解剖）
　腹直筋、浅腹壁動脈・下腹壁動脈、

肋間神経（前皮枝）。
(主治)
　疝痛、便秘。
(操作)
　直刺または斜刺0.5～1cm。

㉘ST-28 水道（すいどう）
(位置)
　下腹部、臍中央の下方3寸、前正中線の外方2寸。
(解剖)
　腹直筋、浅腹壁動脈・下腹壁動脈、肋間神経（前皮枝）・腸骨下腹神経（前皮枝）。
(主治)
　泌尿器疾患、子宮疾患。
(操作)
　直刺または斜刺0.5～1cm。

㉙ST-29 帰来（きらい）
(位置)
　下腹部、臍中央の下方4寸、前正中線の外方2寸。
(解剖)
　腹直筋・外腹斜筋・内腹斜筋、浅腹壁動脈・下腹壁動脈、肋間神経（前皮枝）・腸骨下腹神経（前皮枝）。
(主治)
　泌尿器疾患、生殖器疾患。
(操作)
　直刺または斜刺0.5～1cm。

㉚ST-30 気衝（きしょう）
(位置)
　鼠径部、恥骨結合上縁と同じ高さで、前正中線の外方2寸、大腿動脈拍動部。
＊大腿動脈の拍動は気衝より外方に触れることが多い。

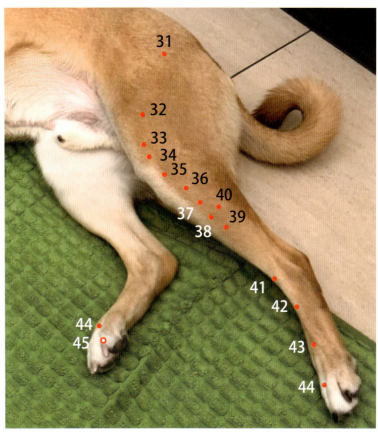

ST-45は、第二趾外側爪甲根部

(解剖)
　外腹斜筋・内腹斜筋、浅腹壁動脈・下腹壁動脈・大腿動脈、肋間神経（前皮枝）・腸骨下腹神経（前皮枝）。
(主治)
　泌尿器疾患、生殖器疾患。
(操作)
　直刺または斜刺0.5～1cm。

㉛ST-31 髀関（ひかん）
(位置)
　大腿骨大転子前下方で股関節前下縁。
(解剖)
　縫工筋と大腿筋膜張筋との間、浅殿筋と大腿四頭筋。外側大腿回旋動・静脈の枝、外側大腿皮神経。
(主治)
　腰・下肢の運動器障害、股関節痛。
(操作)
　直刺または斜刺0.5～2cm。

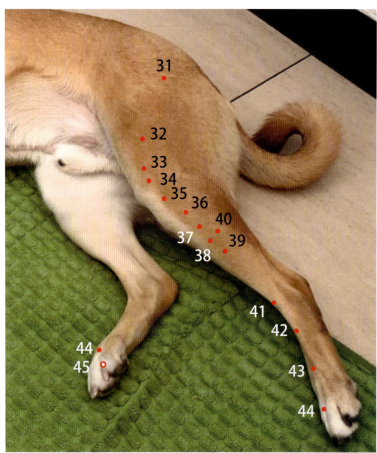

ST-45は、第二趾外側爪甲根部

足三里
ヒトおよびウサギに対する足三里の実験では、胃腸運動調整作用があり、心疾患治療にも有効性が認められた。また、すべての動物に対して顕著な鎮痛効果が認められた。

㉜ ST-32 伏兎（ふくと）
（位置）
　大腿骨大転子と犢鼻を結んだ線上の中点。
（解剖）
　大腿骨前方外側で、大腿四頭筋の大腿直筋にある。外側大腿回旋動・静脈枝、大腿神経。
（主治）
　腰・大腿部の痛み、下肢の麻痺。
（操作）
　直刺または斜刺0.5～2cm。
　灸も可。

㉝ ST-33 陰市（いんし）
（位置）
　大腿前外側、大腿直筋腱の外側で、膝蓋骨底外端と上前腸骨棘を結ぶ線上で、膝蓋骨底外端と伏兎を結ぶ線。

（解剖）
　外側広筋、外側大腿回旋動脈、外側大腿皮神経・大腿神経（前皮枝）。
（主治）
　下腹痛、膝の冷え、下腹部の冷え。
（操作）
　直刺または斜刺0.5～1cm。

㉞ ST-34 梁丘（りょうきゅう／胃経の郄穴）
（位置）
　大腿骨大転子と犢鼻を結んだ線上の犢鼻から1/4。
（解剖）（主治）（操作）
　ST-32の伏兎と同じ。

㉟ ST-35 犢鼻（とくび）
（位置）
　膝蓋骨下縁で、膝蓋靭帯外側と長趾伸筋腱との陥凹部。
（解剖）
　膝窩動・静脈、総腓骨神経。
（主治）
　膝の痛み、痺れ、後肢リウマチおよび麻痺。
（操作）
　直刺または斜刺0.2～0.5cm。

㊱ ST-36 足三里（あしさんり／胃経の合土穴）
（位置）
　後肢外側の脛骨粗面中、犢鼻と解渓を結ぶ線上、犢鼻の下方3寸。
（解剖）
　前脛骨筋と長腓骨筋との陥凹部。前脛骨動・静脈、深腓骨神経、外側腓腹皮神経。
（主治）
　胃痛、嘔吐、腹部膨満、腸鳴、泄瀉、痢疾、便秘、腸痛、膝痛、浮腫、咳嗽、

気喘、虚労、失眠、てんかん、脾胃虚弱、後肢リウマチおよび麻痺、発熱、視力障害、遺尿、産後不良、蕁麻疹。
(操作)
直刺または斜刺0.3～1.5cm。

㊲ST-37 上巨虚（じょうこきょ）
(位置)
犢鼻と解渓とを結ぶ線上、犢鼻からみて2/5。
(解剖)
脛骨外側で、前脛骨筋上、前脛骨動・静脈、深腓骨神経。
(主治)
腹痛、腹部膨満感、腹鳴、泄瀉、便秘、腸痛、消化不良、脾胃虚弱、食欲不振。
(操作)
直刺または斜刺0.3～1.5cm。

㊳ST-38 条口（じょうこう）
(位置)
下腿前面、犢鼻と解渓を結ぶ線上、犢鼻の下方8寸。
(解剖)
前脛骨筋、前脛骨動脈、深腓骨神経、外側腓腹皮神経。
(主治)
胃腸の虚弱、膝関節炎、足の冷え。
(操作)
直刺または斜刺0.3～1.5cm。

㊴ST-39 下巨虚（げこきょ）
(位置)
下腿前面、犢鼻と解渓を結ぶ線上、犢鼻の下方9寸。
(解剖)
前脛骨筋、前脛骨動脈、深腓骨神経、外側腓腹皮神経。
(主治)
疝痛、下肢の麻痺、下肢倦怠。
(操作)
直刺または斜刺0.3～1.5cm。

㊵ST-40 豊隆（ほうりゅう／胃経の絡穴）
(位置)
犢鼻と外果とを結んだ連線上の中点。
(解剖)
脛骨外側で、長腓骨筋と長趾伸筋の間、前脛動・静脈の枝、浅腓骨神経。
(主治)
眩暈、咳嗽、哮喘、痰、腹痛、便秘、下肢の疼痛および麻痺、気管支炎。
(操作)
直刺または斜刺0.3～1.5cm。

㊶ST-41 解渓（かいけい／胃経の経火穴）
(位置)
後肢足根関節腹側面で、前脛骨筋と長趾伸筋腱の間。
(解剖)
腓骨動・静脈、内側足背皮神経。
(主治)
足根関節痛、下肢の麻痺、てんかん、めまい、腹部膨満、便秘、顔面浮腫。
(操作)
直刺または斜刺0.2～0.5cm。

㊷ST-42 衝陽（しょうよう／胃経の原穴）
(位置)
第二・第三足根骨の近位端の間。
(解剖)
長第一趾伸筋と長趾伸筋との間、足背動・静脈動脈、内側足背皮神経の分布。
(主治)
顔面の歪み、歯痛、発熱、後肢の萎縮、胃痛、腹部膨満、食欲不振。

上巨虚
ヒトおよびウサギに対する上巨虚における実験では、痢疾時の桿菌に対する調整作用が顕著に認められる。

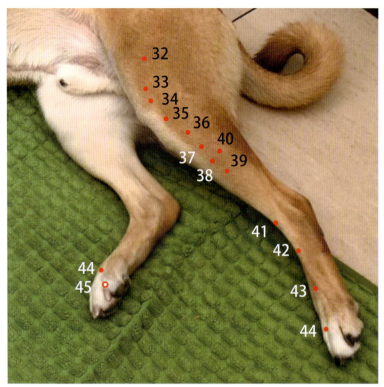

ST-45は、第二趾外側爪甲根部

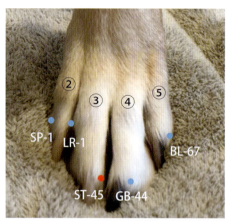

左後肢正面、狼爪がない場合

（操作）

直刺または斜刺0.2～0.5cm。

㊸ST-43 陥谷（かんこく／胃経の兪木穴）

（位置）

足背、第二・第三中足骨間、第二中足趾節関節の近位陥凹部。

（解剖）

短趾伸筋（腱）、第二背側骨間筋、第二背側中足動脈、深腓骨神経、外側足底神経、浅腓骨神経。

（主治）

第二趾の麻痺、足背水腫、足底痛、腹痛、顔面浮腫。

（操作）

直刺または斜刺0.2～0.5cm。

㊹ST-44 内庭（ないてい／胃経の栄水穴）

（位置）

第二・第三趾間。足背動・静脈、内側足背皮神経。

（解剖）

第二・第三基節骨の間、第二背側骨間筋、第二背側中足動脈、深腓骨神経、外側足底神経、浅腓骨神経。

（主治）

歯痛、顔面痛、咽喉痛、胃痛、腹瀉、世瀉、痢疾、便秘、趾部の疼痛、足根関節痛、後肢麻痺、中毒、熱性病、下部尿路疾患。

（操作）

直刺0.3～1cm。

㊺ST-45 厲兌（れいだ／胃経の井金穴）

（位置）

後肢第二趾外側爪甲角の後ろ0.1cm。

（解剖）

趾背動・静脈、深腓骨神経（内側枝）。

（主治）

顔面腫脹、歯痛、喉痛、腹部膨満、熱性病、てんかん、趾部疼痛、感冒、中暑、中毒、便秘、腹痛。

（操作）

直刺または斜刺0.1～0.2cm。

出血させてもよい。疼痛あり。

4）後肢太陰脾経
The Spleen Meridian of Foot-Taiyin（SP）

SP-1 隠白、SP-2 大都、SP-3 太白、SP-4 公孫、SP-5 商丘、SP-6 三陰交、SP-7 漏谷、SP-8 地機、SP-9 陰陵泉、SP-10 血海、SP-11 箕門、SP-12 衝門、SP-13 府舎、SP-14 腹結、SP-15 大横、SP-16 腹哀、SP-17 食竇、SP-18 天渓、SP-19 胸郷、SP-20 周栄、SP-21 大包

経脈の循行（図2-2-7）

後肢第一趾内側端から起こり、上行して内果の前縁を通り、下肢内側を上行し、後肢厥陰肝経の前方に交わり出る。大腿内側縁を上行して、腹部に入り、脾に属し胃に連絡する。横隔膜を通過し上行し、食道の辺縁をはさみ、舌根を連系し、舌下に分散する。

・支脈：胃部より分かれて上行し、再び横隔膜を通過する。心中に流注し、前肢少陰心経と連接する。

経脈の主治

脾、胃、腸の疾病、下肢疾患、舌部疾患、泌尿生殖器疾患。

経穴（図2-2-8）

①SP-1 隠白（いんぱく／脾経の井木穴）

（位置）
後肢第一趾内側の爪甲角の後ろ0.1cm。

（解剖）
肢背動・静脈、浅腓骨・脛骨神経の分布。

（主治）
ショック、腹部膨満、血便、てんかん、腹痛、不正子宮出血。

（操作）
直刺または斜刺0.2〜0.5cm。出血させてもよい。

②SP-2 大都（だいと／脾経の栄火穴）

（位置）
後肢第一趾内側で、第一中足趾節関節の前下方。

犬の第一趾
通常、犬の第一趾（狼爪）は、存在しない場合がほとんどである。したがって、第二趾を第一趾とみなして取穴する。

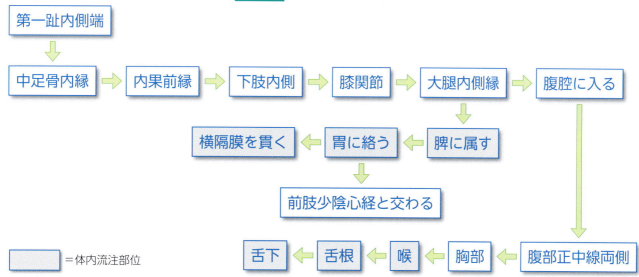

図2-2-7　後肢太陰脾経　循行図

図2-2-8 後肢太陰脾経　The Spleen Meridian of Foot-Taiyin（SP）

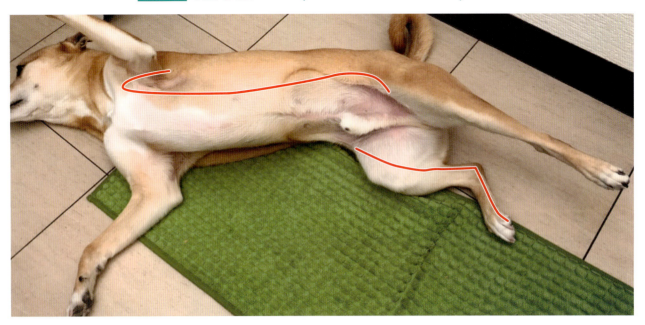

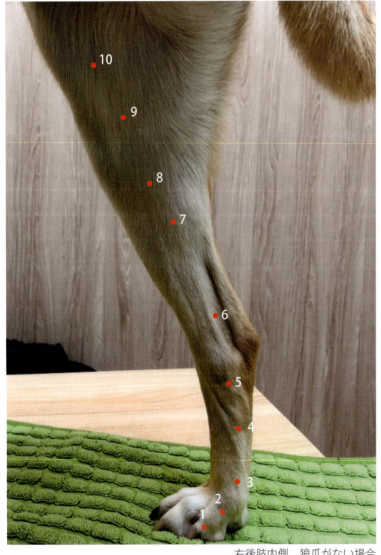

右後肢内側、狼爪がない場合

（解剖）
　第一中節骨内側で、足背動・静脈、浅腓骨・脛骨神経の分布。
（主治）
　腹部膨満、胃痛、熱病、下痢、便秘
（操作）
　直刺または斜刺0.1〜0.3cm。
　灸も可。

③SP-3 太白（たいはく／脾経の原穴・兪土穴）

（位置）
　第一中足骨遠位端内側。
（解剖）
　第一中足骨内側で、足背動・静脈、脛骨・浅腓骨神経の分布。
（主治）
　胃痛、腹部膨満、便秘、痢疾、吐瀉、腸鳴、足根関節部障害、後肢リウマチ、中暑。
（操作）
　直刺または斜刺0.2〜0.5cm。
　灸も可。

④SP-4 公孫（こうそん／脾経の絡穴）

（位置）

　第一中足骨底部内側。

（解剖）

　下伸筋支帯、足背動・静脈、伏在神経内側下枝皮枝が分布。

（主治）

　胃痛、嘔吐、腹鳴、腹部膨満、下痢、便秘、足根部の腫痛。

（操作）

　直刺または斜刺0.2〜0.5cm。灸も可。

⑤SP-5 商丘（しょうきゅう／脾経の経金穴）

（位置）

　内果の前下方の陥凹部にあり、距骨とのくぼみに取る。

（解剖）

　足背動・静脈、伏在神経内側下腿皮枝が分布。

（主治）

　腹部膨満。便秘、排瀉、腸鳴、足根関節部腫痛、後肢リウマチ。

（操作）

　直刺または斜刺0.2〜0.5cm。

⑥SP-6 三陰交（さんいんこう）

（位置）

　内果と膝関節下端を結んだ連線上で、内果から1/5のところ。

　または、内果と陰陵泉を結んだ連線上で、内果から1/4のところで、脛骨内側の後縁に取る。

（解剖）

　脛骨後縁とアキレス腱との陥凹部にある。外側屈筋腱、伏在動脈、後脛骨動・静脈、伏在動脈内側下枝皮枝が分布。

（主治）

　腹痛、腸鳴、腹部膨満、泄瀉、発情異常、不妊、小便不利、浮腫、めまい、泌尿生殖器系疾患。

（操作）

　直刺または斜刺0.3〜1cm。

⑦SP-7 漏谷（ろうこく）

（位置）

　下腿内側（脛側）、脛骨内縁の後際、内果尖と陰陵泉とを結ぶ線のほぼ中点。

（解剖）

　後脛骨筋・長指屈筋、後脛骨動脈、脛骨神経（筋枝）と伏在神経（皮枝）の分布。

（主治）

　胃が悪くて鳴る、腹脹・腹鳴など下腹部の疾病。

（操作）

　直刺または斜刺0.3〜1cm。

⑧SP-8 地機（ちき／脾経の郄穴）

（位置）

　内果と膝関節下端を結んだ連線上で、膝関節下端から1/3。

（解剖）

　SP-6の三陰交と同様。

（主治）

　腰痛による屈伸障害、大腿内側の疼痛。

（操作）

　直刺または斜刺0.5〜1cm。

⑨SP-9 陰陵泉（いんりょうせん／脾経の合水穴）

（位置）

　後肢下腿にあり、脛骨内側脛骨陵の下縁のくぼみにある。

（解剖）

　腓腹筋、半腱様筋腱があり、後脛骨

三陰交

ヒトの実験では、三陰交刺鍼により胃酸分泌促進、排尿異常の正常回復、妊娠時の異常胎位の改善が認められた。

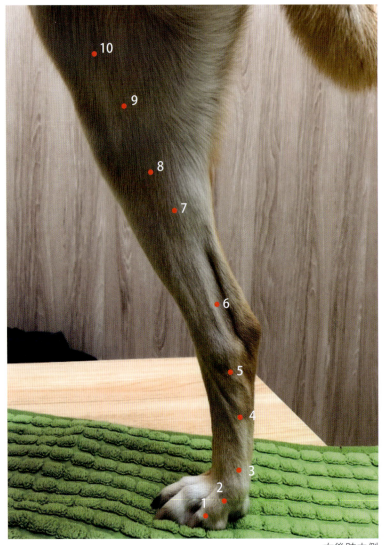

右後肢内側

動・静脈、伏在神経の膝蓋下枝、脛骨神経の分布。
（主治）
　腹部膨満、浮腫、黄疸、下痢、排尿困難、尿失禁、陰部痛、膝部の疼痛。
（操作）
　外側にある陽陵泉に向かって直刺1〜2cm。

⑩SP-10 血海（けっかい）
（位置）
　膝蓋骨内側上方から上に2寸の陥凹部。

（解剖）
　縫工筋と内側広筋の遠位端にある。
　下行膝動・静脈、大腿神経の筋枝の分布。
（主治）
　腹部膨満、排尿困難、循環器疾患、アトピー性皮膚炎などの皮膚疾患、貧血。
（操作）
　直刺または斜刺0.5〜1cm。灸も可。

⑪SP-11 箕門（きもん）
（位置）
　衝門（鼠径溝の外端で恥骨結合の高さ）と膝蓋骨下縁を結んだ連線上で、衝門からみて2/5のところ。
（解剖）
　局所には縫工筋、内側広筋、内転筋、半腱様筋があり、股動・静脈、大腿神経の筋枝の分布。
（主治）
　小便不利、遺尿、大腿部の腫痛、下肢の腫痛、腰部および股関節の腫痛。
（操作）
　直刺0.5〜1cm。

⑫SP-12 衝門（しょうもん）
（位置）
　鼠径部、鼠径溝、大腿動脈の拍動部の外方。
（解剖）
　腸腰筋（筋枝）、大腿動脈、腰神経叢・大腿神経の枝、腸骨下腹神経・腸骨下腿神経・陰部大腿神経（皮枝）の分布。
（主治）
　精巣炎、脱腸、子宮けいれん。
（操作）
　大腿動脈を避けて直刺0.5〜1cm。

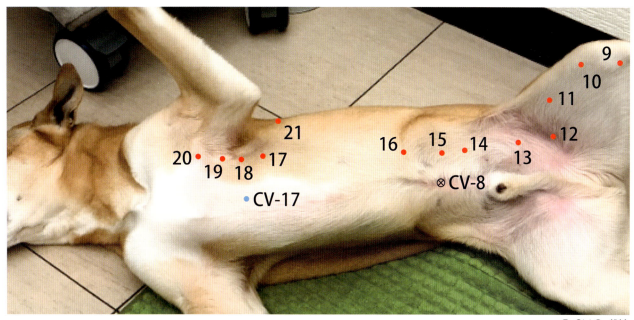

⊗ CV-8（臍）

⑬ SP-13 府舎（ふしゃ）

（位置）
　正中線外方4寸、大横と衝門の間で、衝門から1/8。

（解剖）
　外腹斜筋・内腹斜筋、浅腹壁動脈・下腹壁動脈、肋間神経・腸骨下腹神経・腸骨鼠径神経（筋枝）、腸骨下腹神経（皮枝）の分布。

（主治）
　腸痛、便秘。

（操作）
　直刺0.5～1cm。

⑭ SP-14 腹結（ふくけつ）

（位置）
　臍中央の外方4寸、大横と衝門の間で、大横から1/4。

（解剖）
　外腹斜筋・内腹斜筋、浅腹壁動脈・下腹壁動脈、肋間神経・腸骨下腹神経・腸骨鼠径神経（筋枝）、肋間神経（前皮枝・外側皮枝）・腸骨下腹神経（皮枝）の分布。

（主治）
　腸痛、便秘、消化器疾患。

（操作）
　直刺0.5～1cm。

＊腹膜に軽く雀啄する（非常に響く）。

⑮ SP-15 大横（だいおう）

（位置）
　腹外線上、神闕（任脈）の高さ、神闕より外方4寸。

＊肓兪（腎経）、天枢（胃経）と同じ高さ。

（解剖）
　外腹斜筋・内腹斜筋、浅腹壁動脈・下腹壁動脈・上腹壁動脈、肋間神経・腸骨下腹神経・腸骨鼠径神経（筋枝）、肋間神経（前皮枝・外側皮枝）・腸骨下腹神経（皮枝）の分布。

（主治）
　腸痛、便秘、急性下痢。

（操作）
　直刺0.5～1cm。

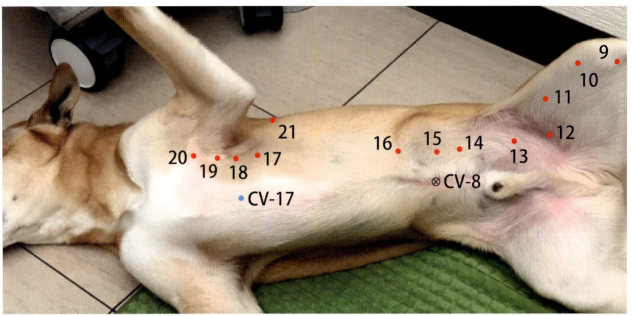

⊗ CV-8（臍）

⑯ SP-16 腹哀（ふくあい）
（位置）
　上腹部、正中線外方4寸、大横と期門の中間。
（解剖）
　外腹斜筋・内腹斜筋、上腹壁動脈、肋間神経・腸骨下腹神経・腸骨鼠径神経（筋枝）、肋間神経（前皮枝・外側皮枝）の分布。
（主治）
　便秘、消化器疾患、急性下痢、胆石症（右側）。
（操作）
　直刺0.5〜1cm。

⑰ SP-17 食竇（しょくとく）
（位置）
　前胸部、正中線外方6寸、第五肋間。
（解剖）
　大胸筋、胸肩峰動脈・外側胸動脈・肋間動脈、内側・外側胸筋神経（筋枝）、肋間神経（外側皮枝）の分布。
（主治）
　肋膜炎、気管支炎、心疾患。

（操作）
　直刺0.5〜1cm。

⑱ SP-18 天渓（てんけい）
（位置）
　前胸部、第四肋間、正中線外方6寸。
（解剖）
　大胸筋、胸肩峰動脈・外側胸動脈・肋間動脈、内側・外側胸筋神経（筋枝）、肋間神経（外側皮枝）の分布。
（主治）
　乳腺炎。
（操作）
　直刺0.5〜1cm。

⑲ SP-19 胸郷（きょうきょう）
（位置）
　前胸部、第三肋間、正中線外方6寸。
（解剖）
　大胸筋・小胸筋、胸肩峰動脈・外側胸動脈・肋間動脈、内側・外側胸筋神経（筋枝）、肋間神経（外側皮枝）の分布。
（主治）
　肋膜炎、気管支炎、心疾患。

（操作）

　直刺0.5～1cm。

⑳SP-20 周栄（しゅうえい）

（位置）

　前胸部、第二肋間、正中線外方6寸。
＊中府（肺経）の下方にあたる。

（解剖）

　大胸筋・小胸筋、胸肩峰動脈・外側胸動脈・肋間動脈、内側・外側胸筋神経（筋枝）、肋間神経（外側皮枝）の分布。

（主治）

　肋膜炎、肺炎、気管支炎（軽度に行う）。

（操作）

　直刺0.5～1cm。

㉑SP-21 大包（だいほう／脾経の大絡の絡穴）

（位置）

　腋窩と座骨端を結んだ連線上で、第六肋間。

（解剖）

　広背筋、外肋間筋、腹鋸筋、第六胸神経の前肢肋間神経、肋間神経の分布。

（主治）

　胸脇痛、気喘、全身の疼痛、四肢無力、腹痛、中暑、感冒、中毒、脾経積熱、呼吸困難、前肢麻痺。

（操作）

　斜刺0.5～1cm。灸も可。
　深刺は厳禁。

■■ 2 経絡経穴学〈各論〉　97

5）前肢少陰心経
The Heart Meridian of Hand-Shaoyin（HT）

HT-1 極泉、HT-2 青霊、HT-3 少海、HT-4 霊道、HT-5 通里、HT-6 隠郄、HT-7 神門、HT-8 少府、HT-9 少衝

経脈の循行（図2-2-9）

心中より起こり、後行し横隔膜を通り小腸に連絡する。

・支脈（心経から上行）：

心より上行し、咽喉を経て舌に入り、次に上行し眼球を経て脳に連絡する。

・支脈（心経から直行）：

心より前行し、腋窩に出る。上腕内側後縁に沿って肘窩に至り、尺骨に沿い前腕内側後縁を進む。手根関節尺側の副手根骨に至り掌内に進入し、第五指内側に沿って末端にて前肢太陽小腸経と連接する。

経脈の主治

精神・神経系統の疾患。
胸部、前肢内側後縁の腫痛。
舌部の疾病。

経穴（図2-2-10）

①HT-1 極泉（きょくせん）

（位置）

腋窩の正中にあり、腋窩動脈を避けた内側。

（解剖）

大円筋、小円筋、肩甲回旋動脈・静脈、腋窩神経、内側神経束の分布。

（主治）

心痛、脇痛、上腕・肘の腫痛。

（操作）

後上方に向かって刺入0.3～1cm。得気後、前肢を上下に動かす。

②HT-2 青霊（せいれい）

（位置）

極泉と少海の間で、少海から1/3。

（解剖）

上二頭筋・上腕筋、上腕動脈、筋皮神経（筋枝）、内側上腕皮神経（皮枝）の分布。

（主治）

肘痛。

（操作）

直刺0.5～1cm。

③HT-3 少海（しょうかい／心経の合水穴）

（位置）

肘を屈曲させたときの肘窩横紋端で、肘窩横紋の尺側端と上腕骨内側上顆の間の陥凹部。

（解剖）

上腕筋、円回内筋、橈骨靭帯、上腕動・静脈、尺骨動・静脈、尺骨神経の分布。

（主治）

心痛、肘関節部腫脹痛・麻痺、精神疾患。

（操作）

前下方に向かって斜刺0.3～0.5cm。

④HT-4 霊道（れいどう／心経の経金穴）

（位置）

前腕前内側、尺側手根屈筋腱の橈側縁、少海と神門の間で、神門から1/8。

（解剖）

尺側手根屈筋（腱）・浅指屈筋・深指屈筋、尺骨動脈、尺骨神経（筋枝）、正中神経（筋枝）、内側前腕皮神経（皮枝）・尺骨神経（掌皮枝）の分布。

（主治）

心疾患、尺骨神経麻痺、手指の麻痺。

図2-2-9 前肢少隠心経　循行図

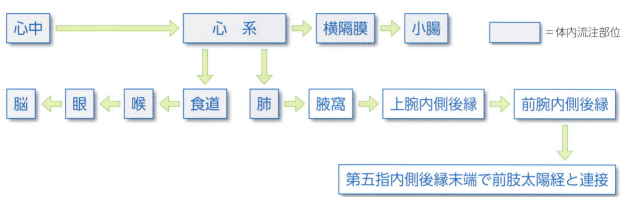

図2-2-10 前肢少陰心経　The Heart Meridian of Hand-Shaoyin（HT）

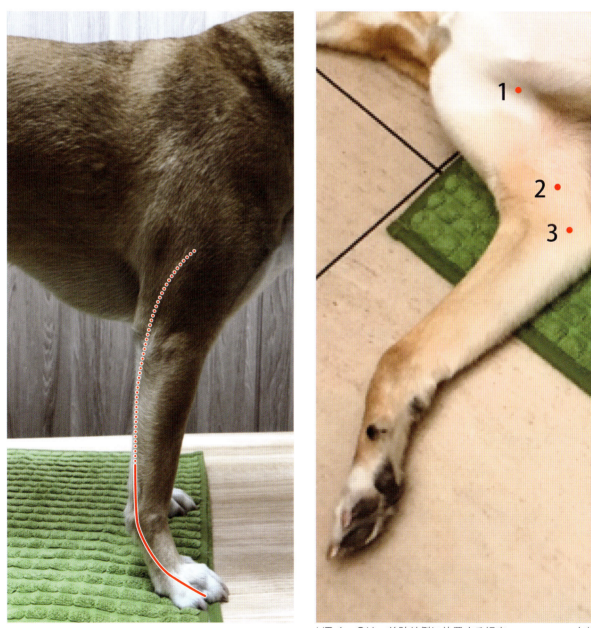

HT-4〜8は、前肢外側に位置する経穴　　　　右前肢内側

2 経絡経穴学〈各論〉 99

（操作）

　直刺0.2〜0.5cm。

⑤HT-5 通里（つうり／心経の絡穴）
（位置）

　少海と神門の間で、少海から7/8。

（解剖）

　尺側手根屈筋（腱）と浅指屈筋の間、尺骨動・静脈、尺骨神経（掌皮枝）の分布。

（主治）

　心悸怔忡、咽喉部の腫脹・疼痛、舌運動障害、前肢疼痛。

（操作）

　直刺0.2〜0.5cm。

⑥HT-6 陰郄（いんげき／心経の郄穴）
（位置）

　神門と通里の中点。

（解剖）

　HT-5通里と同様。

（主治）

　前肢内後側の疼痛、心悸、心痛、胃脘痛、尿失禁、血尿、発情異常。

（操作）

　直刺0.2〜0.5cm。

⑦HT-7 神門（しんもん／心経の原穴・兪土穴）
（位置）

　手根球の上側で、尺側手根屈筋と尺側手根伸筋の間。

（解剖）

　尺側手根屈筋と尺側手根伸筋の間、尺骨動・静脈、尺骨神経の分布。

（主治）

　精神疾患、問題行動、心痛、心煩、心悸怔忡、てんかん、認知症、前腕部腫痛。

＊犬を用いての本穴の刺鍼実験による

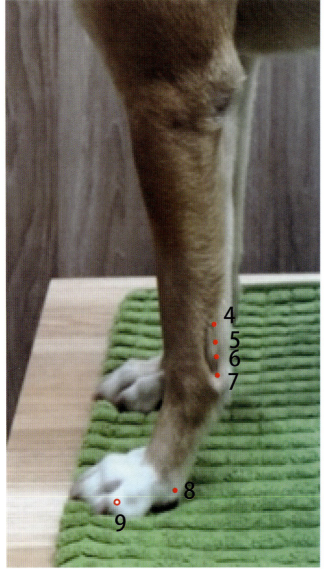

HT-9は、第五指内側爪甲根部

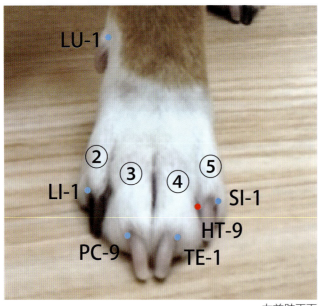

左前肢正面

と、高血圧に迅速に血圧の降下が認
められた。

（操作）

　直刺または斜刺0.2 〜 0.5cm。

⑧HT-8 少府（しょうふ／心経の栄火穴）

（位置）

　手掌、第五中手指節関節の近位端と
同じ高さ。第四・第五中手骨の間。

（解剖）

　虫様筋（第四）・手掌骨間筋（第三）、
総掌側指動脈、尺骨神経（筋枝）、尺骨
神経（皮枝、総掌側指神経）の分布。

（主治）

　心悸亢進、陰部の病（遺尿、膀胱麻
痺など）。

（操作）

　直刺0.5 〜 1cm。

⑨HT-9 少衝（しょうしょう／心経の
　井木穴）

（位置）

　第五指内側爪甲角の後ろ0.1cm。

（解剖）

　総指伸筋の腱があり、背側指動・静
脈、固有掌側指神経の分布。

（主治）

　心悸、心痛、胸脇痛、てんかん、熱
性病、昏睡。

（操作）

　直刺または斜刺0.2 〜 0.5cm。出血
させてもよい。

心悸怔仲
（しんきせいちゅう）
動悸のなかで重症なも
の

6）前肢太陽小腸経
The Small Intestine of Hand-Taiyang（SI）

SI-1 少沢、SI-2 前谷、SI-3 後渓、SI-4 腕骨、SI-5 陽谷、SI-6 養老、SI-7 支正、SI-8 小海、SI-9 肩貞、SI-10 臑兪、SI-11 天宗、SI-12 秉風、SI-13 曲垣、SI-14 肩外兪、SI-15 肩中兪、SI-16 天窓、SI-17 天容、SI-18 顴髎、SI-19 聴宮

経脈の循行（図2-2-11）

第五指外側より起こり、掌側外側に沿って手根部に至り、尺骨外縁を上向し、肘後に出て、肩甲骨を経て第七頚椎下縁に至る。胸に入り心に連結し横隔膜を通り胃に至り、さらに下行し小腸に属す。

・支脈：欠盆から分かれて、頚静脈に沿って顔面頬部に達し、外眼角に至り、耳の中に入る。

経脈の主治

心・神経疾患、胸部・前肢内側後縁疾患、舌部疾患。

経穴（図2-2-12）

①SI-1 少沢（しょうたく／小腸経の井金穴）
（位置）
第五指外側で爪甲角の後0.1cm。
（解剖）
背側指動脈、尺骨神経（皮枝、背側指神経）の分布。
（主治）
熱性病、昏睡、乳汁分泌減少、咽喉腫痛、結膜炎、前肢の腫痛、中暑、中毒、腹痛、咳嗽、黄疸。
（操作）
直刺または斜刺0.1〜0.2cm。

出血させてもよい。

②SI-2 前谷（ぜんこく／小腸経の栄水穴）
（位置）
第五指、第五中手指節関節外側の遠位陥凹部。
（解剖）
総指伸筋の腱があり、背側指動・静脈、固有掌側指神経の分布。
（主治）
耳・喉・鼻の疾患に利用。
（操作）
直刺または斜刺0.2〜0.5cm。

③SI-3 後渓（こうけい／小腸経の兪木穴）
（位置）
第五中手骨の外側で、遠位陥凹部。
（解剖）
第五指外転筋、背側指動・静脈、尺骨神経の総掌側指神経および固有掌側指神経の分布。
（主治）
頭・頚部のこわばり、目の充血、前肢の腫痛、熱性病、てんかん、下部尿路疾患。
（操作）
直刺または斜刺0.2〜0.5cm。

④SI-4 腕骨（わんこつ／小腸経の原穴）
（位置）
第五中手骨近位端と尺側手根骨との間の陥凹部。
（解剖）
第五指外転筋、総指伸筋腱、背側手根動・静脈、尺骨神経浅枝の分布。
（主治）
熱性病、頚部・頭部のこわばり、前肢の腫脹、黄疸、胃腸炎。

図2-2-11 前肢太陽小腸経　循環図

第五指外側 → 掌側外側に沿う → 手根部尺骨茎状突起 → 前腕部尺骨外縁 → 肘後 → 上腕外側後面 → 肩甲節後面 → 肩甲部 → 大椎 → 欠盆 → 心に絡う → 胃部 → 小腸に属す

欠盆 → 頚部 → 頬部 → 外眼角 → 耳に入る

☐ ＝体内流注部位

図2-2-12 前肢太陽小腸経　The Small Intestine of Hand-Taiyang（SI）

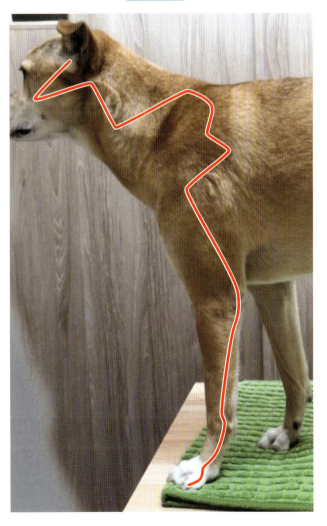
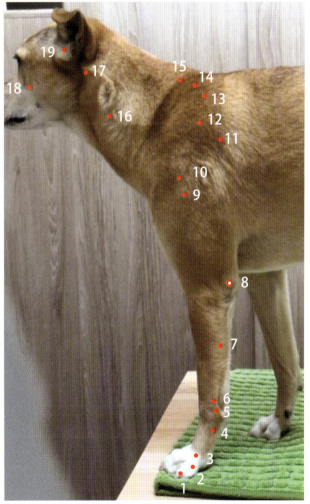

SI-8は、前肢内側に位置する経穴

■ 2 経絡経穴学〈各論〉　103

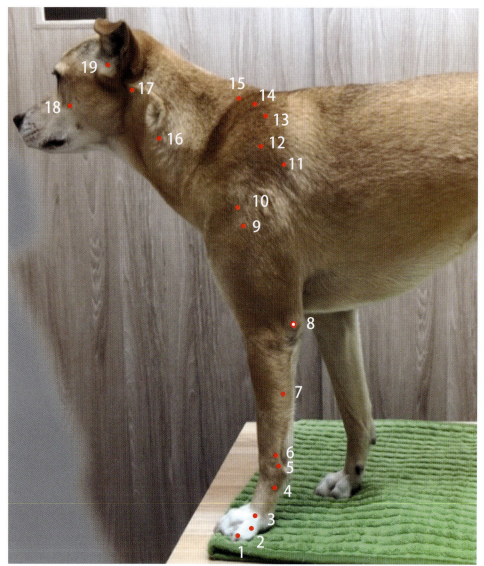

SI-8は、前肢内側に位置する経穴

（操作）
　直刺または斜刺0.2～0.5cm。
　灸も可。

⑤ **SI-5 陽谷（ようこく／小腸経の経火穴）**
（位置）
　手関節後内側、三角骨と尺骨茎状突起の間の陥凹部。
（解剖）
　尺側手根伸筋腱、尺骨動脈（背側手根枝）、橈骨神経（筋枝）、尺骨神経（皮枝、手背枝）の分布。
（主治）
　頚部・前肢の腫脹、眼の充血。

（操作）
　直刺または斜刺0.2～0.5cm。

⑥ **SI-6 養老（ようろう／小腸経の郄穴）**
（位置）
　尺骨茎状突起の上方にあり、尺骨と橈骨間の陥凹部。
（解剖）
　外側手根伸筋、外側指伸筋、尺骨動・静脈、尺骨神経の分布。
（主治）
　斜頚、腰痛、顔面・五官病、眼の充血・腫脹。

（操作）

　直刺または斜刺0.2〜0.5cm。

⑦SI-7 支正（しせい／小腸経の絡穴）

（位置）

　養老と小海とを結んだ連線上で、小海から7/12のところ。

（解剖）

　尺側手根伸筋、尺骨動・静脈、尺骨神経の分布。

（主治）

　肘のけいれん、手指の疼痛、熱性病、てんかん。

（操作）

　直刺または斜刺0.3〜0.5cm。灸も可。

⑧SI-8 小海（しょうかい／小腸経の合土穴）

（位置）

　上腕骨内側上顆と尺骨肘頭の中間のくぼみ。

（解剖）

　尺側手根伸筋の起始部、上・下尺側側副動・静脈および尺側反回動・静脈、尺骨神経の分布。

（主治）

　肩・背部の疼痛、肘のけいれん、前肢の腫痛、歯肉痛、てんかん。

（操作）

　直刺または斜刺0.2〜0.5cm。灸も可。

⑨SI-9 肩貞（けんてい）

（位置）

　肩甲骨後縁で、下角から1/5。

（解剖）

　三角筋、小円筋、肩甲動・静脈、腋窩神経の分布。

（主治）

　肩・前肢痛および麻痺、五官病。

（操作）

　肩甲骨と体幹の筋肉の間を前内方に向かって刺入0.5〜1.5cm。

⑩SI-10 臑兪（じゅゆ）

（位置）

　肩関節の背側で肩貞穴から背頭側2寸。

（解剖）

　三角筋、棘下筋、後上腕回旋動脈・肩甲上動脈、腋窩神経（筋枝）、肩甲上神経（筋枝）の分布。

（主治）

　肩甲関節疾患一般。

（操作）

　直刺0.5〜1.5cm。

⑪SI-11 天宗（てんそう）

（位置）

　肩甲骨後縁の中点。

（解剖）

　三角筋、小円筋、肩甲回旋動・静脈、肩甲上神経の分布。

（主治）

　肩・前肢痛および麻痺、気喘。

（操作）

　肩甲骨と体幹の筋肉の間を前内方に向かって刺入0.5〜1.5cm。

⑫SI-12 秉風（へいふう）

（位置）

　肩甲部、棘上窩、肩甲棘中点の上方。

（解剖）

　僧帽筋、棘上筋、肩甲上動脈、副神経・頚神経叢の枝（筋枝）、肩甲上神経、胸神経枝（皮枝）の分布。

（主治）

　肩・前肢痛、運動麻痺。

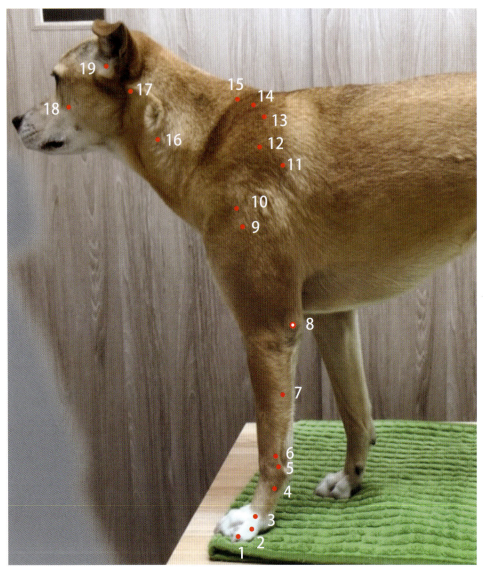

SI-8は、前肢内側に位置する経穴

(操作)
　直刺0.5～1.5cm。

⑬ SI-13 曲垣（きょくえん）
(位置)
　肩甲部、肩甲棘内端の上方陥凹部。
(解剖)
　僧帽筋、棘上筋、頚横動脈・肩甲上動脈、副神経・頚神経叢の枝（筋枝）、胸神経枝（皮枝）の分布。
(主治)
　肩甲部・上肢痛。
(操作)
　直刺0.5～1.5cm。

⑭ SI-14 肩外兪（けんがいゆ）
(位置)
　上背部、第一胸椎棘突起下縁と同じ高さ（第一・二棘突起間と同じ）、後正中線の外方で、肩甲棘内側縁の垂線と第一胸椎棘突起下縁の水平線の交点。
(解剖)
　僧帽筋、肩甲挙筋、頚横動脈、副神経・頚神経叢の枝（筋枝）、肩甲背神経、胸神経枝（皮枝）の分布。
(主治)
　肩甲痛、流涙症。
(操作)
　直刺0.5～1.5cm。

106　第2章　鍼灸学

⑮ SI-15 肩中兪（けんちゅうゆ）

（位置）

　上背部、第七頚椎棘突起下縁と同じ高さ。肩甲棘内端縁の垂線と後正中線の間で、肩甲棘内側縁から1/3の垂線と第七頚椎棘突起下縁の水平線の交点。

（解剖）

　僧帽筋、肩甲挙筋、頚横動脈、副神経・頚神経叢の枝（筋枝）、肩甲背神経（筋枝）、胸神経枝（皮枝）の分布。

（主治）

　肩甲痛。

（操作）

　直刺0.5〜1.5cm。

⑯ SI-16 天窓（てんそう）

（位置）

　前頚部、上腕頭筋後縁、甲状軟骨上縁と同じ高さ。

（解剖）

　広頚筋、上腕頭筋、後頚動脈、副神経・頚神経叢の枝（筋枝）、顔面神経（筋枝）、頚横神経（皮枝）の分布。

（主治）

　耳疾患、喉の腫れ。

（操作）

　直刺0.5〜1.5cm。

⑰ SI-17 天容（てんよう）

（位置）

　前頚部、下顎角の後方、胸骨頭筋の前方陥凹部。

（解剖）

　胸骨頭筋、顎二腹筋後腹、後頚動脈、顔面神経（筋枝、顎二腹筋枝）、副神経・頚神経叢の枝（筋枝）、顔面神経（顎二腹筋枝）、大耳介経経の分布。

（主治）

　咽頭・喉頭炎。

（操作）

　直刺0.5〜1.5cm。

⑱ SI-18 顴髎（けんりょう）

（位置）

　顔面部、外眼角の直下、頬骨下方の陥凹部。

（解剖）

　小頬骨筋・大頬骨顎筋、顔面横動脈・眼窩下動脈、顔面神経（頬骨枝）、上顎神経（三叉神経第二枝）の分布。

（主治）

　急性鼻炎、三叉神経痛、顔面神経麻痺、三叉神経痛の圧痛点。

（操作）

　直刺0.3〜0.7cm。

⑲ SI-19 聴宮（ちょうきゅう）

（位置）

　耳珠中央前縁と下顎骨関節突起の間の陥凹部。

（解剖）

　側頭筋、内頚動・静脈、深耳下腺リンパ節、下顎神経の分布。

（主治）

　五官病（とくに聴覚）、牙関不利、歯痛、頚部腫痛。

（操作）

　直刺0.3〜0.7cm。

7）後肢太陽膀胱経
The Bladder Meridian of Foot-Taiyang（BL）

BL-1 晴明、BL-2 攅竹、BL-3 眉衝、BL-4 曲差、BL-5 五処、BL-6 承光、BL-7 通天、BL-8 絡却、BL-9 玉枕、BL-10 天柱、BL-11 大杼、BL-12 風門、BL-13 肺兪、BL-14 厥陰兪、BL-15 心兪、BL-16 督兪、BL-17 膈兪、BL-18 肝兪、BL-19 胆兪、BL-20 脾兪、BL-21 胃兪、BL-22 三焦兪、BL-23 腎兪、BL-24 気海兪、BL-25 大腸兪、BL-26 関元兪、BL-27 小腸兪、BL-28 膀胱兪、BL-29 中膂兪、BL-30 白環兪、BL-31 上髎、BL-32 次髎、BL-33 中髎、BL-34 下髎、BL-35 会陽、BL-36 承扶、BL-37 殷門、BL-38 浮郄、BL-39 委陽、BL-40 委中、BL-41 附分、BL-42 魄戸、BL-43 膏肓、BL-44 神堂、BL-45 譩譆、BL-46 膈関、BL-47 魂門、BL-48 陽綱、BL-49 意舎、BL-50 胃倉、BL-51 肓門、BL-52 志室、BL-53 胞肓、BL-54 秩辺、BL-55 合陽、BL-56 承筋、BL-57 承山、BL-58 飛揚、BL-59 跗陽、BL-60 崑崙、BL-61 僕參、BL-62 申脈、BL-63 金門、BL-64 京骨、BL-65 束骨、BL-66 足通谷、BL-67 至陰

経脈の循行（図2-2-13）

内眼角より起こり、前頭を経て百会に交会する。

- 頭頂部支脈：

  頭頂より内に入り脳に連絡する。戻って2つに分枝し頚部後面へ下行する。肩甲部内側に沿い、脊柱を挟み腰部に至り内腔に入り、腎に絡って膀胱に属す。

- 腹部支脈：

  腰部より分かれて、下行し臀部を過ぎ、膝窩に入る。

- 後頚支脈：

  後頚より分かれて肩甲部内測縁を通過し後行する。臀部を経て下行し、大腿外側後面に沿い、腰部支脈と膝窩内で会合する。

- 膝窩支脈：

  膝窩より下腿外側を通過し、外果後面に達し、第五中足骨粗面に沿い、第五趾外側端に至り、後肢少陰腎経と連絡する。

経脈の主治

頭、項、腰、背、後陰疾患および本経が走行する部位の疼痛、熱性病。

経穴（図2-2-14）

①BL-1 晴明（せいめい）

（位置）

内眼角と下眼瞼との交点。

（解剖）

眼輪筋、眼角動・静脈、滑車上・下神経の分布。

（主治）

結膜炎、角膜炎、肝熱による眼疾患。

（操作）

内眼角に沿って眼球を避けて、後内方に向かって刺入0.1〜0.2cm。

灸は禁忌。

②BL-2 攅竹（さんちく）

（位置）

眉毛内端の陥凹部。

（解剖）

眼輪筋、前頭筋、眼神経、滑車上神経（皮枝）の分布。

図2-2-13 後肢太陽膀胱経 循行図

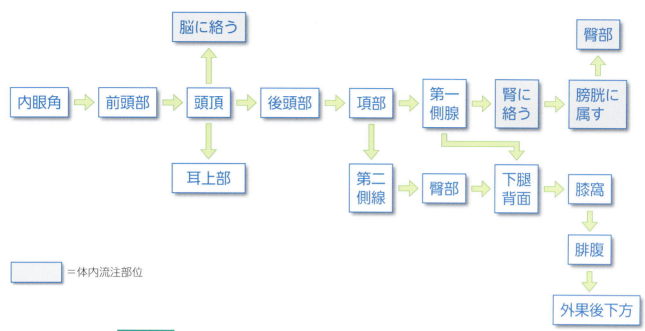

図2-2-14 後肢太陽膀胱経　The Bladder Meridian of Foot-Taiyang（BL）

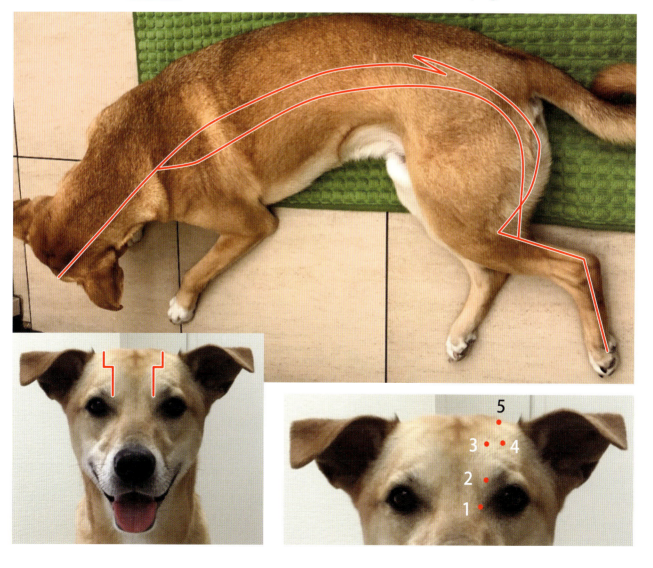

2 経絡経穴学〈各論〉　109

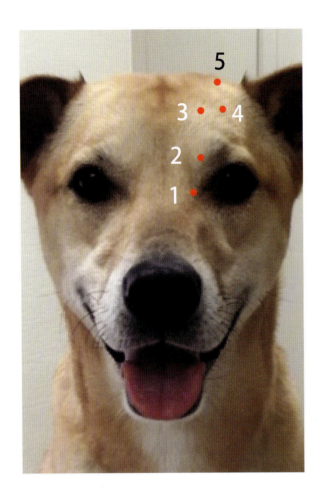
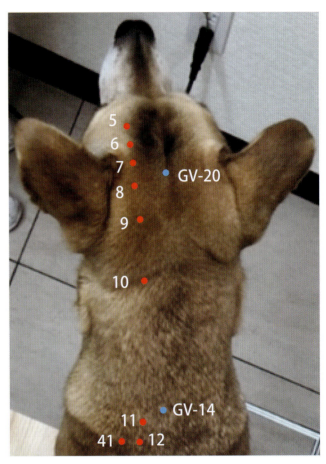

（主治）

　めまい、結膜炎、眼瞼けいれん、副鼻腔炎、てんかん。

（操作）

　直刺または下方、上方に向かって斜刺0.2cm。灸は禁忌。

③BL-3 眉衝（びしょう）

（位置）

　神庭（督脈）と頭維（胃経）の間で、神庭から1/6に取る。

（解剖）

　前頭筋、滑車上・眼窩上動脈、顔面神経（側頭枝）、眼神経（三叉神経第一枝）の分布。

（主治）

　蓄膿症、鼻閉塞。

（操作）

　直刺または斜刺0.5cm。

④BL-4 曲差（きょくさ）

（位置）

　神庭（督脈）と頭維（胃経）の間で、神庭から1/3のところ。

＊神庭、曲差、本神（胆経）、頭維を等間隔に取る。

（解剖）

　前頭筋、滑車上・眼窩上動脈、顔面神経（側頭枝）、眼神経（三叉神経第一枝）の分布。

（主治）

　蓄膿症、鼻閉塞。

（操作）

　直刺または斜刺0.5～1cm。

⑤BL-5 五処（ごしょ）

（位置）

　頭部、曲差と玉枕の間で、玉枕から1/6にある。

＊神庭、曲差、本神（胆経）、頭維を
　等間隔に取る。
（解剖）
　帽状腱膜、前頭筋、眼窩上動脈、顔
面神経（側頭枝）、眼神経（三叉神経
第一枝）の分布。
（主治）
　視力低下、鼻疾患。
（操作）
　直刺または斜刺0.5〜1cm。

⑥BL-6 承光（しょうこう）
（位置）
　頭部、曲差と玉枕の中間にある。
＊五処と絡却とを結ぶ線を3等分し、
　五処から1/3のところ。
（解剖）
　帽状腱膜、眼窩上・浅側頭動脈の枝、
眼神経（三叉神経第一枝）の分布。
（主治）
　視力低下、めまい、眼や鼻の疾患か
らくる症状に効。
（操作）
　直刺または斜刺0.5〜1cm。

⑦BL-7 通天（つうてん）
（位置）
　頭部、曲差と玉枕の間で、玉枕から
1/3にある。
＊五処と絡却とを結ぶ線を3等分し、
　絡却から1/3のところに取る。
＊承光と絡却の中点にあたる。
（解剖）
　帽状腱膜、眼窩上・浅側頭動脈の枝、
眼神経（三叉神経第一枝）の分布。
（主治）
　鼻疾患、口眼喎斜、項頚重痛。
（操作）
　直刺または斜刺0.5〜1cm。

⑧BL-8 絡却（らくきゃく）
（位置）
　頭部、曲差と玉枕の間で、玉枕から
1/8にある。
（解剖）
　帽状腱膜、後頭・浅側頭動脈の枝、
大後頭神経の分布。
（主治）
　脳疾患、**内障眼**。
（操作）
　直刺または斜刺0.5〜1cm。

⑨BL-9 玉枕（ぎょくちん）
（位置）
　頭部、脳戸の高さ。後正中線の外方
1付3分。外後頭隆起と同じ高さ。
（解剖）
　後頭筋、後頭動脈、顔面神経（後頭
枝）、大後頭神経（皮枝）の分布。
（主治）
　眼・鼻の疾病。
（操作）
　直刺または斜刺0.5〜1cm。

⑩BL-10 天柱（てんちゅう）
（位置）
　第一・第二頚椎間で、環椎翼の後縁
にある陥凹部。
（解剖）
　僧帽筋、頭半棘筋、大後頭神経の分
布。
（主治）
　鼻づまり、咽喉浮腫痛、項強、肩背
痛。
（操作）
　内下方に向かって斜刺1〜2cm。
　灸も可。

内障眼
（ないしょうがん）
眼球内に障害があっ
て、物が見えなくなる
病気

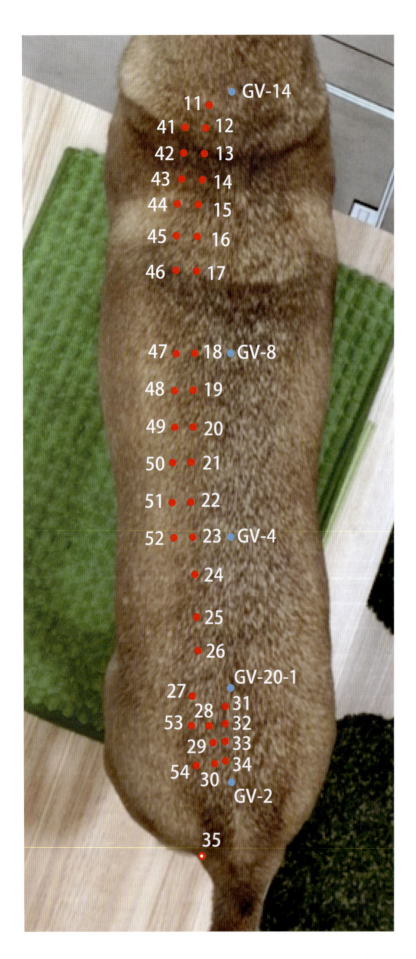

⑪ BL-11 大杼（だいじょ）

（位置）

第一胸椎棘突起下の両側陥凹部。後正中より外側1.5寸。

（解剖）

僧帽筋、背頭直筋、菱形筋、胸神経（後枝）の分布。

（主治）

咳嗽、発熱、肩甲骨部痛、頚項部の硬直、前肢疼痛。

（操作）

内下方に向かって斜刺1〜2cm。灸も可。

⑫ BL-12 風門（ふうもん）

（位置）

上背部、第二・第三胸椎棘突起間の高さ。後正中より外側1.5寸。

（解剖）

僧帽筋、脊柱起立筋、菱形筋、頚横動脈の枝・肋間動脈背枝、副神経・頚神経叢の枝、肩甲背神経（筋枝）、脊髄神経後肢、胸神経後肢の分布。

（主治）

風邪の治療。

（操作）

直刺0.5〜1cm。

⑬ BL-13 肺兪（はいゆ／肺経の背兪穴）

（位置）

第三・第四胸椎棘突起間。後正中より外側1.5寸。

（解剖）

僧帽筋、菱形筋、前背鋸筋、胸最長筋、肋間背動・静脈、胸神経（後枝）の分布。

（主治）

背熱咳嗽、気喘、胸・前肢痛および胸背部疾患。

（操作）

内下方に向かって斜刺、0.5〜1cm。灸も可。

⑭BL-14 厥陰兪（けついんゆ／心包経の背兪穴）

（位置）

第四・第五胸椎棘突起間。後正中より外側1.5寸。

（解剖）

僧帽筋、菱形筋、前背鋸筋、胸最長筋、肋間背動・静脈、胸神経（後枝）の分布。

（主治）

咳嗽、心痛、心悸、胸悶、嘔吐、心疾患。

（操作）

内下方に向かって斜刺0.5〜1cm。灸も可。

⑮Bl-15 心兪（しんゆ／心経の背兪穴）

（位置）

第五・第六胸椎棘突起間。後正中より外側1.5寸。

（解剖）

僧帽筋、菱形筋、胸最長筋、肋間背動・静脈、胸神経（後枝）の分布。

（主治）

心疾患、てんかん、不整脈。

（操作）

内下方に向かって斜刺0.5〜1cm。灸も可。

⑯BL-16 督兪（とくゆ）

（位置）

第六・第七胸椎棘突起間。後正中より外側1.5寸。

（解剖）

僧帽筋、前背鋸筋、胸最長筋、腸肋筋、肋間背動・静脈、胸神経（後枝）の分布。

（主治）

心疾患、腹痛、胃痛、腹部膨満。

（操作）

内下方に向かって斜刺0.5〜1cm。灸も可。

⑰BL-17 膈兪（かくゆ）

（位置）

第七・第八胸椎棘突起間。後正中より外側1.5寸。

（解剖）

僧帽筋、前背鋸筋、胸最長筋、腸肋筋、肋間背動・静脈、胸神経（後枝）の分布。

（主治）

嘔吐、気喘、咳嗽、吐血、横隔膜けいれん、血液に関する疾患、横隔膜付近の疼痛。

（操作）

内下方に向かって斜刺0.5〜1cm。灸も可。

⑱BL-18 肝兪（かんゆ／肝経の背兪穴）

（位置）

第十・第十一胸椎棘突起間。後正中より外側1.5寸。

（解剖）

僧帽筋、胸最長筋、腸肋筋、肋間背動・静脈、胸神経（後枝）の分布。

（主治）

黄疸、脇痛、眼疾患、てんかん、吐血、胃脾虚弱、消化不良、咳嗽。

（操作）

内下方に向かって斜刺0.5〜1cm。灸も可。

肺兪

ヒトに対する肺兪への刺鍼実験によると、呼吸機能の増強が認められる。夏季に灸療法を行うと、免疫機能強化が認められる。

膈兪

ウサギの膈兪に対する刺鍼実験では、実験貧血状態が明瞭に改善。

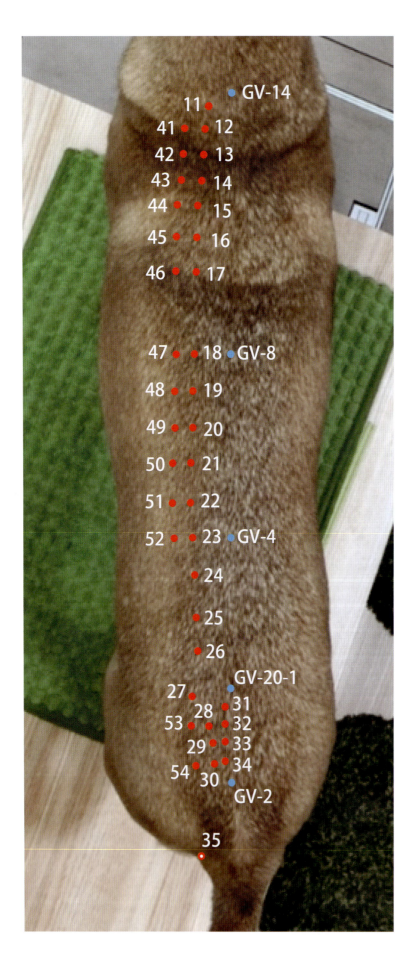

⑲BL-19 胆兪（たんゆ／胆経の背兪穴）
（位置）
　第十一・第十二胸椎棘突起間。後正中より外側1.5寸。
（解剖）
　広背筋、胸最長筋、胸鋸筋、胸神経（後枝）の分布。
（主治）
　黄疸、胸脇痛、脾胃虚弱、肝炎、眼疾患、椎間板ヘルニアによる疼痛および麻痺。
（操作）
　内下方に向かって斜刺0.5～1cm。灸も可。

⑳BL-20 脾兪（ひゆ／脾経の背兪穴）
（位置）
　第十二・第十三胸椎棘突起間。後正中より外側1.5寸。
（解剖）
　広背筋、胸最長筋、胸鋸筋、胸神経（後枝）の分布。
（主治）
　胃痛、腹部膨満、黄疸、嘔吐、泄瀉、痢疾、血便、脾胃虚弱、便秘、貧血、浮腫、椎間板ヘルニアによる疼痛および麻痺。
（操作）
　内下方に向かって斜刺0.5～1.5cm。灸も可。

㉑BL-21 胃兪（いゆ／胃経の背兪穴）
（位置）
　第十三胸椎・第一腰椎棘突起間。後正中より外側1.5寸。
（解剖）
　腰最長筋と腰腸肋筋との陥凹部、腰動・静脈背枝内側枝、脊髄神経後枝の内側・外側皮枝神経の分布。

114　第2章　鍼灸学

（主治）

胃脘痛、胸肋痛、腹部膨満、腸鳴、泄瀉、嘔吐、脾胃虚弱、便秘。

（操作）

腹側に向かって斜刺0.5～1.5cm。灸も可。

㉒BL-22 三焦兪（さんしょうゆ／三焦経の背兪穴）

（位置）

第一・第二腰椎棘突起間。後正中より外側1.5寸。

（解剖）

腰最長筋と腰腸肋筋との陥凹部、腰動・静脈背枝内側枝、腰神経（後枝）の分布。

（主治）

腹脹、腹鳴、嘔吐、泄瀉、痢疾、水腫、腰背痛、小便不利、血尿、遺尿、食欲不振、消化不良、貧血。

（操作）

直刺1～2cm。灸も可。

㉓BL-23 腎兪（じんゆ／腎経の背兪穴）

（位置）

第二・第三腰椎棘突起間。後正中より外側1.5寸。

（解剖）

腰最長筋と腰腸肋筋との陥凹部、腰動・静脈背枝内側枝、腰神経（後枝）の分布。

（主治）

肝腎・膀胱等の疾患、遺尿、発情異常、腰痛、腰膝のだるさ、水腫、気喘、腎炎、多尿、血尿、膀胱麻痺、歩行障害、消化不良。

（操作）

直刺1～2cm。灸も可。

㉔BL-24 気海兪（きかいゆ）

（位置）

第三・第四腰椎棘突起間。後正中より外側1.5寸。

（解剖）

腰最長筋と腰腸肋筋との陥凹部、腰動・静脈背枝内側枝、腰神経（後枝）の分布。

（主治）

腰痛、発情異常、気喘、気脹、便秘。

（操作）

直刺1～2cm。灸も可。

㉕BL-25 大腸兪（だいちょうゆ／大腸経の背兪穴）

（位置）

第四・第五腰椎棘突起間。後正中より外側1.5寸。

（解剖）

腰最長筋と腰腸肋筋との陥凹部、腰動・静脈背枝内側枝、腰神経（後枝）の分布。

（主治）

腰背のだるさ、消化不良、便秘、下痢、胃腸疾患。

（操作）

直刺1～2cm。灸も可。

㉖BL-26 関元兪（かんげんゆ）

（位置）

第五・第六腰椎棘突起間。後正中より外側1.5寸。

（解剖）

腰最長筋と腰腸肋筋との陥凹部、腰動・静脈背枝内側枝、腰神経（後枝）の分布。

（主治）

腰痛、腹脹、泄瀉、遺尿、腰腿痛、頻尿、便秘、消化不良。

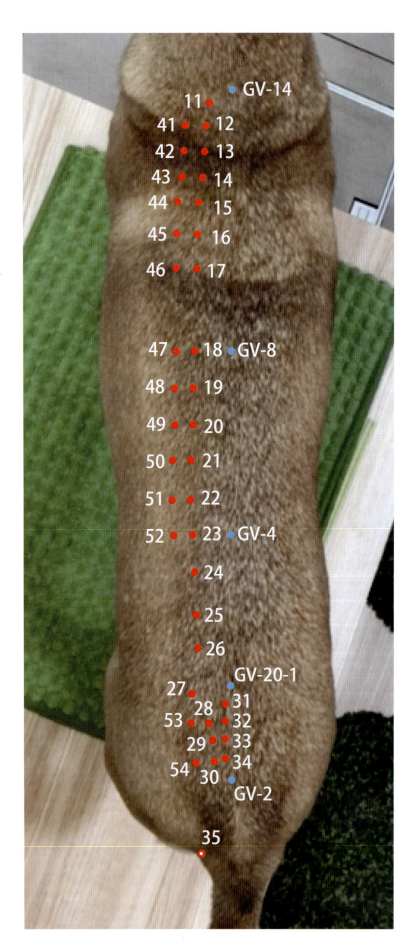

（操作）

　直刺または斜刺1〜2cm。灸も可。

㉗BL-27 小腸兪（しょうちょうゆ／小腸経の背兪穴）

（位置）

　第六・第七腰椎棘突起間。後正中より外側1.5寸。

（解剖）

　腰最長筋と腰腸肋筋との陥凹部、腰動・静脈背枝内側枝、腰神経（後枝）の分布。

（主治）

　小腸腹脹、痢疾、血尿、股関節痛、腸炎、腰痛。

（操作）

　直刺または斜刺1〜2cm。灸も可。

㉘BL-28 膀胱兪（ぼうこうゆ／膀胱経の背兪穴）

（位置）

　腰百会（GV-20-1）の外側後方陥凹部。

（解剖）

　大殿筋、仙棘筋、外側仙骨動・静脈、仙殿皮神経の分布。

（主治）

　小便不利、遺尿、頻尿、泄瀉、便秘、腰背強痛、膀胱炎、尿貯留、血尿、馬尾症候群。

（操作）

　直刺1〜2cm。灸も可。

㉙BL-29 中膂兪（ちゅうりょゆ）

（位置）

　膀胱兪の後方陥凹部。

（解剖）

　大殿筋、外側仙骨動脈、下殿神経（筋枝）、中殿皮神経（皮枝）の分布。

（主治）

坐骨神経痛、膀胱炎。

（操作）

直刺1～2cm。灸も可。

㉚BL-30白環兪（はくかんゆ）

（位置）

中膂兪の後方陥凹部。第四後仙骨孔と同じ高さ。

（解剖）

大臀筋、外側仙骨動脈、下殿神経（筋枝）、中殿皮神経（皮枝）の分布。

（主治）

坐骨神経痛、膀胱炎。

（操作）

直刺1～2cm。灸も可。

㉛BL-31上髎（じょうりょう）

（位置）

第一後仙骨孔。

（解剖）

仙棘筋、仙骨神経背側枝の分布。

（主治）

腰痛、小腹痛、小便不利、便秘、発情異常、歩行障害、腰痛、尿閉、子宮疾患、便秘。

（操作）

直刺0.5～1.5cm。灸も可。

㉜BL-32 次髎（じりょう）

（位置）

第二後仙骨孔。

（解剖）

仙棘筋、仙骨神経背側枝の分布。

（主治）

腰痛、小腹痛、小便不利、便秘、発情異常、歩行障害、尿閉、子宮疾患、便秘。

（操作）

直刺0.5～1.5cm。灸も可。

㉝BL-33 中髎（ちゅうりょう）

（位置）

第三後仙骨孔。

（解剖）

腰背腱膜、仙棘筋、外側仙骨動脈、脊髄神経後枝（筋枝）、中臀皮神経（皮枝）の分布。

（主治）

肛門部の疾患、膀胱炎、腰痛。

（操作）

直刺0.5～1.5cm。灸も可。

㉞BL-34 下髎（げりょう）

（位置）

第四後仙骨孔。

（解剖）

腰背腱膜、仙棘筋、外側仙骨動脈、脊髄神経後枝（筋枝）、中臀皮神経（皮枝）の分布。

（主治）

肛門部の疾患、脱肛、尿道炎、急性直腸炎、陰萎。

（操作）

直刺0.5～1.5cm。灸も可。

㉟BL-35 会陽（えよう）

（位置）

尾根部の両側で、尾を持ち上げて取穴。

（解剖）

半腱様筋、尾骨神経の分布。

（主治）

肛門部の疾患、下痢、腰痛。

（操作）

直刺1～1.5cm。灸も可。

■■ 2 経絡経穴学〈各論〉　117

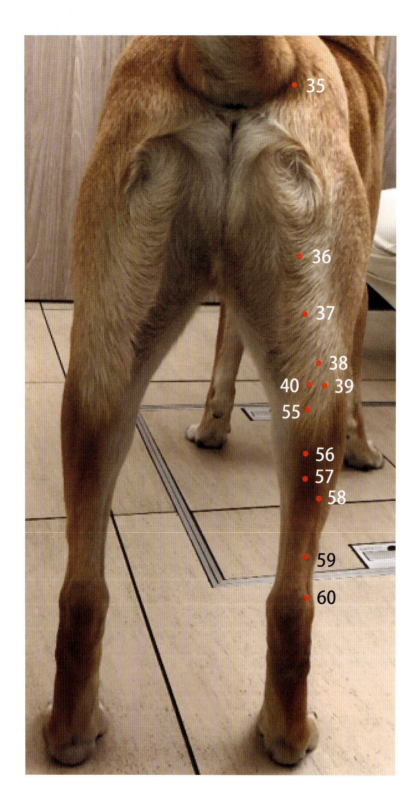

㊱ BL-36 承扶（しょうふ）
（位置）
　大腿二頭筋溝の近端。
（解剖）
　半腱様筋、大腿二頭筋、深部に坐骨神経の分布。

（主治）
　腰・坐骨付近の疼痛、下肢麻痺、腫痛。
（操作）
　直刺1cm。

㊲ BL-37 殷門（いんもん）
（位置）
　承扶と委中を結ぶ連線上で、大腿二頭筋と半腱様筋の間。
（解剖）
　大腿二頭筋、半腱様筋、深部に坐骨神経の分布。
（主治）
　腰痛、下肢麻痺、腫痛。
（操作）
　直刺1〜2cm。

㊳ BL-38 浮郄（ふげき）
（位置）
　膝後面、承扶と委中の間で、下方から1/6の高さで大腿二頭筋内側。
（解剖）
　大腿二頭筋長・短頭、貫通動脈、脛骨神経（筋枝）、後大腿皮神経の分布。
＊深部に総腓骨神経の走行
（主治）
　膝関節炎、腓骨神経痛。
（操作）
　直刺1〜2cm。灸も可。

㊴ BL-39 委陽（いよう）
（位置）
　膝窩横紋外側端で、大腿二頭筋の内側。委中の外側1寸。
（解剖）
　大腿二頭筋、腓腹筋外側頭、総腓骨神経の分布。

（主治）

腰背部の硬直・疼痛、下腹部膨満感、排尿困難、下肢のけいれんや疼痛。

（操作）

直刺1～2cm。灸も可。

㊵BL-40 委中（いちゅう／膀胱経の合土穴）

（位置）

膝窩の中心。

（解剖）

大腿二頭筋、半腱様筋、深部に大腿動・静脈の走行、脛骨神経の分布。

（主治）

腰痛、股関節痛、下肢麻痺、腹痛、下痢、消化不良。

（操作）

直刺1～2cm。

㊶BL-41 附分（ふぶん）

（位置）

第二・第三胸椎棘突起間。肩甲骨の内側縁で、肩甲棘内端の内上方。風門の外側。

（解剖）

僧帽筋、菱形筋、腸肋筋（腱）、頚横動脈、副神経・頚神経叢の枝（筋枝）、肩甲背神経（筋枝）、脊髄神経後枝（筋枝）、胸神経後枝（皮枝）の分布。

（主治）

肩背痛、上腕神経痛。

（操作）

直刺または斜刺0.5～1cm。灸も可。

㊷BL-42 魄戸（はくこ）

（位置）

第三・第四胸椎棘突起間。肩甲骨の内側縁で、肩甲棘内端の内下方。肺兪の外側。

（解剖）

僧帽筋、菱形筋、腸肋筋（腱）、頚横動脈、副神経・頚神経叢の枝（筋枝）、肩甲背神経（筋枝）、脊髄神経後枝（筋枝）、胸神経後枝（皮枝）の分布。

（主治）

フリクテン（目ぼし）、呼吸器疾患、肩背痛。

（操作）

直刺または斜刺0.5～1cm。灸も可。

㊸BL-43 膏肓（こうこう）

（位置）

第四・第五胸椎棘突起間。厥陰兪の外側。

（解剖）

僧帽筋、菱形筋、頚横動脈、胸神経後枝の分布。

（主治）

肺疾患、咳嗽、喘息、消化不良、慢性消耗性疾患。

（操作）

直刺または斜刺0.5～1cm。灸も可。

㊹BL-44 神堂（しんどう）

（位置）

第五・第六胸椎棘突起間。心兪の外側。

（解剖）

僧帽筋、菱形筋、腸肋筋（腱）、頚横動脈、副神経・頚神経叢の枝（筋枝）、肩甲背神経（筋枝）、脊髄神経後枝（筋枝）、胸神経後枝（皮枝）の分布。

（主治）

肩背痛、胸の痛み、リウマチ、おくび。

（操作）

直刺0.5～1.5cm。灸も可。

フリクテン
アレルギーによる結膜と角膜の小発疹

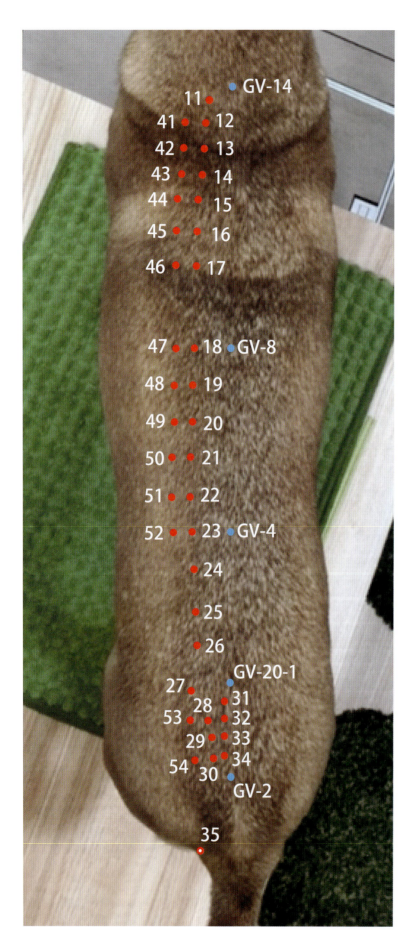

㊺ BL-45 譩譆（いき）

（位置）

　第六・第七胸椎棘突起間。督兪の外側。

（解剖）

　菱形筋、腸肋筋（腱）、頚横動脈深枝、肩甲背神経（筋枝）、脊髄神経後枝（筋枝）、胸神経後枝（皮枝）の分布。

（主治）

　胸の痛み、リウマチ。

（操作）

　直刺または斜刺0.5〜1.5cm。灸も可。

㊻ BL-46 膈関（かくかん）

（位置）

　第七・第八胸椎棘突起間。膈兪の外側。

（解剖）

　菱形筋、腸肋筋（腱）、肋間動脈背枝、胸背神経（筋枝）、脊髄神経後枝（筋枝）、胸神経後枝（皮枝）の分布。

＊聴診三角にあたる。

（主治）

　食道けいれん、背中の痛み、手掌の運動機能不能、呼吸器疾患。

（操作）

　直刺または斜刺0.5〜1.5cm。灸も可。

㊼ BL-47 魂門（こんもん）

（位置）

　第十・第十一胸椎棘突起間。肝兪の外側1.5寸。

（解剖）

　広背筋、腸肋筋（腱）、肋間動脈背枝、胸背神経（筋枝）、脊髄神経後枝（筋枝）、胸神経後枝（皮枝）の分布。

（主治）

　肝臓病、胃けいれんの腹痛。

＊回虫による胃けいれんは、魂門と膈
　関、陽綱の三穴に圧痛がある。
（操作）
　直刺または斜刺0.5〜1.5cm。
　灸も可。

⑱BL-48 陽綱（ようこう）
（位置）
　第十一・第十二胸椎棘突起間。胆兪
の外側1.5寸。
（解剖）
　広背筋、腸肋筋（腱）、肋間動脈背枝、
胸背神経（筋枝）、脊髄神経後枝（筋
枝）、胸神経後枝（皮枝）の分布。
（主治）
　肝臓病、胆石症、胆嚢炎、黄疸。
（操作）
　直刺または斜刺0.5〜1.5cm。
　灸も可。

⑲BL-49 意舎（いしゃ）
（位置）
　第十二・第十三胸椎棘突起間。脾兪
の外側1.5寸。
（解剖）
　広背筋、腸肋筋（腱）、肋間動脈背枝、
胸背神経（筋枝）、脊髄神経後枝（筋
枝）、胸神経後枝（皮枝）の分布。
（主治）
　胃けいれんに著効、胆石痛の鎮痛穴。
（操作）
　直刺または斜刺0.5〜1.5cm。
　灸も可。

⑳BL-50 胃倉（いそう）
（位置）
　第十三胸椎・第一腰椎棘突起間。胃
兪の外側1.5寸。
（解剖）
　広背筋、腸肋筋（腱）、肋間動脈背枝、

胸背神経（筋枝）、脊髄神経後枝（筋
枝）、胸神経後枝（皮枝）の分布。
（主治）
　胃けいれん、胆石痛の名灸穴。
＊魂門、陽綱、意舎、胃倉、肓門の五
　穴は胃けいれん、胆石痛の鎮痛穴と
　なる。
（操作）
　直刺または斜刺0.5〜1.5cm。
　灸も可。

㊿BL-51 肓門（こうもん）
（位置）
　第一・第二腰椎棘突起間。三焦兪の
外側1.5寸。
（解剖）
　広背筋、脊柱起立筋、腰動脈背枝、
胸背神経（筋枝）、脊髄神経後枝（筋
枝）、胸神経後枝（皮枝）の分布。
（主治）
　胃や腸の痛み、下腹部痛。
（操作）
　直刺または斜刺0.5〜1.5cm。
　灸も可。

㊼BL-52 志室（ししつ）
（位置）
　第二・第三腰椎棘突起間。腎兪の外
側1.5寸。
（解剖）
　広背筋、脊柱起立筋、腰動脈背枝
（筋枝）、胸背神経（筋枝）、脊髄神経
後枝（筋枝）、胸神経後枝（皮枝）の
分布。
（主治）
　胃や腸の痛み、下腹部痛。
（操作）
　直刺0.5〜1.5cm。灸も可。

■■ 2 経絡経穴学〈各論〉　　121

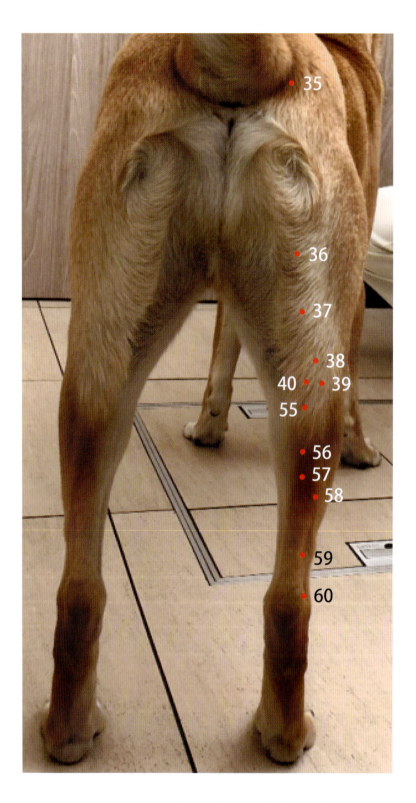

㊺BL-53 胞肓（ほうこう）
（位置）

第二後仙骨孔の高さ。膀胱兪の外側1.5寸。

（解剖）

大臀筋、中臀筋、上臀・下臀動脈（筋枝）、下臀神経（筋枝）、上臀神経（筋枝）、中臀皮・上臀皮神経（皮枝）の分布。

（主治）

前立腺肥大（多壮）、腰臀部痛、大小便閉（尿閉多壮灸で効）。

（操作）

直刺または斜刺0.5～1.5cm。灸も可。

㊾BL-54 秩辺（ちっぺん）
（位置）

第四後仙骨孔の高さ。白環兪の外側1.5寸。

（解剖）

大臀筋、中臀筋、上臀・下臀動脈（筋枝）、下臀神経（筋枝）、上臀神経（筋枝）、中臀皮・上臀皮神経（皮枝）の分布。

（主治）

前立腺肥大、膀胱・尿道の異常。

（操作）

直刺0.5～1.5cm。灸も可。

㊿BL-55 合陽（ごうよう）
（位置）

下腿後面、委中とアキレス腱の後面中央の間で、委中から1/8。

（解剖）

腓腹筋、後脛骨動脈、脛骨神経（筋枝）、上臀神経（筋枝）、内側腓腹皮神経（皮枝）の分布。

（主治）

腰背痛、下腿の痛み、坐骨神経痛、雌生殖器疾患（子宮出血など）。

（操作）

直刺0.5～1.5cm。灸も可。

㊺ BL-56 承筋（しょうきん）

（位置）
下腿後面、委中とアキレス腱の後面中央の間で、委中から1/3。
（解剖）
腓腹筋、後脛骨動脈、脛骨神経（筋枝）、内側腓腹皮神経（皮枝）の分布。
（主治）
腓腹筋けいれん、坐骨神経痛、肛門部疾患。
（操作）
直刺0.5～1.5cm。灸も可。

㊼ BL-57 承山（しょうざん）

（位置）
腓腹筋の筋膜の下の正中。
（解剖）
腓腹筋遠位端、アキレス腱、後脛骨動脈、脛骨神経（筋枝）、内側腓腹皮神経（皮枝）の分布。
（主治）
腰痛、下肢疼痛、便秘。
（操作）
直刺0.5～1.5cm。灸も可。

㊽ BL-58 飛揚（ひよう／膀胱経の絡穴）

（位置）
承山からやや外側下部。
（解剖）
腓腹筋外側頭、アキレス腱、腓骨神経（筋枝）、外側腓腹皮神経（皮枝）の分布。
（主治）
腰背痛、鼻づまり、てんかん。
（操作）
直刺0.5～1.5cm。灸も可。

㊾ BL-59 跗陽（ふよう）

（位置）
委陽と崑崙の間で、崑崙から1/5。

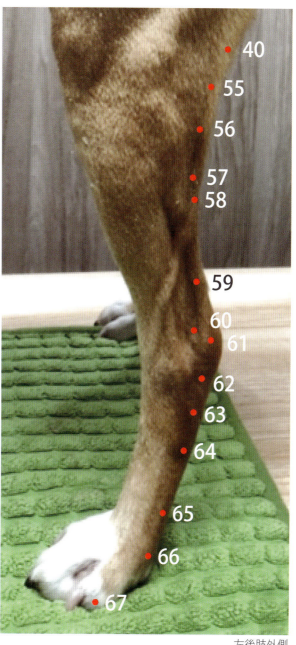

左後肢外側

（解剖）
短腓骨筋、アキレス腱、腓骨動脈、浅腓骨神経（筋枝）、脛骨神経（筋枝）、腓腹神経（皮枝）の分布。
（主治）
坐骨神経痛、腰痛、膀胱炎、子宮疾患、足首のリウマチ、関節炎。
（操作）
直刺0.5～1cm。灸も可。

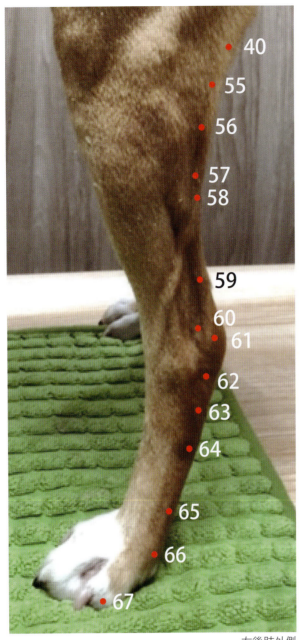

左後肢外側

⑥⓪ BL-60 崑崙（こんろん／膀胱経の経火穴）

（位置）
　外果とアキレス腱の間。
（解剖）
　アキレス腱、長腓骨筋腱、腓骨動・静脈、腓腹神経（皮枝）の分布。
（主治）
　めまい、肩背腰腿痛、難産、感冒、後肢麻痺・疼痛。
（操作）
　直刺0.5cm。灸も可。

⑥① BL-61 僕参（ぼくしん）

（位置）
　足外側、崑崙穴の直下で、踵骨の外側。
（解剖）
　踵骨枝（腓骨動脈の枝）、外側踵骨枝（腓骨動脈の枝）の分布。
（主治）
　アキレス腱の腱鞘炎、足関節痛・リウマチ。
（操作）
　直刺0.5cm。灸も可。

⑥② BL-62 申脈（しんみゃく）

（位置）
　足外側、外果尖の直下で外果下縁と踵骨の陥凹中。
（解剖）
　長腓骨筋腱、短腓骨筋腱、外果動脈網（腓骨動脈の枝）、浅腓骨神経（筋枝）、外側足背皮神経（皮枝）の分布。
（主治）
　足関節炎。
（操作）
　直刺0.5cm。灸も可。

⑥③ BL-63 金門（きんもん／膀胱経の郄穴）

（位置）
　第五中足骨の後方、第四足根骨の下方陥凹部。
（解剖）
　長腓骨筋腱、短腓骨筋腱、外果動脈網（外側足根動脈の枝）、浅腓骨神経（筋枝）、外側足背皮神経（皮枝）の分布。

（主治）

腰痛、下肢の運動障害、てんかん、少腹部痛。

（操作）

直刺0.1～0.5cm。灸も可。

⑭BL-64 京骨（けいこつ／膀胱経の原穴）

（位置）

第五中足骨近位端外側。

（解剖）

小趾外転筋、外側足根動脈の枝、外側足底神経（筋枝）、外側足背皮神経（皮枝）の分布。

（主治）

頚部・腰・腿の疼痛。

（操作）

直刺0.1～0.5cm。灸も可。

⑮BL-65 束骨（そくこつ／膀胱経の兪木穴）

（位置）

第五中足骨遠位端外側。

（解剖）

小趾外転筋、足背動・静脈、外側足背皮神経（腓腹神経の枝）の分布。

（主治）

てんかん、頚・腰・腿の疼痛、後肢リウマチ。

（操作）

直刺0.1～0.5cm。灸も可。

⑱BL-66 足通谷（あしつうこく／膀胱経の栄水穴）

（位置）

第五中足趾節関節の前外側の陥凹部。

（解剖）

足背動・静脈、外側足背皮神経（腓腹神経の枝）の分布。

（主治）

頚部痛、てんかん、中暑、後肢リウマチ、めまい、鼻出血。

（操作）

直刺0.1～0.5cm。灸も可。

⑲BL-67 至陰（しいん／膀胱経の井金穴）

（位置）

第五趾末節骨外側、爪甲根部。

（解剖）

足背動・静脈、外側足背皮神経（腓腹神経の枝）の分布。

（主治）

鼻づまり、鼻出血、てんかん、中暑、後肢リウマチ、難産、尿失禁、眼病。

（操作）

斜刺0.1～0.2cm。灸も可。

8）後肢少陰腎経
The Kidney Meridian of Foot-Shaoyin（KI）

KI-1 湧泉、KI-2 然谷、KI-3 太渓、KI-4 大鐘、KI-5 水泉、KI-6 照海、KI-7 復溜、KI-8 交信、KI-9 築賓、KI-10 陰谷、KI-11 横骨、KI-12 大赫、KI-13 気穴、KI-14 四満、KI-15 中注、KI-16 肓兪、KI-17 商曲、KI-18 石関、KI-19 陰都、KI-20 腹通谷、KI-21 幽門、KI-22 歩廊、KI-23 神封、KI-24 霊墟、KI-25 神蔵、KI-26 或中、KI-27 兪府

経脈の循行（図2-2-15）

後肢第五趾の下より起こり、舟状骨粗面の下に出る。内果の後方に沿って踵に入り、下肢内側を上行し、膝関節内側を経て大腿内側後縁を上行する。腹に入り、腰部を通り、腎に属し、膀胱に絡す。

・腎へ直行する脈：

腎より前行し、肝を経て横隔膜を通って肺に入る。次に頸に沿って頭に至り、脳に入って耳に連なり目を通る。

・肺への支脈：

肺より出て、心に絡い、胸中に入り、前肢厥陰心包経に連絡する。

経脈の主治

腰・腎・泌尿器疾患、神志病、咽喉と肺部の疾患、後肢疾患。

経穴（図2-2-16）

①KI-1 湧泉（ゆうせん／腎経の井木穴）

（位置）

足底球の後方中央。

（解剖）

足底腱膜、足底動・静脈、内側足底神経の分布。

（主治）

咽頭痛、泌尿器疾患、趾底腫脹、後肢リウマチ、中暑、てんかん、後肢麻痺。

（操作）

足底球の近位端より遠位端に向かって、水平に透刺する。灸も可。

②KI-2 然谷（ねんこく／腎経の栄火穴）

（位置）

後肢の足根骨内側下縁。

（解剖）

後脛骨筋腱、母指外転筋、内側足底動脈、脛骨神経（筋枝）、内側足底神経（皮枝、筋枝）の分布。

（主治）

足の裏の痛むとき、足の火照り、咽喉痛、中耳炎、耳下腺炎。

（操作）

直刺0.5cm。灸も可。

③KI-3 太渓（たいけい／腎経の原穴・兪土穴）

（位置）

内果とアキレス腱との間。

（解剖）

長趾屈筋腱、アキレス腱、後脛骨動脈、脛骨神経（筋枝）、伏在神経（皮枝）の分布。

（主治）

咽喉痛、歯痛、喀血、気喘、糖尿病、性ホルモン不調、泌尿器疾患、腰背痛、難産、下痢、後肢麻痺。感冒。

（操作）

直刺0.5cm。灸も可。

④KI-4 大鐘（だいしょう／腎経の絡穴）

（位置）

足内側、内果後方、踵骨上方、アキ

図2-2-15 後肢少陰腎経　循行図

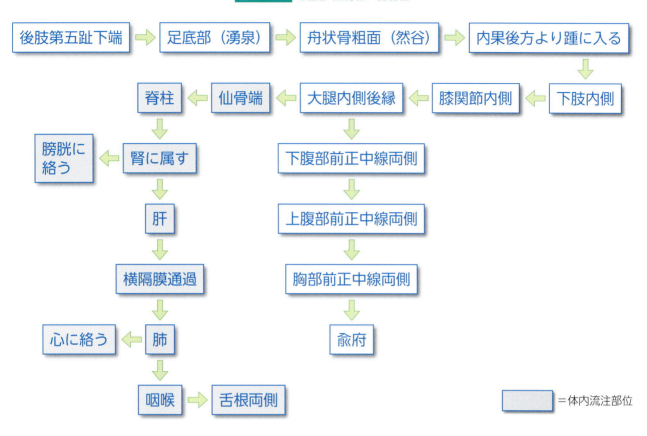

□＝体内流注部位

図2-2-16 後肢少陰腎経　The Kidney Meridian of Foot-Shaoyin（KI）

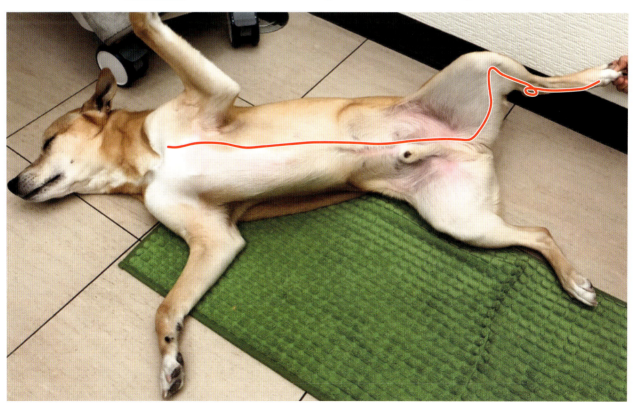

■■ 2 経絡経穴学〈各論〉　127

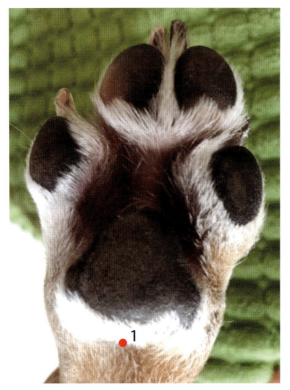
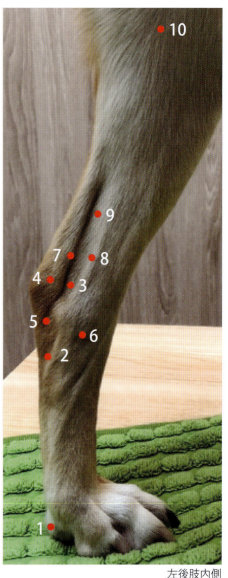

左後肢内側

レス腱付着部内側前方の陥凹部。
(解剖)
　アキレス腱、後脛骨動脈、伏在神経（皮枝）の分布。
(主治)
　項部のこわばり、腰痛、腰腿痛、膝痛、心悸、心痛、下痢、食欲不振、てんかん。
(操作)
　直刺0.3～0.5cm。灸も可。

⑤ KI-5 水泉（すいせん／腎経の郄穴）
(位置)
　踵骨隆起前方陥凹部、太渓穴のやや下方。
(解剖)
　踵骨枝（後脛骨動脈枝）、伏在神経（皮枝）・内側踵骨枝（脛骨神経野枝）の分布。
(主治)
　泌尿生殖器疾患、眼疾患。

(操作)
　直刺0.3～0.5cm。灸も可。

⑥ KI-6 照海（しょうかい）
(位置)
　内果の直下。
(解剖)
　後脛骨筋腱・長趾屈筋腱、後脛骨動脈、脛骨神経（筋枝）、伏在神経（皮枝）の分布。
(主治)
　雌生殖器疾患に不可欠の穴で卓効あり。発情異常、子宮疾患、子宮位置異常、腸疝痛、足関節炎・足関節のリウ

128　第2章　鍼灸学

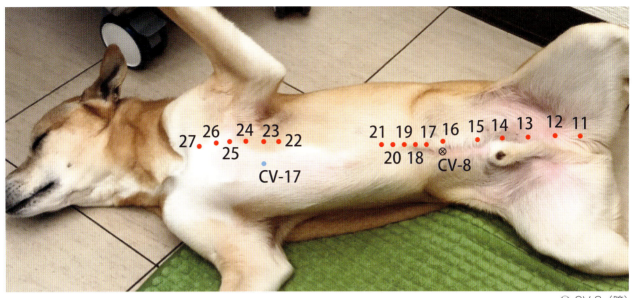

⊗ CV-8（臍）

マチ。
（操作）
　直刺または斜刺0.2〜0.5cm。
　灸も可。

⑦KI-7 復溜（ふくりゅう／腎経の経金穴）
（位置）
　太渓と陰谷を結ぶ連線上で、下からおおむね1/8。
（解剖）
　アキレス腱、長第一趾屈筋、長趾屈筋、後脛骨動・静脈、伏在神経（皮枝）の分布。
（主治）
　水腫、腹部膨満、下痢、腸鳴、後肢疾患。
（操作）
　直刺0.3〜0.5cm。灸も可。

⑧KI-8 交信（こうしん）
（位置）
　太渓と陰谷の間で、太渓から1/8の高さの脛骨後縁。
（解剖）
　後脛骨筋・長趾屈筋、後脛骨動脈、脛骨神経（筋枝）、伏在神経（皮枝）の分布。
（主治）
　発情異常、腰痛。
（操作）
　直刺0.5cm。灸も可。

⑨KI-9 築賓（ちくひん）
（位置）
　太渓と陰谷の間で、太渓から1/3。
（解剖）
　後脛骨筋・長趾屈筋、後脛骨動脈、脛骨神経（筋枝）、伏在神経（皮枝）の分布。
（主治）
　下肢のけいれん。
（操作）
　直刺0.5cm。灸も可。

⑩KI-10 陰谷（いんこく／腎経の合水穴）
（位置）
　下腿内側の膝窩横紋上、半腱様筋腱と半膜様筋腱の間。
（解剖）
　半腱様筋腱・腓腹筋（内側頭）、内側下膝動脈、脛骨神経（筋枝）、伏在神経（皮枝）の分布。

復溜
ヒトでの実験では、復溜への刺鍼により、利尿作用、腸の蠕動運動が促進されるとの報告がある。

■■ 2 経絡経穴学〈各論〉　129

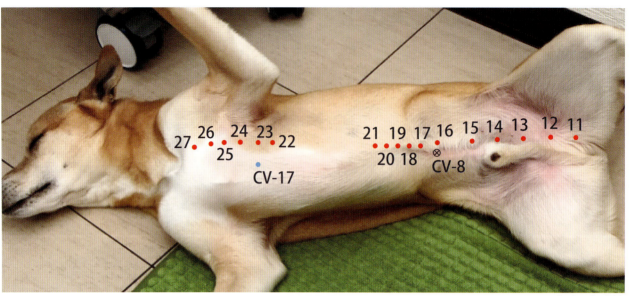

⊗ CV-8（臍）

(主治)
　疝痛、泌尿器疾患、膝関節疾患、てんかん、子宮疾患。
(操作)
　直刺0.3〜1cm。灸も可。

⑪ KI-11 横骨（おうこつ）
(位置)
　恥骨上縁、前正中線の外方5分。
(解剖)
　錐体筋・腹直筋、浅腹壁・下腹壁動脈、肋間神経（筋枝）、腸骨下腹神経（前皮枝）・腸骨鼠径神経の分布。
(主治)
　膀胱炎、尿道麻痺、膀胱麻痺、淋疾。
(操作)
　直刺0.5cm。灸も可。

⑫ KI-12 大赫（だいかく）
(位置)
　下腹部、臍中央の下方4寸、前正中線外方5分。
(解剖)
　腹直筋、浅腹壁・下腹壁動脈、肋間神経（筋枝）、腸骨下腹神経（前皮枝）の分布。

(主治)
　膀胱炎、尿道炎。
(操作)
　直刺0.5〜1cm。灸も可。

⑬ KI-13 気穴（きけつ）
(位置)
　下腹部、臍中央の下方3寸、前正中線の外方5分。
(解剖)
　腹直筋、浅腹壁・下腹壁動脈、肋間神経（筋枝）・腸骨下腹神経（前皮枝）の分布。
(主治)
　子宮疾患。
(操作)
　直刺0.5〜1cm。灸も可。

⑭ KI-14 四満（しまん）
(位置)
　下腹部、臍中央の下方2寸、前正中線の外方5分。
(解剖)
　腹直筋、浅腹壁・下腹壁動脈、肋間神経（筋枝・前皮枝）分布。

（主治）

腹部冷感（多壮、またながく置鍼）。

（操作）

直刺0.5～1cm。灸も可。

⑮ KI-15 中注（ちゅうちゅう）

（位置）

下腹部、臍中央の下方1寸、前正中線の外方5分。

（解剖）

腹直筋、浅腹壁・下腹壁動脈、肋間神経（筋枝・前皮枝）の分布。

（主治）

腸疝痛、腹膜炎、子宮疾患。

（操作）

直刺0.5～1cm。灸も可。

⑯ KI-16 肓兪（こうゆ）

（位置）

上腹部、臍中央の上方2寸、前正中線の外方5分。

（解剖）

腹直筋、浅腹壁・下腹壁・上腹壁動脈、肋間神経（筋枝・前皮枝）の分布。

（主治）

腎臓病（急性腎炎、腎盂炎など）、糖尿病、淋疾、慢性急性下痢。

（操作）

直刺0.5～1cm。灸も可。

⑰ KI-17 商曲（しょうきょく）

（位置）

下脘穴の両外側。

（解剖）

腹直筋、肋間・上腹壁動脈、肋間神経（筋枝・前皮枝）の分布。

（主治）

腹痛、下痢、便秘。

（操作）

直刺0.5～1.5cm。

⑱ KI-18 石関（せきかん）

（位置）

上腹部、臍中央の上方3寸、前正中線の外方5分。

（解剖）

腹直筋、肋間・上腹壁動脈、肋間神経（筋枝・前皮枝）の分布。

（主治）

上腹痛、胃けいれん。

（操作）

直刺0.5～1.5cm。灸も可。

⑲ KI-19 陰都（いんと）

（位置）

上腹部、臍中央の上方4寸、前正中線の外方5分。

（解剖）

腹直筋、肋間・上腹壁動脈、肋間神経（筋枝・前皮枝）の分布。

（主治）

心窩部の膨満、胃炎、喘息。

（操作）

直刺0.5～1.5cm。灸も可。

⑳ KI-20 腹通谷（はらつうこく）

（位置）

上腹部、臍中央の上方5寸、前正中線の外方5分。

（解剖）

腹直筋、肋間・上腹壁動脈、肋間神経（筋枝・前皮枝）の分布。

（主治）

陰都に同じ、咳止めに使用。

（操作）

直刺0.5～1.5cm。灸も可。

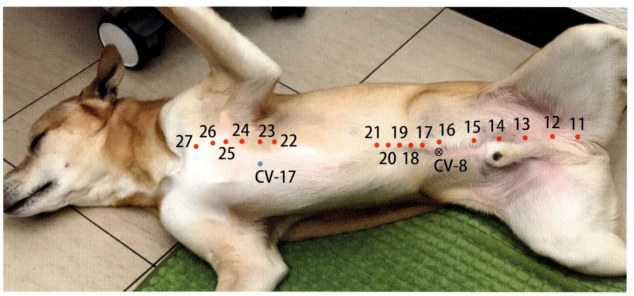

⊗ CV-8（臍）

㉑ KI-21 幽門（ゆうもん）
（位置）
　巨闕の両外側。
（解剖）
　腹直筋、肋間・上腹壁動脈、肋間神経（筋枝・前皮枝）の分布。
（主治）
　腹痛、腹部膨満、消化不良、嘔吐、下痢、尿閉、血便。
（操作）
　直刺0.5～1.5cm。灸も可。

㉒ KI-22 歩廊（ほろう）
（位置）
　前胸部、第五肋間、前正中線の外方2寸。
（解剖）
　大胸筋、肋間筋、胸肩峰・内胸動脈、内側・外側胸筋神経（筋枝）、肋間神経（筋枝・前皮枝）の分布。
（主治）
　肋膜炎、狭心症、心嚢炎。
（操作）
　直刺0.5～1.5cm。灸も可。

㉓ KI-23 神封（しんぽう）
（位置）
　前胸部、第四肋間、前正中線の外方2寸。
（解剖）
　大胸筋、肋間筋、胸肩峰・内胸動脈、内側・外側胸筋神経（筋枝）、肋間神経（筋枝・前皮枝）の分布。
（主治）
　歩廊（腎経）と同じ。
（操作）
　直刺0.5～1.5cm。灸も可。

㉔ KI-24 霊墟（れいきょ）
（位置）
　前胸部、第三肋間、前正中線の外方2寸。
（解剖）
　大胸筋、肋間筋、胸肩峰・内胸動脈、内側・外側胸筋神経（筋枝）、肋間神経（筋枝・前皮枝）の分布。
（主治）
　歩廊（腎経）と同じ。
（操作）
　直刺0.5～1.5cm。灸も可。

㉕KI-25 神蔵（しんぞう）

（位置）

　前胸部、第二肋間、前正中線の外方2寸。

（解剖）

　大胸筋、肋間筋（筋枝）、胸肩峰・内胸動脈、内側・外側胸筋神経（筋枝）、肋間神経（筋枝・前皮枝）の分布。

（主治）

　歩廊（腎経）と同じ。

（操作）

　直刺0.5～1.5cm。灸も可。

㉖KI-26 或中（いくちゅう）

（位置）

　前胸部、第一肋間、前正中線の外方2寸。

（解剖）

　広頚筋、大胸筋、肋間筋、胸肩峰・内胸動脈、顔面神経（頚枝）、内側・外側胸筋神経（筋枝）、肋間神経（筋枝）、鎖骨上・肋間神経（皮枝・前皮枝）の分布。

（主治）

　呼吸器疾患。

（操作）

　直刺0.5～1.5cm。灸も可。

㉗KI-27 兪府（ゆふ）

（位置）

　前胸部、第一肋骨上縁、前正中線の外方2寸。

（解剖）

　大胸筋、内肋間筋、内胸動・静脈、鎖骨上神経の分布。

（主治）

　呼吸器疾患。

（操作）

　直刺0.5～1.5cm。灸も可。

■■ 2 経絡経穴学〈各論〉　133

9）前肢厥陰心包経
The Pericardium Meridian of Hand-Jueyin（PC）

PC-1 天池、PC-2 天泉、PC-3 曲沢、PC-4 郄門、PC-5 間使、PC-6 内関、PC-7 大陵、PC-8 労宮、PC-9 中衝

系脈の循行（図2-2-17）

胸中より起こり心包に属し、後行して横隔膜を通過し腹に至り、三焦（上焦、中焦、下焦）に連絡する。

・胸部の支脈：

胸より腋窩に出て、上腕骨内側中線に沿って下行し、中指に沿って第三指骨に至る。

・掌中の支脈：

労宮から分かれ出て、第四指に沿って指端に至り、前肢少陽三焦経と連絡する。

経脈の主治

胸、心、神志病、前肢内側腫痛。

経穴（図2-2-18）

①PC-1 天池（てんち）

犬では、常用される経穴ではない。ヒトでは、第四肋間で乳頭の外側1寸のところにとる。

（位置）

前胸部、第四肋間、前正中約の外方5寸、天渓と乳中の中間。

（解剖）

大・小胸筋、肋間筋、胸肩峰・外側胸動脈、肋間動脈、顔面神経（頚枝）、内側・外側胸筋神経（筋枝）、肋間神経（筋枝）の分布。

（主治、ヒト）

頬部苦悶感、咳嗽、喘息、脇痛、腋窩部の腫痛、リンパ節腫大。

（操作）

直刺または斜刺0.5～1cm。灸も可。

②PC-2 天泉（てんせん）

（位置）

腋窩横紋の下方2寸、上腕二頭筋上。

（解剖）

上腕二頭筋、上腕動脈、筋皮神経（筋枝）、内側・外側上腕皮神経（筋枝）、肋間神経（筋枝）の分布。

（主治）

息苦しいとき、上腕痛。

（操作）

直刺または斜刺0.5～1cm。灸も可。

③PC-3 曲沢（きょくたく／心包経の合水穴）

（位置）

肘窩横紋上、上腕二頭筋腱内側。

（解剖）

上腕二頭筋、上腕筋、上腕動脈、筋皮神経（筋枝）、内側前腕皮神経（筋枝）の分布。

（主治）

清営活血、嘔吐、肘痛。

（操作）

直刺0.5～1cm。深刺禁忌。灸も可。

④PC-4 郄門（げきもん／心包経の郄穴）

（位置）

大陵穴と曲沢を結んだ連線上で、手根関節から2/5のところ。

（解剖）

橈側手根屈筋、長掌筋、浅指屈筋、正中動・静脈、内側・外側前腕皮神経（筋枝）の分布。

（主治）

心痛、心悸、吐血、咳血、胸痛、前肢腫痛、腹部および前肢の鍼麻酔のツボ。

天池

天池は馬では前槽、牛では肺水と呼ばれ、左側第六肋間、右側第五肋間で、胸外静脈の上方にある。胸水貯留時に套管鍼を刺入し、吸引する経穴である。

郄門

犬における実験では、郄門の刺鍼により、急性実験性心筋梗塞の心外膜の心電図に改善効果が認められた。

図2-2-17 前肢厥陰心包経　循行図

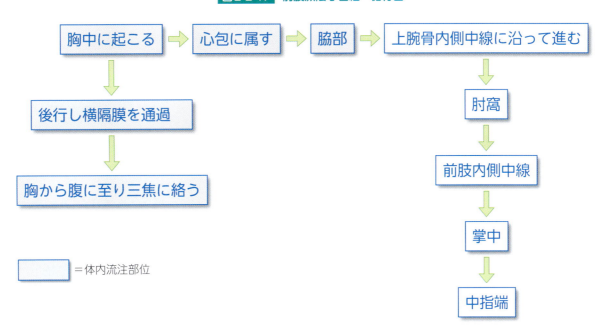

□＝体内流注部位

図2-2-18 前肢厥陰心包経　The Pericardium Meridian of Hand-Jueyin（PC）

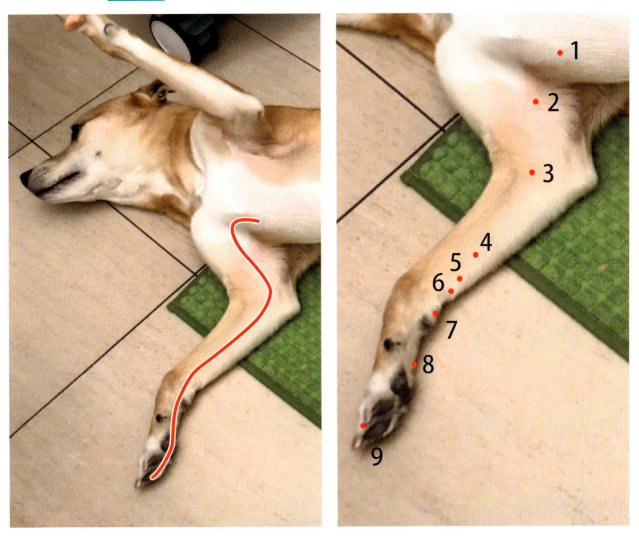

■■ 2 経絡経穴学〈各論〉　135

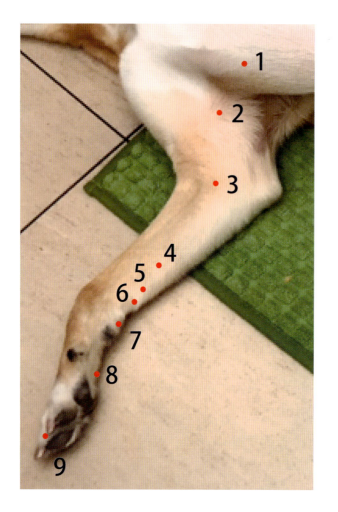
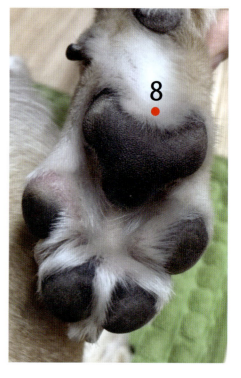

（操作）

　直刺0.5～1.0cm。

　鍼麻酔の際は、三陽絡より本穴に向かって透刺する。灸も可。

⑤ PC-5 間使（かんし／心包経の経金穴）

（位置）

　曲沢と大陵の間で、大陵から1/4。

（解剖）

　橈側手根屈筋、長掌筋、浅指屈筋、前骨間動脈、正中神経（筋枝）、内側・外側前腕皮神経（皮枝）の分布。

（主治）

　郄門と同じ、心痛、狭心症。

（操作）

　直刺0.5～1cm。灸も可。

⑥ PC-6 内関（ないかん／心包経の絡穴）

（位置）

　曲沢と大陵の間で、大陵から1/6。

（解剖）

　橈側手根屈筋腱、浅指屈筋、深部には正中動・静脈、正中神経（筋枝）の分布。

（主治）

　心痛、心悸、胸悶、脇痛、胃痛、悪心、嘔吐、てんかん、失眠、熱性病、煩燥、肘・前腕の疼痛、腹痛、胃腸けいれん、心臓疾患。

（操作）

　直刺0.5～1cm。灸も可。

内関

犬における実験では、内関刺鍼実験により、実験性低血圧および高血圧における心律不調を調整する効果が認められた。

また、ヒトに対する刺鍼では、心機能異常の改善と明瞭な鎮痛効果が認められた。

136　第2章　鍼灸学

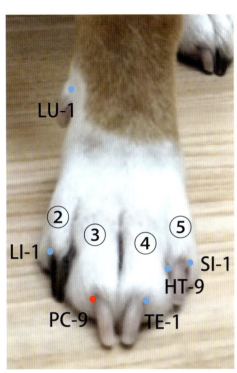

左前肢正面

⑦ PC-7 大陵（だいりょう／心包経の原穴・兪土穴）

（位置）

　手根関節掌面横紋中央上で、橈側手根屈金腱と長掌筋腱の間。

（解剖）

　橈側手根屈筋腱、長掌筋腱、浅指屈筋腱、掌側手根動・静脈、正中神経（筋枝）、内側・外側前腕皮神経（皮枝）の分布。

（主治）

　心部痛、動悸、胃痛、嘔吐、てんかん、胸脇部痛。

（操作）

　直刺0.2〜0.5cm。灸も可。

⑧ PC-8 労宮（ろうきゅう／心包経の栄火穴）

（位置）

　手掌面で、第二・第三中手骨間中央。

（解剖）

　浅指屈筋腱、総掌側指動・静脈、正中神経の分布。

（主治）

　心痛、てんかん、口内炎、口臭、嘔吐、腕関節腫痛、屈筋炎。

（操作）

　直刺0.2〜0.5cm。出血させてもよい。灸も可。

⑨ PC-9 中衝（ちゅうしょう／心包経の井木穴）

（位置）

　第三指内側の爪甲根部。

（解剖）

　固有掌側指動・静脈、正中神経（皮枝、固有掌側指神経）の分布。

（主治）

　心痛、心煩、昏厥、舌の強わばりと腫痛、熱性病、中暑、掌痛。

（操作）

　直刺0.1〜0.2cm、疼痛あり。灸も可。

■■ 2 経絡経穴学〈各論〉　　137

10）前肢少陽三焦経
The Sanjiao Meridian of Hand-Shaoyang（TE）

TE-1 関衝、TE-2 液門、TE-3 中渚、TE-4 陽池、TE-5 外関、TE-6 支溝、TE-7 会宗、TE-8 三陽絡、TE-9 四瀆、TE-10 天井、TE-11 清冷淵、TE-12 消濼、TE-13 臑会、TE-14 肩髎、TE-15 天髎、TE-16 天牖、TE-17 翳風、TE-18 瘈脈、TE-19 顱息、TE-20 角孫、TE-21 耳門、TE-22 和髎、TE-23 絲竹空

経脈の循行図（図2-2-19）

第四指末端に起こり上行し、第四、五中手骨の間に出る。

前肢外側の橈骨と尺骨の間に出て、肘の先端を通過、上腕骨を貫き、肩関節を経て胸に入り心包に連絡し、横隔膜を通って腹に至り、三焦に所属する。

・胸部の支脈：

肩前より頸に走り、耳後につながり、耳尖を上がり、耳前に出て、外眼角に至る。

・耳部の支脈：

耳後方より耳のなかに入り、前方に行き、前肢太陽小腸経と顔面頸部で交叉する。眉毛の外端に至り、外眼角で後肢少陽胆経と連接する。

経脈の主治

耳、眼、胸部、腹部疾患、熱性病および本経が循行する部位の腫痛。

経穴（図2-2-20）
①TE-1 関衝（かんしょう／三焦経の井金穴）

（位置）

第四指外側で爪甲角の後約0.1cm。

（解剖）

固有掌側指動脈網、固有掌側指神経の分布。

（主治）

結膜炎、咽喉腫痛、熱性病、心煩、感冒、中暑、中毒、腹痛。

（操作）

浅刺し、瀉血してもよい。灸も可。

②TE-2 液門（えきもん／三焦経の栄水穴）

（位置）

前肢背側で第四・第五指基底骨の間。

（解剖）

第四背側骨間筋、背側指動脈、背側指神経の分布。

（主治）

結膜炎、咽喉腫痛、指関節疾患および前肢麻痺、中毒、中暑、感冒、食欲不振、熱性病。

（操作）

斜刺または点刺。灸も可。

③TE-3 中渚（ちゅうしょ／三焦経の俞木穴）

（位置）

前肢背側で第四・第五中手骨間の陥凹部。

（解剖）

第四背側骨間筋、手背静脈網、背側中手神経の分布。

（主治）

結膜炎、咽喉腫痛、熱性病、前肢痛、手指部の屈伸不能、中毒、中暑、感冒、腹痛、食欲不振。

（操作）

直刺0.2～0.5cm。

出血させてもよい。灸も可。

図2-2-19 前肢少陽三焦経 循行図

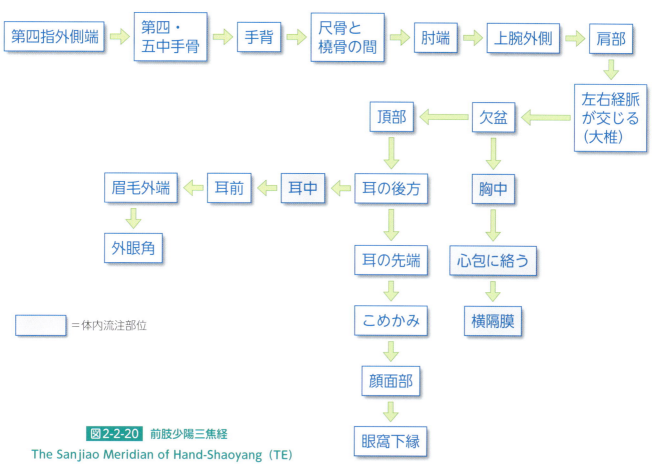

☐ ＝体内流注部位

図2-2-20 前肢少陽三焦経
The Sanjiao Meridian of Hand-Shaoyang（TE）

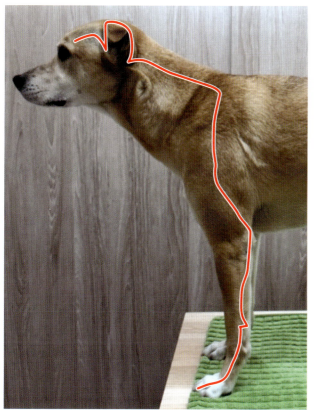
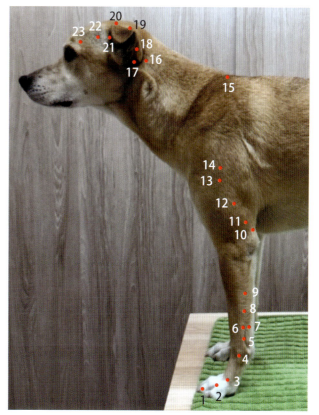

■■ 2 経絡経穴学〈各論〉 139

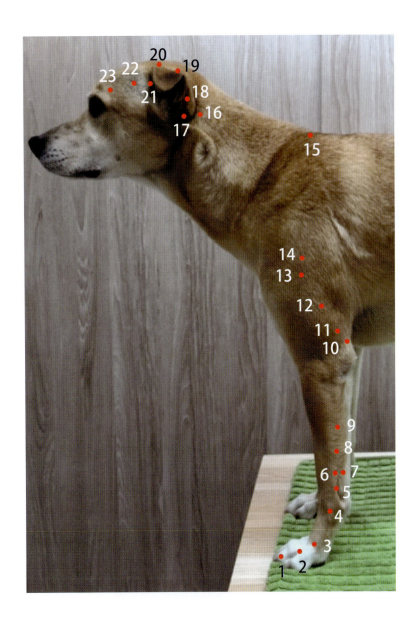

⑤ TE-5 外関（がいかん／三焦経の絡穴）

（位置）

肘頭と陽池の間で陽池から1/6のところで、橈骨と尺骨の間。

（解剖）

総指伸筋腱・第五指伸筋腱、深部には手背静脈網、背側手根動脈、後骨間動・静脈、後骨間神経、前骨間神経の分布。

（主治）

熱性病、胸脇痛、前肢神経麻痺、リウマチ、便秘、乳汁分泌不足、感冒。

（操作）

直刺0.5～1cm。灸も可。

⑥ TE-6 支溝（しこう／三焦経の経火穴）

（位置）

肘頭と陽池の間で陽池から1/4。

（解剖）

総指伸筋腱・第五指伸筋腱、後骨間動・静脈、後骨間神経、前骨間神経の分布。

（主治）

常習便秘、嘔吐、腕痛、目の充血。

（操作）

直刺0.5～1.0cm。灸も可。

⑦ TE-7 会宗（えそう／三焦経の郄穴）

（位置）

支溝の高さで、尺骨の橈骨側の縁（支溝よりやや尺側寄り）。肘頭と陽池を結んだ連線上で、陽池から1/4のところ。

（解剖）

尺側手根屈筋と尺側手根伸筋の間、上腕三頭筋共通腱、肘関節動・静脈、橈骨神経（筋枝）の分布。

④ TE-4 陽池（ようち／三焦経の原穴）

（位置）

手根関節背側横紋上、総指伸筋腱の尺側陥凹部。

（解剖）

（総）指伸筋腱と第五指伸筋腱の間。深部には、手背静脈網、背側手根動脈、尺骨神経（皮枝、背側指神経）の分布。

（主治）

腕部腫痛、糖尿病、五官病、消化器症状、感冒、食欲不振。

（操作）

直刺0.5～1cm。
出血させてもよい。灸も可。

（主治）

上腕疼痛、皮膚病、てんかん。

（操作）

直刺0.5〜1.0cm。灸も可。

⑧TE-8 三陽絡（さんようらく）

（位置）

肘頭と陽池間で、陽池から1/3。

（解剖）

尺側手根伸筋と総指伸筋の間、後骨間動・静脈、前腕骨間神経の分布。

（主治）

胸肋痛、前腕痛および麻痺、歯痛。

（操作）

直刺0.5〜1.0cm。灸も可。

⑨TE-9 四瀆（しとく）

（位置）

肘頭と陽池間で、陽池から3/5。

（解剖）

総指伸筋・尺側手根伸筋、前腕骨間動・静脈、前腕背側皮神経の分布。

（主治）

歯痛、前腕神経痛および神経麻痺、喉頭炎。

（操作）

直刺0.5〜1cm。灸も可。

⑩TE-10 天井（てんせい／三焦経の合土穴）

（位置）

肘頭上縁の陥凹部。

（解剖）

肘頭窩で、上腕三頭筋腱、肘関節動・静脈、橈骨神経（筋枝）の分布。

（主治）

脇肋痛、頚項痛、肩・肘部痛、てんかん。

（操作）

直刺または斜刺0.3〜0.7cm。

灸も可。

⑪TE-11 清冷淵（せいれいえん）

（位置）

肩髎と肘頭の間で、肘頭から1/6。

（解剖）

上腕三頭筋の共通腱、中側副動脈（上腕深動脈の枝）、橈骨神経（筋枝）、後上腕皮神経（皮枝）の分布。

（主治）

上腕痛、脇痛、前肢不挙。

（操作）

直刺0.5〜1cm。灸も可。

⑫TE-12 消濼（しょうれき）

（位置）

肩髎と肘頭の中間。

（解剖）

上腕三頭筋、中側副動脈（上腕深脈の枝）、橈骨神経（筋枝）、後上腕皮神経（皮枝）の分布。

（主治）

上腕痛、頚項部の強直および麻痺。

（操作）

直刺0.5〜1cm。灸も可。

⑬TE-13 臑会（じゅえ）

（位置）

肩髎と肘頭の間で、肩髎から1/4、少し大きめの陥凹部。

（解剖）

三角筋、上腕三頭筋、中側副動・静脈、後上腕皮神経（筋枝）、橈骨神経の分布。

（主治）

肩・上腕疼痛、前肢疼痛、リウマチ、神経麻痺、便秘。

（操作）

直刺0.5〜2cm。灸も可。

三陽絡
馬では鍼麻酔に用いる。三陽絡より対側の郄門（夜眼）に斜刺する。その際に、鍼は郄門より突き出さない。ヒトによる本穴への刺鍼実験によると、明瞭な鎮痛効果が認められる。また、ウサギによる刺鍼実験では、実験性失血ショックに対して、明瞭な抗ショック効果が認められる。

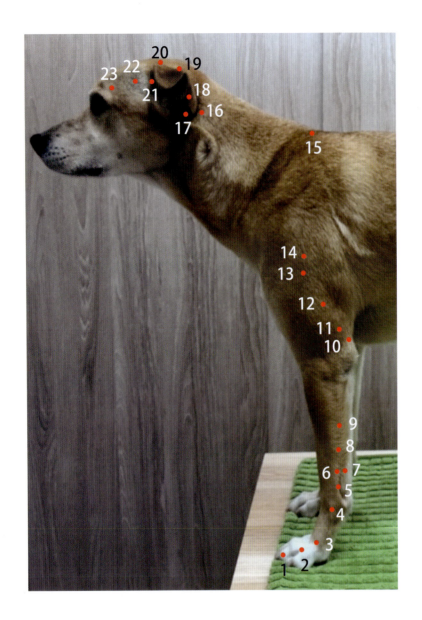

⑮ TE-15 天髎（てんりょう）

（位置）

肩甲部、肩甲骨上角の上方陥凹部。

（解剖）

僧帽筋、頚横動脈浅枝、副神経・頚神経叢の枝（筋枝）、鎖骨上神経（皮枝）の分布。

（主治）

後頭部痛、首筋痛、中気・高血圧、肩甲痛、頚項部の神経痛、五労七傷を治す。

（操作）

直刺1～2cm。灸も可。

⑯ TE-16 天牖（てんゆう）

（位置）

天柱と天容の間で完骨の直下。

（解剖）

胸骨頭筋、頭板状筋、浅頚動脈、副神経・頚神経叢の枝（筋枝）、脊髄神経後枝、小後頭神経（皮枝）の分布。

（主治）

難聴、首のこわばり、項強、眼球充血。

（操作）

直刺0.5～1cm。

⑭ TE-14 肩髎（けんりょう）

（位置）

肩関節後縁の陥凹部。

（解剖）

三角筋、後上腕回旋動脈、腋窩神経（筋枝）の分布。

（主治）

肩・上腕の挙上不全、上腕麻痺、肩関節腫痛、前腕リウマチと神経麻痺。

（操作）

直刺1～2cm。灸も可。

⑰ TE-17 翳風（えいふう）

（位置）

耳垂後縁、側頭骨乳突起前下方で、下顎枝との間の陥凹部。

（解剖）

顎二腹筋、後耳介動・静脈、顔面神経（顎二腹筋枝）、大耳介神経（皮枝）の分布。

（主治）

難聴、耳痛、歯痛、頬の腫脹、牙関緊急、顔面神経麻痺。

（操作）

直刺0.5～1cm。

⑱TE-18 瘈脈（けいみゃく）

（位置）

　角孫と翳風を結ぶ後耳底線に沿う弧線上、翳風から1/3。

（解剖）

　後耳介筋、後耳介動脈、顔面神経（後耳介神経筋枝）、大耳介神経（皮枝）の分布。

（主治）

　嘔吐、目睛不明。

（操作）

　直刺0.3～0.7cm。

⑲TE-19 顱息（ろそく）

（位置）

　角孫と翳風を結ぶ後耳底線に沿う弧線上、角孫から1/3。

（解剖）

　後耳介筋、後耳介動脈、大耳介神経（皮枝）の分布。

（主治）

　嘔吐、目睛不明。

（操作）

　直刺0.3～0.7cm。

⑳TE-20 角孫（かくそん）

（位置）

　耳介頭側基部陥凹部。

（解剖）

　上耳介筋、側頭筋、浅側頭動脈、後耳介神経・側頭枝、下顎神経（筋枝・皮枝）の分布。

（主治）

　眼疾患。

（操作）

　直刺0.3～0.7cm。

㉑TE-21 耳門（じもん）

（位置）

　前耳球切根の前の陥凹部。

（解剖）

　浅側頭動脈、下顎神経（筋枝・皮枝）の分布。

（主治）

　耳疾患（難聴、外耳炎）、歯痛、腹痛、感冒。

（操作）

　直刺0.3～0.7cm。

㉒TE-22 和髎（わりょう）

（位置）

　頬骨弓の上方で、浅側頭動脈拍動部。

（解剖）

　前耳介筋、浅側頭動脈、顔面神経（側頭枝）の分布。

（主治）

　眼疾患。

（操作）

　直刺0.3～0.7cm。

㉓TE-23 絲竹空（しちくくう）

（位置）

　外眼角やや上方（瞳子髎の垂直線上）で、眼窩上縁と陽白の中間。

（解剖）

　眼輪筋、浅側頭動・静脈、眼神経の分布。

（主治）

　牙関緊急、頚部の腫脹、口の歪み。

（操作）

　斜刺0.2～0.5cm。

11) 後肢少陽胆経
The Gallbladder Meridian of Foot-Shaoyang（GB）

GB-1 瞳子髎、GB-2 聴会、GB-3 上関、GB-4 頷厭、GB-5 懸顱、GB-6 懸釐、GB-7 曲鬢、GB-8 率谷、GB-9 天衝、GB-10 浮白、GB-11 頭竅陰、GB-12 完骨、GB-13 本神、GB-14 陽白、GB-15 頭臨泣、GB-16 目窓、GB-17 正営、GB-18 承霊、GB-19 脳空、GB-20 風池、GB-21 肩井、GB-22 淵腋、GB-23 輒筋、GB-24 日月、GB-25 京門、GB-26 帯脈、GB-27 五枢、GB-28 維道、GB-29 居髎、GB-30 環跳、GB-31 風市、GB-32 中瀆、GB-33 膝陽関、GB-34 陽陵泉、GB-35 陽交、GB-36 外丘、GB-37 光明、GB-38 陽輔、GB-39 懸鐘、GB-40 丘墟、GB-41 足臨泣、GB-42 地五会、GB-43 侠渓、GB-44 足竅陰

経脈の循行（図2-2-21）

外眼角より起こり上へ向かい、前額角部に至る。下行して耳後に至る。肩上に至って、大椎の位置で左右の脈が交差して、前肢少陽三焦経の後方に交わり出る。前方へ向かって下行し、欠盆部に入る。耳後方から耳中に入って、耳前を経て、外眼角に至る。

・眼角の支脈：

外眼角より分かれ出て、下行し大迎に至り、眼窩にて前肢少陽三焦経と会合する。下行して頬車を経て、頬部に至り、欠盆前面に入ってきた脈と会合する。少腹外側に出て、股関節に入る。

・欠盆へ直行する脈：

欠盆より分かれて出て、腋窩の前を下行し、側胸部に沿う。季肋部を経て、股関節にて会合する。下行し大腿外側を沿い、膝部外側に出て、腓骨前面に至り、外果前面に出る。

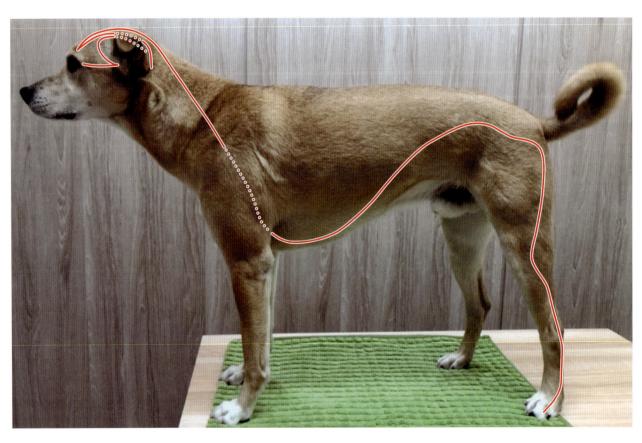

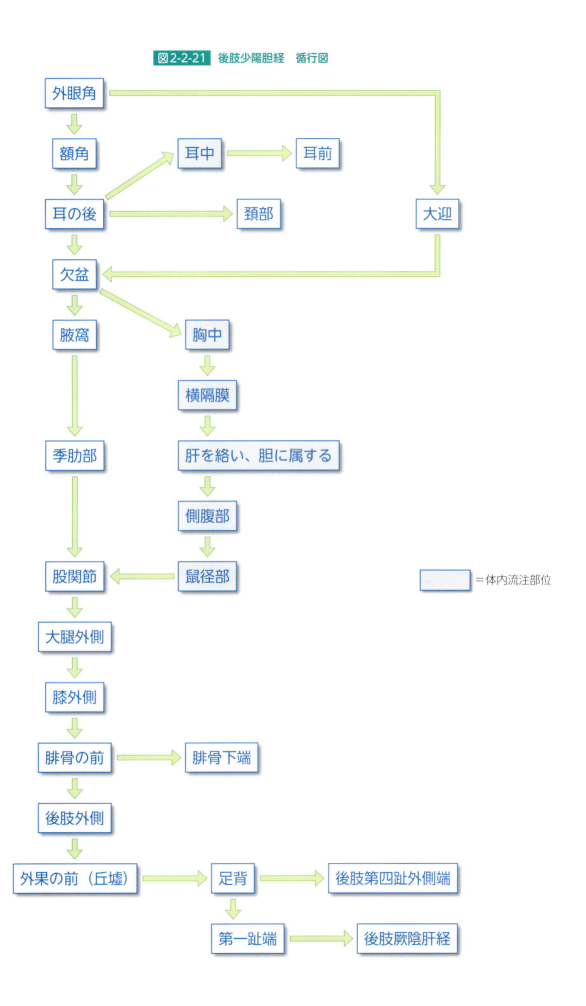

図2-2-21 後肢少陽胆経 循行図

図2-2-22　後肢少陽胆経　The Gallbladder Meridian of Foot-Shaoyang（GB）

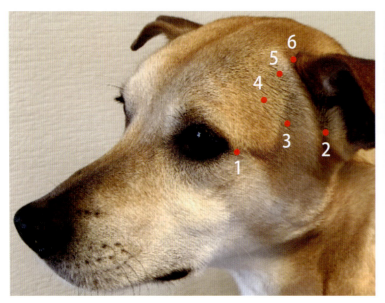
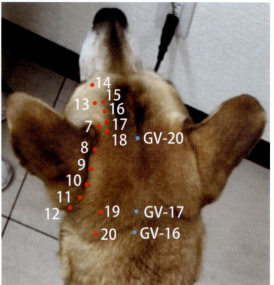

足背に沿って第四趾外側端に入る。
・足背部の分枝：
　足臨泣より分かれ、第一・第二中足骨間に沿い、第一趾末端に出て後肢厥陰肝経と接する。

経脈の主治
　頭部・眼・胸部・体側面の疾患、熱性病、後肢外側腫痛。

経穴（図2-2-22）
①GB-1 瞳子髎（どうしりょう）
（位置）
　頭部、外眼角の外方で、眼窩外側縁の陥凹部。
（解剖）
　眼輪筋、浅側頭動脈、顔面神経（側頭枝）、上顎神経（皮枝）の分布。
（主治）
　結膜炎、視力低下、三叉神経の疾患。
（操作）
　外方に向かって斜刺0.1～0.2cm。

②GB-2 聴会（ちょうえ）
（位置）
　顔面部で、珠間切痕と下顎骨関節突起の間、陥凹部。
＊聴宮（小腸経）の直下にあたる。
（解剖）
　浅側頭動脈、下顎神経（皮枝、三叉神経第三枝）の分布。
（主治）
　耳疾患（中耳炎、外耳炎など）、下顎関節炎、リウマチ。
（操作）
　直刺0.2～0.5cm。

③GB-3 上関（じょうかん／客主人）
（位置）
　頬骨弓中央の上際陥凹部。
＊頬骨弓を挟んで、下関（胃経）の直上にある。
（解剖）
　側頭筋、浅側頭動脈枝、下顎神経（深側頭神経筋枝）、下顎神経（皮枝、三叉神経第三枝）の分布。
（主治）
　眼病に瀉血、三叉神経痛、顔面神経麻痺。
（操作）
　直刺0.2～1cm。

④GB-4 頷厭（がんえん）

（位置）

頭維と曲鬢を結ぶ（側頭の髪際に沿った）曲線上、頭維から1/4。

（解剖）

側頭頭頂筋、側頭筋、浅側頭動脈（前頭枝）、顔面神経（側頭枝）、下顎神経（深側頭神経筋枝）、下顎神経（皮枝、三叉神経第三枝）の分布。

（操作）

直刺または斜刺0.3～1cm。

⑤GB-5 懸顱（けんろ）

（位置）

頭維と曲鬢を結ぶ（側頭の髪際に沿った）曲線上の中点。

（解剖）

側頭頭頂筋、側頭筋、浅側頭動脈（前頭枝）、下顎神経（深側頭神経筋枝）、下顎神経（皮枝、三叉神経第三枝）の分布。

（操作）

直刺または斜刺0.3～1cm。

⑥GB-6 懸釐（けんり）

（位置）

頭維と曲鬢を結ぶ（側頭の髪際に沿った）曲線上、頭維から3/4。

（解剖）

側頭頭頂筋、側頭筋、浅側頭動脈（前頭枝）、顔面神経（側頭枝）、下顎神経（深側頭神経筋枝）、下顎神経（皮枝、三叉神経第三枝）の分布。

（主治）

視力低下。

（操作）

直刺または斜刺0.3～1cm。

⑦GB-7 曲鬢（きょくびん）

（位置）

眼窩上縁の高さと、耳介根部の最上点直上との交点。

（解剖）

側頭頭頂筋、側頭筋、浅側頭動脈、顔面神経（側頭枝）、下顎神経（深側頭神経筋枝）、下顎神経（皮枝、三叉神経第三枝）の分布。

（主治）

歯痛、眼疾患。

（操作）

直刺または斜刺0.3～1cm。

⑧GB-8 率谷（そつこく）

（位置）

角孫と頭頂点の間で、角孫から1/4。

（解剖）

側頭頭頂筋、側頭筋、浅側頭動脈枝、顔面神経（側頭枝）、下顎神経（深側頭神経筋枝）、下顎神経（三叉神経第三枝）・小後頭神経の分布。

（主治）

めまい、高血圧、消化器症状。

（操作）

直刺0.3～0.7cm。

⑨GB-9 天衝（てんしょう）

（位置）

耳介根部後縁の直上、頭頂との間で、耳介根部より1/3。

（解剖）

側頭頭頂筋、側頭筋、浅側頭動脈枝、顔面神経（側頭枝）、下顎神経（深側頭神経筋枝）、小後頭神経（皮枝）の分布。

（主治）

てんかん、歯齦炎、白内障（角孫と併用）。

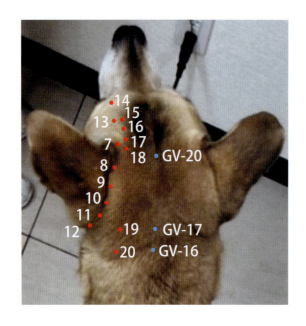

（操作）
　直刺0.3～1cm。

⑩ GB-10 浮白（ふはく）
（位置）
　乳様突起の後上方、天衝と完骨を結ぶ（耳の輪郭に沿った）曲線上、天衝から1/3。
（解剖）
　後頭筋、側頭筋、後耳介動脈、顔面神経（後頭枝）、下顎神経（深側頭神経筋枝）、小後頭神経（皮枝）の分布。
（主治）
　耳疾患、歯科疾患。
（操作）
　直刺0.3～1cm。

⑪ GB-11 頭竅陰（あたまきょういん）
（位置）
　乳様突起の後上方、天衝と完骨を結ぶ（耳の輪郭に沿った）曲線上、天衝から2/3。
（解剖）
　後頭筋、後耳介動脈、顔面神経（後頭枝）、小後頭神経（皮枝）の分布。

（主治）
　耳疾患。
（操作）
　直刺0.5～1cm。

⑫ GB-12 完骨（かんこつ）
（位置）
　頭部、乳様突起の後下方、陥凹部。
（解剖）
　胸骨頭筋、頭板状筋、後頭動脈、副神経・頚神経叢枝（筋枝）、頚神経叢枝・脊髄神経後肢（筋枝）、小後頭神経（皮枝）の分布。
（主治）
　めまい、中耳炎、不眠。
（操作）
　直刺0.5～1cm。

⑬ GB-13 本神（ほんじん）
（位置）
　頭部、神庭と頭維の間で、頭維から1/3。
（解剖）
　前頭筋、眼窩上動脈、顔面神経（側頭枝）、眼神経（皮枝、三叉神経第一枝）の分布。
（主治）
　失神、てんかん、脳神経系疾患、めまい、後頭部の硬直。
（操作）
　直刺または斜刺0.5～1cm。

⑭ GB-14 陽白（ようはく）
（位置）
　頭部、神庭と頭維の間、瞳孔線上で眼窩と頭臨泣を結ぶ眼窩から1/3。
（解剖）
　前頭筋、眼窩上動脈、顔面神経（側頭枝）、眼神経（皮枝、三叉神経第一枝）の分布。

（主治）

　眼疾患（羞明、流涙症、角膜白濁）。

（操作）

　直刺または斜刺0.5〜1cm。

⑮ GB-15 頭臨泣（あたまりんきゅう）

（位置）

　頭部、神庭の高さで、瞳孔線上。

（解剖）

　前頭筋、眼窩上動脈、顔面神経（側頭枝）、眼神経（皮枝、三叉神経第一枝）の分布。

（主治）

　眼・鼻の疾患（蓄膿症など）

（操作）

　直刺または斜刺0.5〜1cm。

⑯ GB-16 目窓（もくそう）

（位置）

　頭部、頭外線上、頭臨泣と脳空の間で、頭臨泣から1/5、瞳孔線上。

（解剖）

　帽状腱膜、眼窩上動脈・浅側頭動脈（前頭枝）、眼神経（皮枝、三叉神経第一枝）の分布。

（主治）

　眼疾患（流涙、眼痛）。

（操作）

　直刺または斜刺0.5〜1cm。

⑰ GB-17 正営（しょうえい）

（位置）

　頭部、頭外線上、頭臨泣と脳空の間で、頭臨泣から2/5、瞳孔線上。

（解剖）

　帽状腱膜、眼窩上動脈・浅側頭動脈（前頭枝）、眼神経（皮枝、三叉神経第一枝）の分布。

（主治）

　歯痛。

（操作）

　直刺または斜刺0.5〜1cm。

⑱ GB-18 承霊（しょうれい）

（位置）

　頭部、頭外線上、正営と脳空の中間。

（解剖）

　帽状腱膜、眼窩上動脈・浅側頭動脈（前頭枝）・後頭動脈、眼窩上神経・大後頭神経（皮枝）の分布。

（主治）

　めまい。

（操作）

　直刺または斜刺0.5〜1cm。

⑲ GB-19 脳空（のうくう）

（位置）

　頭部、外後頭隆起上縁と同じ高さ、風池の直上。脳戸（督脈）と同じ高さ。

（解剖）

　後頭筋、後頭動脈、顔面神経（後頭枝）、大後頭神経（皮枝）の分布。

（主治）

　めまい。

（操作）

　直刺または斜刺0.5〜1cm。

⑳ GB-20 風池（ふうち）

（位置）

　環椎翼前縁上方の陥凹部。

（解剖）

　胸骨頭筋、僧帽筋、頭板状筋、頭半棘筋、後頭動脈、頚神経および胸神経（筋枝、皮枝）後肢の分布。

（主治）

　不眠、視覚障害、緑内障、結膜炎、熱中症、感冒、鼻詰まり、めまい、頚部リウマチ。

＊深部に椎骨動脈の走行

■■ 2 経絡経穴学〈各論〉　149

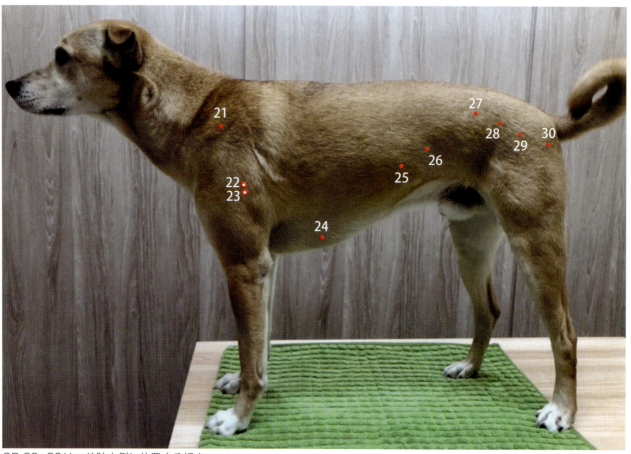

GB-22・23は、前肢内側に位置する経穴

（操作）
　直刺0.3～1.5cm。

㉑ GB-21 肩井（けんせい）
（位置）
　肩甲部、第七頚椎棘突起と肩峰外端を結ぶ線上の中点。
（解剖）
　僧帽筋、頚横動脈、副神経および胸神経の枝の分布。
（主治）
　肩関節炎、前肢挙上困難、難産、乳汁分泌不全。
（操作）
　直刺0.5～1cm。

㉒ GB-22 淵腋（えんえき）
（位置）
　側胸部、中腋窩線上、極泉と大包の中点。
（解剖）
　前鋸筋、肋間筋、外側胸・胸背動脈、肋間動脈、長胸神経（筋枝）、肋間神経（筋枝、外側皮枝）の分布。
（主治）
　呼吸器疾患（肋膜炎、肺炎、気管支炎）。
（操作）
　直刺0.5～1cm。

㉓ GB-23 輒筋（ちょうきん）
（位置）
　側胸部、第四肋間、中腋窩線の前方で天渓（脾経）との中点。
（解剖）
　前鋸筋、肋間筋、外側胸動脈、胸肺動脈、肋間動脈、肋間神経。

150　第2章　鍼灸学

(主治)

　呼吸器系疾患（肋膜炎、肺炎、気管支炎）。

(操作)

　直刺0.5～1cm。

㉔ GB-24 日月 （じつげつ／胆経の募穴）

(位置)

　前胸部、第七肋間で乳頭線上の下方、乳根の2肋間下。

(解剖)

　大胸筋、肋間動脈、内・外側胸筋神経の分布。

(主治)

　胆嚢および胆道疾患。

(操作)

　直刺0.5～1cm。

㉕ GB-25 京門 （けいもん／腎経の募穴）

(位置)

　側腹部、第十三肋骨下端。

(解剖)

　内・外腹斜筋、肋間動・静脈、肋間神経・腸骨下腹神経・腸骨鼠径神経（筋枝）、肋間神経（外側皮枝）の分布。

(主治)

　腹部膨満、腹痛、下痢、腹側腹部痛。

(操作)

　直刺0.5cm。灸も可。

㉖ GB-26 帯脈 （たいみゃく）

(位置)

　側腹部、京門と腸骨稜を結ぶ線上の京門から尾側に約1/3。

(解剖)

　内・外腹斜筋、肋間動脈、肋間神経・腸骨下腹神経（筋枝）、肋間神経（外側皮枝）の分布。

(主治)

　雌生殖器疾患（卵巣疾患、腰冷、帯下など）、腰痛、下腹部痛、腰部冷感。

(操作)

　直刺0.3～1cm。灸も可。

㉗ GB-27 五枢 （ごすう）

(位置)

　側腹部、帯脈の後上方、腸骨稜の頭側。

(解剖)

　内・外腹斜筋、浅・深腸骨回旋動脈、肋間神経・腸骨下腹神経（皮枝）、腸骨下腹神経（外側皮枝）の分布。

(主治)

　下腹部のつり、雌雄性生殖器疾患。

(操作)

　直刺0.3～1cm。灸も可。

㉘ GB-28 維道 （いどう）

(位置)

　側腹部、五枢と居髎を結んだ中点。

(解剖)

　内・外腹斜筋、浅・深腸骨回旋動脈、肋間神経・腸骨下腹神経（筋枝）、腸骨下腹神経（外側皮枝）の分布。

(主治)

　腸疾患、雌雄生殖器疾患。

(操作)

　直刺0.3～1cm。灸も可。

㉙ GB-29 居髎 （きょりょう）

(位置)

　臀部、維道の外下方で、腸骨稜と大転子頂点の中点。

(解剖)

　大腿筋膜張筋・中殿筋、外側大腿骨回旋動脈（上行枝）・上殿動脈、上殿神経（筋枝）、上殿皮神経・腸骨下腹神経（外側皮枝）の分布。

(主治)

　腰痛、腸疾患。

■■ 2 経絡経穴学〈各論〉　151

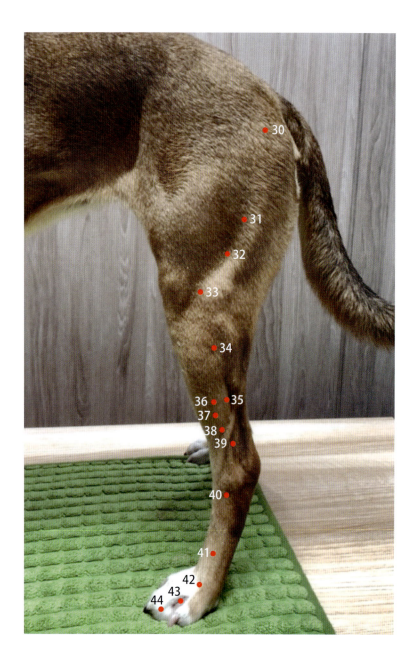

（主治）

　坐骨神経痛、股関節炎、後肢不随、脳出血。

（操作）

　直刺0.3～2cm。灸も可。

㉛GB-31 風市（ふうし）

（位置）

　大腿部外側、大腿骨大転子上縁と大腿骨外側下縁の中点。

（解剖）

　腸脛靭帯、大腿二頭筋長・短頭、外側広筋、外側大腿回旋動脈（下行枝）、脛骨神経（筋枝）、総腓骨神経（筋枝）、大腿神経（筋枝）、外側大腿皮神経（皮枝）の分布。

（主治）

　半身不随、後肢麻痺、坐骨神経痛、腰腿痛、雌性生殖器疾患。

（操作）

　直刺0.3～2cm。灸も可。

㉜GB-32 中瀆（ちゅうとく）

（位置）

　大腿部外側、大腿骨大転子上縁と大腿骨外側顆下縁との間で、下方から2/5。

（解剖）

　腸脛靭帯、大腿二頭筋長頭、外側広筋、外側大腿回旋動脈（下行枝）、総腓骨神経（筋枝）、大腿神経（筋枝）、外側大腿皮神経（皮枝）の分布。

（主治）

　半身不随、坐骨神経痛、足の麻痺（灸）、腰痛。

（操作）

　直刺0.3～2cm。灸も可。

（操作）

　直刺0.3～2cm。灸も可。

㉚GB-30 環跳（かんちょう）

（位置）

　大腿骨大転子後下方陥凹部。

（解剖）

　大臀筋、下臀動・静脈、下臀神経（筋枝）、上・下臀皮神経（皮枝）の分布。

㉝GB-33 膝陽関（ひざようかん）
（位置）
　膝外側、大腿二頭筋腱と腸脛靭帯の間の陥凹部。
（解剖）
　腸脛靭帯、大腿二頭筋長・短頭腱、外側上膝動脈、脛骨神経（筋枝）、総腓骨神経（筋枝）、外側大腿皮神経（皮枝）の分布。
（主治）
　膝関節の腫痛および伸張困難、後肢リウマチ、脾胃虚弱。
（操作）
　直刺0.3～1cm。灸も可。

㉞GB-34 陽陵泉（ようりょうせん／胆経の合土穴）
（位置）
　下腿外側、腓骨頭の前下方の陥凹部。
（解剖）
　長腓骨筋、外側上膝動・静脈、浅腓骨神経（筋枝）、外側腓腹皮神経（皮枝）の分布。
（主治）
　下肢運動疾患、膝部腫脹、嘔吐、胆肝疾患。
（操作）
　直刺0.5～1cm。灸も可。

㉟GB-35 陽交（ようこう）
（位置）
　下腿外側、外丘の高さで、腓骨後方。
（解剖）
　長腓骨筋、前脛骨動脈枝、浅腓骨神経（筋枝）、脛骨神経（筋枝）、外側腓腹皮神経（皮枝）の分布。
（主治）
　陽陵泉の補助として膝の痛み、顔面腫脹、肋膜炎、側脇部の痛み、頚項のこわばり。

（操作）
　直刺0.5～1cm。灸は可。

㊱GB-36 外丘（がいきゅう／胆経の郄穴）
（位置）
　下腿外側、陽陵泉の下方、膝関節と外果尖を結んだ連線上で、1/2よりやや下。陽交と下巨虚（胃経）との間。
（解剖）
　長腓骨筋と短腓骨筋の間、前脛骨動脈枝、浅腓骨神経（筋枝）、外側腓腹皮神経の分布。
（主治）
　項部のこわばり、後肢萎縮、てんかん。
（操作）
　直刺0.3～1cm。灸も可。

㊲GB-37 光明（こうめい／胆経の絡穴）
（位置）
　下腿外側、陽陵泉の下方、膝関節と外果尖を結んだ連線上で、外果より約1/3。腓骨前縁。
（解剖）
　長・短腓骨筋の間、前脛骨動脈枝、浅腓骨神経（筋枝）、外側腓腹皮神経の分布。
（主治）
　後肢萎縮、眼疾患。
（操作）
　直刺0.3～1cm。灸も可。

㊳GB-38 陽輔（ようほ／胆経の経火穴）
（位置）
　下腿外側、腓骨前縁、外果尖と膝窩横紋外端とを結ぶ線を4等分し、外果尖から1/4。
（解剖）
　長趾伸筋と短腓骨筋の間にある。前

■■ 2 経絡経穴学〈各論〉　153

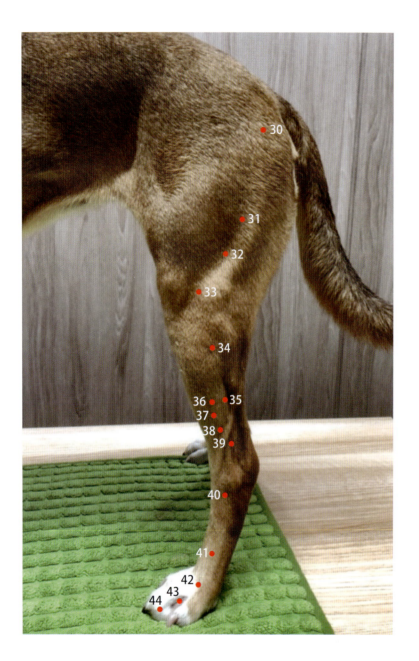

脛骨動脈枝、浅脛骨神経（筋枝）、外側腓腹皮神経の分布。
(主治)
　扁桃痛、腋窩痛、腰痛、後肢外側痛、後肢麻痺、膝関節炎、眼疾患。
(操作)
　直刺0.3～1cm。灸も可。

㊴ GB-39 懸鐘（けんしょう）
(位置)
　下腿外側、腓骨前縁、外果尖と膝窩横紋外端とを結ぶ連線上で、外果尖から1/5。
(解剖)
　短腓骨筋、前脛骨動・静脈枝、浅腓骨神経（筋枝）、外側腓腹皮神経・浅腓骨動脈（皮枝）の分布。
(主治)
　項頚部のこわばり、胸腹部の腫脹、側胸部痛、膝部・下腿部の疼痛、消化不良。
(操作)
　直刺0.5cm。灸も可。

㊵ GB-40 丘墟（きゅうきょ／胆経の原穴）
(位置)
　足根関節前外側、外果尖の前下方、長指伸筋腱外側の陥凹部。
(解剖)
　短趾伸筋の起始部、前外果動・静脈、外側足背皮神経枝と浅腓骨神経（皮枝）の分布。
(主治)
　項頚部痛、腋窩の腫脹、嘔吐、後肢運動麻痺、外果の腫脹。
(操作)
　直刺0.5cm。灸も可。

㊶ GB-41 足臨泣（あしりんきゅう／胆経の兪木穴）
(位置)
　足背、第四・第五中足骨底接合部の遠位。
(解剖)
　第四背側骨間筋、第四背側中足動脈、外側足底神経（筋枝）、浅腓骨神経（皮枝）の分布。
(主治)
　腓骨神経痛・麻痺、足関節の腫脹、側腹痛、脇痛、胆経の経路における疼痛を治す。肋膜炎、胆石症に圧痛をあ

らわす（胆石は右側）。足根痛、雌生
殖器疾患。
（操作）
　直刺0.5cm。灸も可。

㊷GB-42 地五会（ちごえ）
（位置）
　足背、第四・第五中足骨間で第四中
足趾節関節近位の陥凹部。
（解剖）
　第四背側骨間筋、第四背側中足動脈、
外側足底神経（筋枝）、浅腓骨神経（皮
枝）の分布。
（主治）
　乳房炎、胸痛。
（操作）
　直刺0.5cm。灸も可。

㊸GB-43 侠渓（きょうけい／胆経の
栄水穴）
（位置）
　足背、第四・第五中足趾節関節の前
外側陥凹部。
（解剖）
　第四背側骨間筋、背足趾動・静脈、
浅腓骨神経（皮枝）の分布。
（主治）
　めまい、耳疾患、頬腫、脇肋痛、乳
房腫痛、熱性病、趾関節疾患、後躯麻
痺、熱中症、中毒、下部尿路疾患。
（操作）
　直刺0.3～0.5cm。灸も可。

㊹GB-44 足竅陰（あしきょういん／
胆経の井金穴）
（位置）
　第四趾外側で、爪甲角の基部。
（解剖）
　背側趾動・静脈、浅腓骨神経（皮枝）
の分布。

（主治）
　耳疾患、眼痛、熱性病、感冒、熱中
症、便秘、腹痛、後肢痛、ショック。
（操作）
　直刺0.1～0.2cm。出血させてもよ
い。灸も可。

■■ 2 経絡経穴学〈各論〉　155

12）後肢厥陰肝経
The Liver Meridian of Foot-Jueyin（LR）

LR-1 大敦、LR-2 行間、LR-3 太衝、LR-4 中封、LR-5 蠡溝、LR-6 中都、LR-7 膝関、LR-8 曲泉、LR-9 陰包、LR-10 足五里、LR-11 陰廉、LR-12 急脈、LR-13 章門、LR-14 期門

経脈の循行（図2-2-23）

後肢第一趾外側に起こり、足背に沿って上行し、内果前を通過、後肢内側中線に沿って上行する。膝の内側を上行し、大腿内側より陰部から腹に至り、肝に属し胆に連絡し、横隔膜を通り側胸部に分布する。喉頭部の後面を沿って、鼻咽喉部に入り、目経に連接し、前頭部に出て、頭頂で督脈と会合する。

・目経の分枝：

目経から分岐して、頬の裏面に行き、口唇の周囲をめぐる。

・肝経の分枝：

肝より分かれ出て、横隔膜を通過して、肺に流注し、中焦に至り前肢太陰肺経に連接する。

経脈の主治

肝疾患、眼疾患、少腹、胸脇・胃腸および生殖器疾患。

経穴（図2-2-24）

①LR-1 大敦（だいとん／肝経の井木穴）

（位置）

第一趾外側で、爪甲角の基部。

（解剖）

背側趾動脈、深腓骨神経（皮枝）の分布。

（主治）

下部尿路疾患、感冒、熱中症、中毒、便秘。

第一趾

通常、犬の第一趾（狼爪）は存在しない場合がほとんどである。したがって、第二趾を第一趾とみなして取穴する。

（操作）

直刺0.1cm。出血させてもよい。灸も可。

②LR-2 行間（こうかん／肝経の栄火穴）

（位置）

第一・二趾間の背側の接合部。

（解剖）

第一背側中足動・静脈、深腓骨神経（皮枝）の分布。

（主治）

脇痛、腹部膨満感、結膜炎、顔面神経、排尿困難、ヘルニア、てんかん、不眠症。

（操作）

斜刺0.2～0.5cm。灸も可。

③LR-3 太衝（たいしょう／肝経の原穴・兪土穴）

（位置）

第一・第二中足骨間の陥凹部。

（解剖）

長母趾伸筋外側で、第一背側中足動脈、足背静脈網、深腓骨神経（皮枝）の分布。

（主治）

視力低下、脇痛、ヘルニア、子宮出血、下部尿路疾患、不眠症。

（操作）

直刺0.5～1cm。灸も可。

④LR-4 中封（ちゅうほう／肝経の経金穴）

（位置）

足根関節内側、内果尖の前方で、前脛骨筋腱内側の陥凹部。

＊解渓（胃経）と商丘（脾経）との間

（解剖）

舟状骨粗面上方にあり、前脛骨筋腱、前内果動脈、足背静脈網、深腓骨神経

図2-2-23 後肢厥陰肝経　循行図

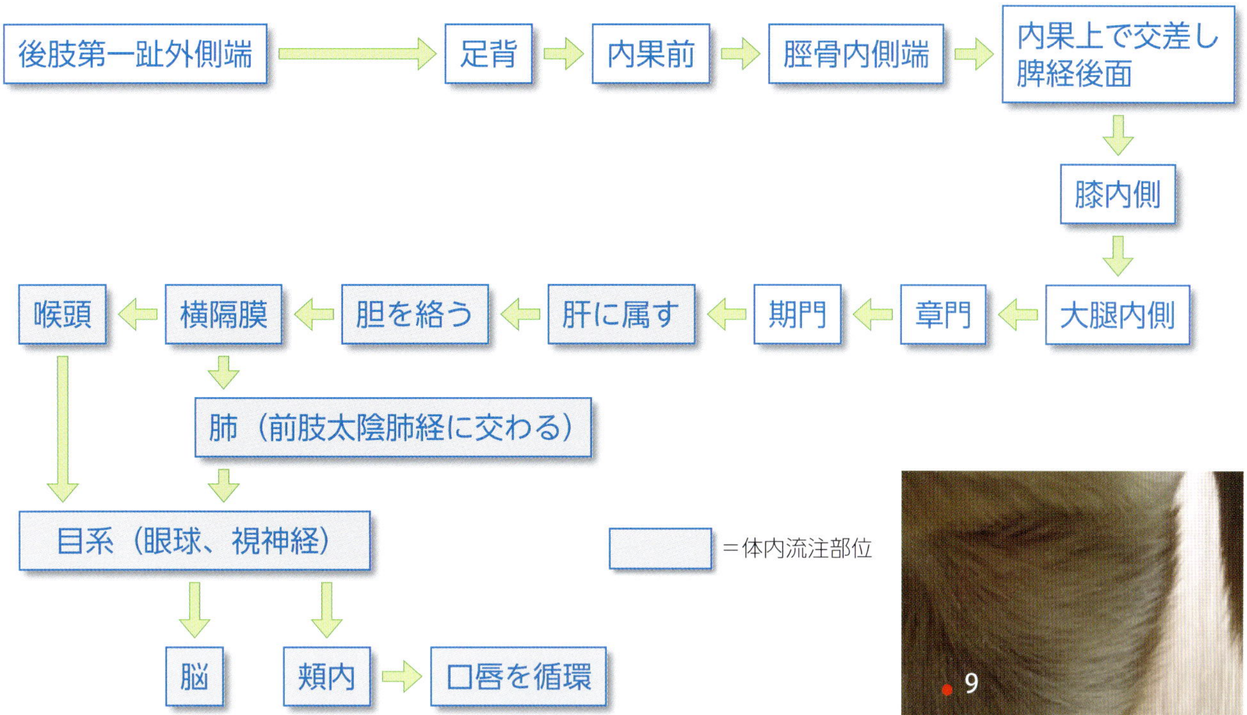

後肢第一趾外側端 → 足背 → 内果前 → 脛骨内側端 → 内果上で交差し脾経後面

内果上で交差し脾経後面 → 膝内側 → 大腿内側

喉頭 ← 横隔膜 ← 胆を絡う ← 肝に属す ← 期門 ← 章門 ← 大腿内側

横隔膜 → 肺（前肢太陰肺経に交わる）

喉頭 → 目系（眼球、視神経）

肺（前肢太陰肺経に交わる）→ 目系（眼球、視神経）

目系（眼球、視神経）→ 脳

目系（眼球、視神経）→ 頬内 → 口唇を循環

◻️ ＝体内流注部位

図2-2-24 後肢厥陰肝経　The Liver Meridian of Foot-Jueyin（LR）

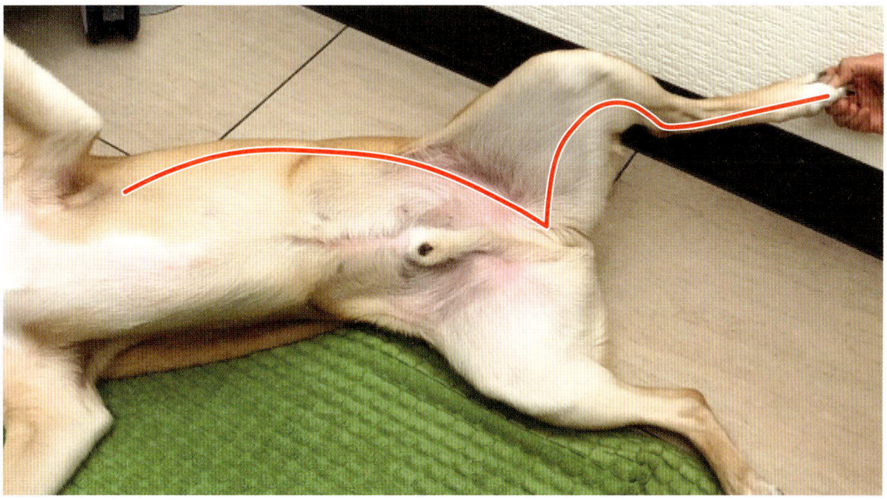

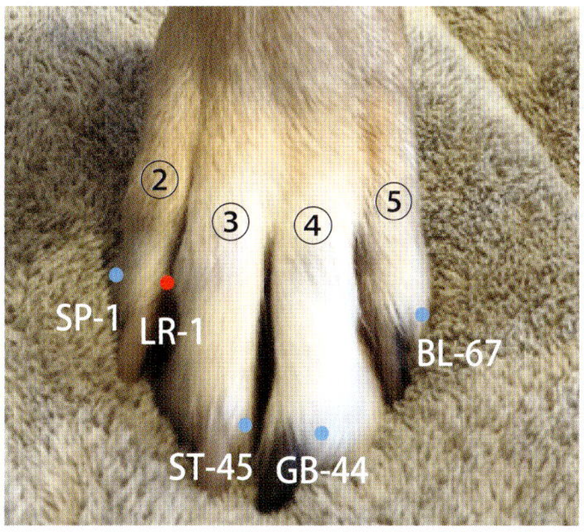

左後肢正面、狼爪がない場合

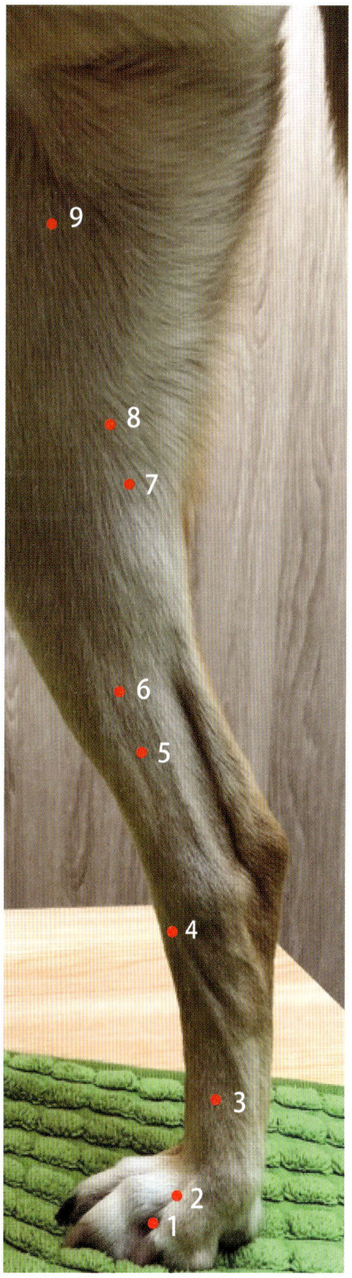

右後肢内側

■■ 2 経絡経穴学〈各論〉　157

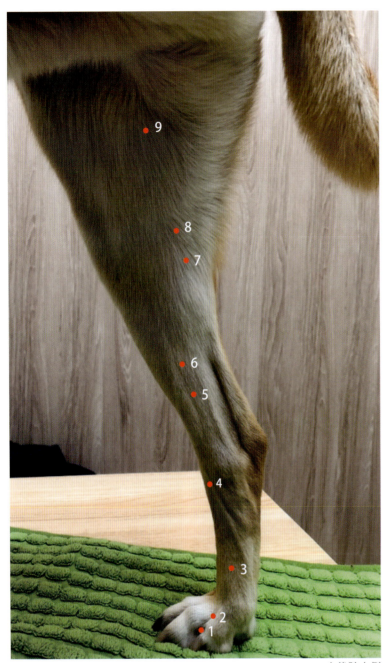

右後肢内側

（筋枝）、伏在神経の分布。
（主治）
　腹痛、排尿困難、脇肋腫痛、後肢麻痺・膝痛。
（操作）
　直刺0.5cm。灸も可。

⑤LR-5 蠡溝（れいこう／肝経の絡穴）
（位置）
　下腿前内側、脛骨内側面の中央、内果尖と曲泉の連線上で、内果尖から1/3。後方には大伏在静脈の走行。
（解剖）
　伏在神経の分布。
（主治）
　排尿困難、下部尿路疾患、ヘルニア、下腿の萎縮・麻痺。
（操作）
　直刺0.5～1cm。灸も可。

⑥LR-6 中都（ちゅうと／肝経の郄穴）
（位置）
　下腿前内側、脛骨内側面の中央、内果尖と膝関節の連線上で、1/2よりやや下、蠡溝の上方。
（解剖）
　下行膝動脈枝、伏在神経の分布。
（主治）
　下肢萎縮・疼痛、下痢、痢疾、生殖器系疾患。
（操作）
　直刺0.5～1cm。灸も可。

⑦LR-7 膝関（しっかん）
（位置）
　下腿脛骨面、脛骨内側顆の後下方、陰陵泉の後方。
（解剖）
　薄筋、半腱様筋、後脛骨動脈、伏在神経の分布。
（主治）
　膝部疼痛。
（操作）
　直刺0.5～1cm。灸も可。

⑧LR-8 曲泉（きょくせん／肝経の合水穴）
（位置）
　膝内側、半腱・半膜様筋腱内側の陥凹部、膝窩横紋の内側端。

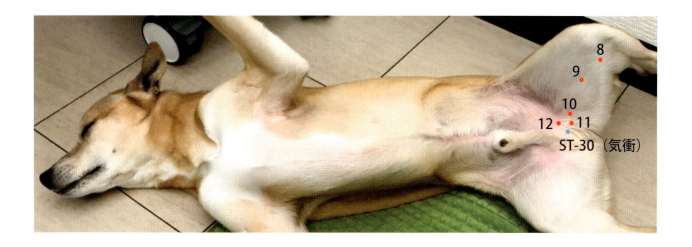

（解剖）
　薄筋、半腱・半膜様筋、内側下腿動脈・下行膝動脈、伏在神経の分布。
（主治）
　子宮疾患、排尿困難、下部腹痛、膝関節内側の疼痛。
（操作）
　直刺0.5～1cm。灸も可。

⑨LR-9 陰包（いんぽう）
（位置）
　大腿部内側、薄筋と縫工筋の間、気衝と曲泉の間で、曲泉から1/3。
（解剖）
　縫工筋、薄筋、下行膝動脈（大腿動脈枝）、大腿神経、閉鎖神経の分布。
（主治）
　発情異常、尿閉、遺尿、夜尿症、下腹部痛、閉鎖神経痛、膀胱・腎臓からくる排尿困難・遺尿。
（操作）
　直刺0.5～1cm。灸も可。

⑩LR-10 足五里（あしごり）
（位置）
　大腿部内側、気衝と曲泉の間で、気衝から1/6。大腿動脈拍動部。
（解剖）
　恥骨筋、長内転筋、大腿動脈、大腿神経、閉鎖神経、陰部大腿神経の分布。
（主治）
　尿閉、緑内障の圧痛の出るところ。
（操作）
　直刺0.5～1cm。灸も可。

⑪LR-11 陰廉（いんれん）
（位置）
　大腿部内側、気衝と足五里の間で、足五里から1/3。
（解剖）
　恥骨筋、大腿動脈、大腿神経、陰部大腿神経の分布。
（主治）
　雌生殖器疾患、流産、下腹部痛、腰痛、閉鎖神経痛。
（操作）
　直刺0.5～1cm。灸も可。

⑫LR-12 急脈（きゅうみゃく）
（位置）
　鼠径部、恥骨結合上縁の高さで、気衝と衝門の間で、気衝から1/3水平線上。
（解剖）
　内・外腹斜筋、恥骨筋、大腿動脈、大腿神経、陰部大腿神経の分布。
（主治）
　雌生殖器疾患、流産による下腹部痛、

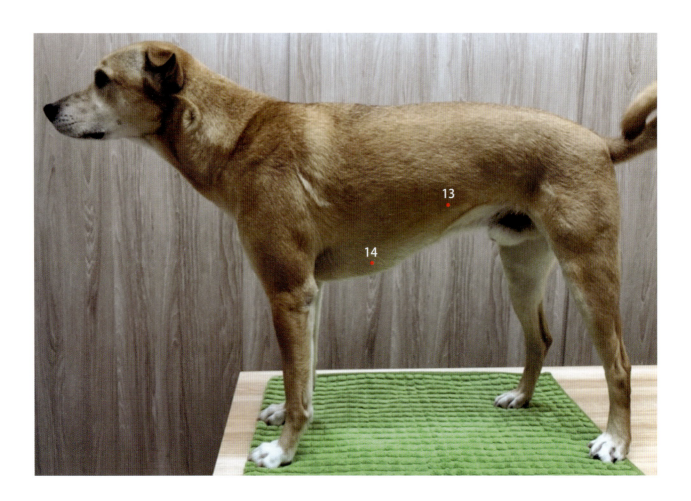

腰痛、閉鎖神経痛。
(操作)
　直刺0.5～1cm。灸も可。

⑬ LR-13 章門（しょうもん／脾経の募穴）
(位置)
　側腹部、第十二肋骨端下縁。
(解剖)
　内・外腹斜筋、肋間動脈、肋間神経の分布。
(主治)
　腹部膨満感、腹痛、肋間痛、嘔吐、下痢。
(操作)
　斜刺0.5～1cm。灸も可。

⑭ LR-14 期門（きもん／肝経の募穴）
(位置)
　第六肋骨間で、乳頭の並びで取る。
(解剖)
　内・外腹斜筋、肋間動脈、肋間神経の分布。
(主治)
　脇痛、腹部膨満感、熱性病、黄疸、結膜炎、角膜炎、脾胃虚弱。
(操作)
　斜刺0.5～1cm。灸も可。

2 奇経八脈

正経十二経脈は固有の経穴をもつが、奇経八脈のうち、督脈と任脈を除く6つの奇経は固有の経穴を持たない。奇経八脈には、督脈、任脈、衝脈、帯脈、陽蹻脈、陰蹻脈、陽維脈、陰維脈の八脈がある。奇経八脈のうち、督脈と任脈について詳述する。

1) 督脈

GV-1 長強、GV-2 腰兪、GV-20-01 腰百会、GV-3 腰陽関、GV-4 命門、GV-5 懸枢、GV-6 脊中、GV-7 中枢、GV-8 筋縮、GV-9 至陽、GV-10 霊台、GV-11 神道、GV-12 身柱、GV-13 陶道、GV-14 大椎、GV-15 瘂門、GV-16 風府、GV-17 脳戸、GV-18 強間、GV-19 後頂、GV-20 百会、GV-21 前頂、GV-22 顖会、GV-23 上星、GV-24 神庭、GV-25 素髎、GV-26 水溝、GV-27 兌端、GV-28 齦交

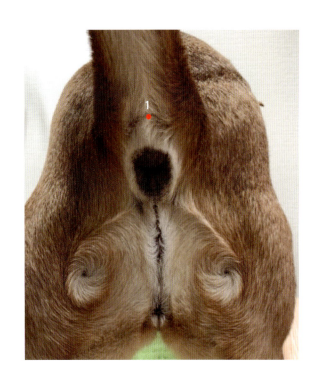

経脈の循行（図2-2-25）

下腹部・胞中より起こり、会陰部に出て、脊柱正中線に沿って前行し、前頭に至り、脳に入り、次に前頭に沿って前行して唇に至る。

・第一枝・分支：
会陰部より発し、尾骨端で大腿内側から発した後肢少陰腎経と後肢太陽膀胱経と会して、脊柱裏面を貫き腎に属す。

・第二枝・分支：
下腹部より前行し、臍を貫通、さらに前行して心を貫き、咽に至り任脈と衝脈に交会する。再び前行し下顎に達して、口唇から両眼下中央連結する。

・第三枝・分支：
後肢太陽膀胱経と同じ内眼角より起こり、上行して前頭部に至る。頭頂で左右に交叉し、内に進んで脳を絡う。肩甲骨内側、脊柱両則に沿い、腰部に達する。脊柱両則の筋肉に進入して腎に連絡する。

経脈の主治

頭部、頚部と腰背部の強硬、神経疾患。

経穴（図2-2-26）

①GV-1 長強（ちょうきょう）

（位置）
尾根と肛門の間。
（解剖）
外肛門括約筋、肛門動・静脈、尾骨神経と肛門神経。
（主治）
便秘、下痢、肛門脱、生殖機能障害、腰背部痛。
（操作）
直刺0.5～1cm。

長強
イエウサギの長強に刺鍼した実験によると、実験性結腸低緊張には内圧の上昇が、高緊張には内圧の降下がみられたという報告がある。

図2-2-25 督脈 循行図

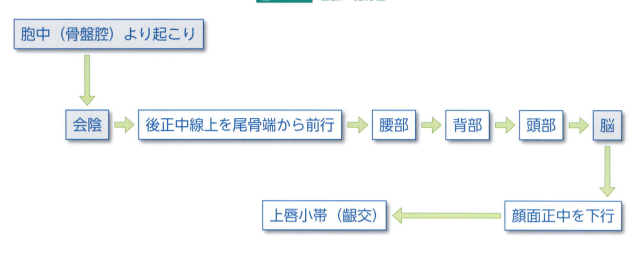

☐＝体内流注部位

図2-2-26 督脈　The Governor Vessel meridian（GV）

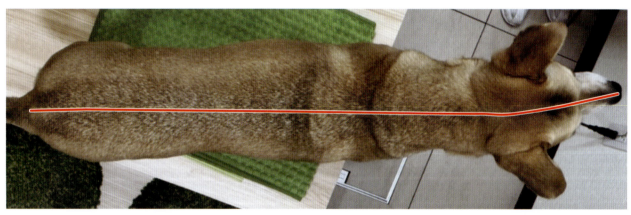

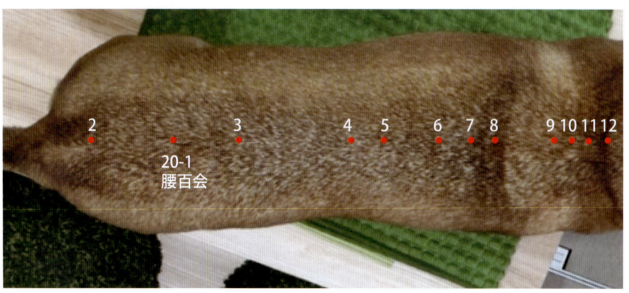

電鍼、水鍼、気鍼、埋線およびレーザー治療も可。

②GV-2 腰兪（ようゆ）
（位置）
　後正中線上で、仙骨と第一尾椎の間陥凹部。
（解剖）
　仙骨靭帯、両側内背側仙尾筋、仙骨動・静脈、仙骨神経。
（主治）
　腰背の疼痛、後肢麻痺、内分泌疾患、後肢リウマチ、尿閉、熱中症、脾胃虚弱。
（操作）
　直刺0.5～1.5cm。灸も可。

③GV-20-1 百会（ひゃくえ／腰百会に相当）
（位置）
　ヒトでは頭頂部に位置するが、犬では、第七腰椎と仙骨間の陥凹部に腰百会として取る。
（解剖）
　局所には棘上靭帯、棘間靭帯、腰動脈、腰神経後肢。

（主治）
　腰部、後肢の運動系疾患、その他。
（操作）
　直刺1～2cm。

④GV-3 腰陽関（こしようかん）
（位置）
　第五・第六腰椎棘突起間。
（解剖）
　棘上靭帯、棘間靭帯、腰動脈、腰神経後肢。
（主治）
　腰部痛、後肢麻痺、性ホルモン失調、腰部リウマチ、破傷風。
（操作）
　直刺または斜刺0.5～1.5cm。

⑤GV-4 命門（めいもん）
（位置）
　第二・第三腰椎の棘突起間。
（解剖）
　棘上靭帯、棘間靭帯、腰動脈が走行、腰神経後肢。
（主治）
　腰背部痛、性ホルモン失調、下痢、尿閉、腎炎。

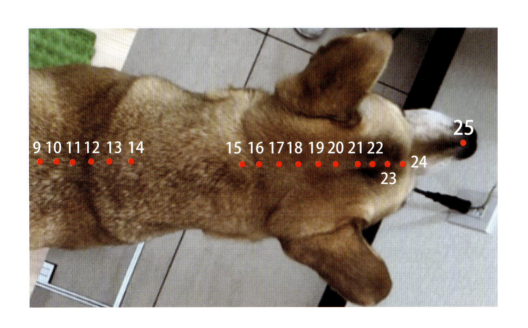

2 経絡経穴学〈各論〉

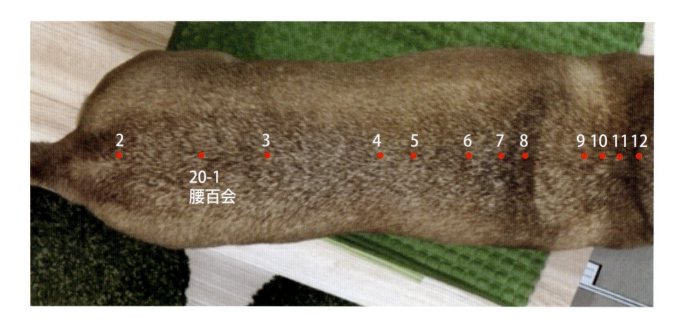

20-1 腰百会

　　（操作）
　　　直刺または斜刺0.5〜1.5cm。

⑥ GV-5 懸枢（けんすう）
　　（位置）
　　　第一・第二腰椎間の棘突起間。
　　（解剖）
　　　棘上靭帯、棘間靭帯、腰動脈、腰神経後肢。
　　（主治）
　　　腰背痛、下痢、リウマチ、消化不良。
　　（操作）
　　　直刺または斜刺0.5〜1.5cm。

⑦ GV-6 脊中（せきちゅう）
　　（位置）
　　　第十二・第十三胸椎の棘突起の間。
　　（解剖）
　　　棘上靭帯、棘間靭帯、肋骨動脈、胸椎神経後枝。
　　（主治）
　　　胃脘痛、下痢、黄疸、腰背痛、脾胃疾患、消化不良、食欲不振。
　　（操作）
　　　直刺または斜刺0.5〜1cm。

⑧ GV-7 中枢（ちゅうすう）
　　（位置）
　　　第十一・第十二胸椎の棘突起間。
　　（解剖）
　　　棘上靭帯、棘間靭帯、肋骨動脈、胸椎神経後枝。
　　（主治）
　　　腰背痛、胃痛、下痢、リウマチ、運動障害、胃炎、食欲減退。
　　（操作）
　　　直刺または斜刺0.5〜1cm。

⑨ GV-8 筋縮（きんしゅく）
　　（位置）
　　　第十・第十一胸椎の棘突起間。
　　（解剖）
　　　棘上靭帯、棘間靭帯、肋骨動脈、胸椎神経後枝。
　　（主治）
　　　背痛、胃痛、心痛、肝胆疾患。
　　（操作）
　　　直刺または斜刺0.5〜1cm。

⑩ GV-9 至陽（しよう）
　　（位置）
　　　第七・第八胸椎の棘突起間。

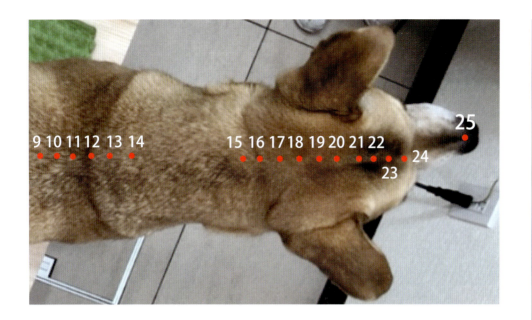

（解剖）
　棘上靭帯、棘間靭帯、肋骨動脈、胸椎神経後枝。
（主治）
　黄疸、咳嗽、脊痛、胸背痛、肋間痛、食欲減退、気管支炎。
（操作）
　直刺または斜刺0.5〜1cm。
＊犬では、至陽に電極を用いると腹部手術の際の鎮痛効果が期待できる。

⑪ GV-10 霊台（れいだい）
（位置）
　第六・第七胸椎の棘突起間。
（解剖）
　棘上靭帯、棘間靭帯、肋骨動脈、胸椎神経後枝。
（主治）
　咳嗽、喘息、胸背痛、肩関節疼痛、胃痛、肝炎、肺炎、気管支炎。
（操作）
　直刺または斜刺0.5〜1cm。

⑫ GV-11 神道（しんどう）
（位置）
　第五・第六胸椎の棘突起間。

（解剖）
　棘上靭帯、棘間靭帯、肋骨動脈、胸椎神経後枝。
（主治）
　脊背痛、心痛、気喘、感冒。
（操作）
　直刺または斜刺0.5〜1cm。

⑬ GV-12 身柱（しんちゅう）
（位置）
　第三・第四胸椎の棘突起間。
（解剖）
　棘上靭帯、棘間靭帯、肋骨動脈、胸椎神経後枝。
（主治）
　咳嗽、喘息、腰背痛、気管支炎、肺炎、感冒、前肢運動障害。
（操作）
　直刺または斜刺0.5〜1cm。

⑭ GV-13 陶道（とうどう）
（位置）
　第一・第二胸椎の棘突起間。
（解剖）
　棘上靭帯、棘間靭帯、肋骨動脈、胸椎神経後枝。

■■ 2 経絡経穴学〈各論〉　165

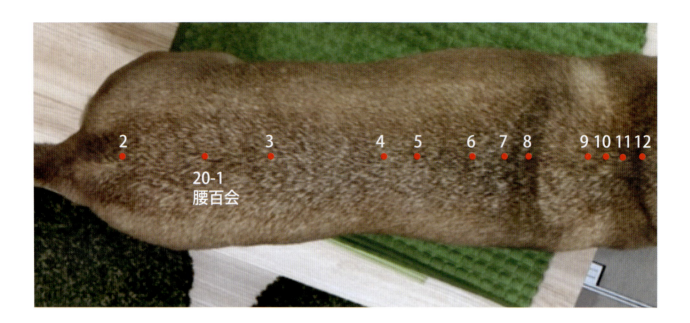

(主治)

背痛、疼痛、前肢および肩部疼痛、リウマチ、喘息、咳嗽、腹痛。

(操作)

直刺または斜刺0.5～1.5cm。

⑮ GV-14 大椎（だいつい）

(位置)

第七頚椎・第一胸椎の棘突起間。

(解剖)

棘上靭帯、棘間靭帯があり、肋骨動脈、頚神経後枝。

(主治)

感冒、咳嗽、頭頚部痛、てんかん。

(操作)

直刺0.5～2cm。

⑯ GV-15 瘂門（あもん）

(位置)

後頭部、後正中線上、第二頚椎棘突起上方の陥凹部。

(解剖)

項靭帯、棘間筋があり、頚横動脈上行枝、頚神経後枝。

(主治)

項強、神経症。

(操作)

浅刺。

⑰ GV-16 風府（ふうふ）

(位置)

大孔の背側正中。

(解剖)

項靭帯、項筋膜中、後頭動脈、椎骨静脈、大後頭神経。

(主治)

頚痛、咽喉腫痛、頭頚部および腹部手術における鎮痛効果。

(操作)

浅刺。

⑱ GV-17 脳戸（のうこ）

(位置)

頭部、外後頭隆起上際の陥凹部。

(解剖)

後頭筋があり、後頭動脈、顔面神経筋枝、大後頭神経皮枝。

(主治)

三叉神経痛、頭部のできもの、脳充血。

(操作)

直刺または斜刺0.3～0.7cm。

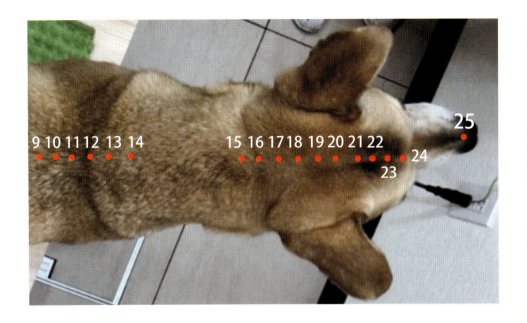

⑲ GV-18 強間（きょうかん）
（位置）
　頭部、後正中線上、後髪際の上方4寸。
（解剖）
　帽状腱膜、後頭動脈、大後頭神経皮枝。
（主治）
　頚の痛み（項痛）。
（操作）
　直刺または斜刺0.3～0.7cm。

⑳ GV-19 後頂（ごちょう）
（位置）
　頭部、後正中線上、後髪際の上方5寸5分。
（解剖）
　帽状腱膜、後頭動脈、大後頭神経皮枝。
（主治）
　項のこわばり（項急）。
（操作）
　直刺または斜刺0.3～0.7cm。

㉑ GV-20 百会（ひゃくえ）
　腰の百会と区別して、頭の百会。
（位置）
　頭頂部で、両耳尖との交点にある。
（解剖）
　帽状腱膜、左右の浅側頭動・静脈、大後頭神経、前頭神経。
（主治）
　めまい、鼻詰まり、失神、てんかん、脱肛、破傷風、脾虚湿邪、中風。
（操作）
　直刺・斜刺・横刺0.3～1cm。

㉒ GV-21 前頂（ぜんちょう）
（位置）
　頭部で、前正中線上、前髪際の後方3寸5分。
（解剖）
　帽状腱膜、眼窩上動脈、眼神経。
（主治）
　顔面腫大（頭部の浮腫）、めまい、のぼせ。
（操作）
　直刺または斜刺0.3～1cm。

■■ 2 経絡経穴学〈各論〉　167

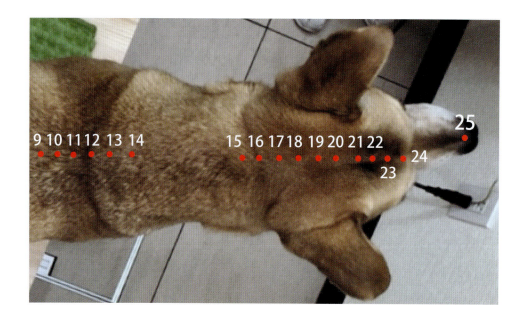

㉓ GV-22 顖会（しんえ）
（位置）
　頭部で前正中線上、前髪際の後方2寸。
（解剖）
　帽状腱膜、前頭筋、眼窩上動脈、顔面神経、眼神経。
（主治）
　低血圧性貧血、鼻閉。
（操作）
　直刺または斜刺0.3～1cm。

㉔ GV-23 上星（じょうせい）
（位置）
　頭部で前正中線上、前髪際の後方1寸。
（解剖）
　前頭筋、眼窩上動脈、滑車上動脈、顔面神経、眼神経。
（主治）
　鼻疾患（鼻蓄膿症、鼻茸、鼻閉）、低血圧性めまい。
（操作）
　直刺または斜刺0.3～1cm。

㉕ GV-24 神庭（しんてい）
（位置）
　頭部で前正中線上、前髪際の後方5分。
（解剖）
　前頭筋、眼窩上動脈、滑車上動脈、顔面神経、眼神経。
（主治）
　神経症、鼻閉。
（操作）
　直刺または斜刺0.3～1cm。

㉖ GV-25 素髎（そりょう）
（位置）
　鼻端の有毛部と無毛部との交点。
（解剖）
　鼻尖軟骨、顔面動・静脈、眼神経が分布。
（主治）
　昏厥、鼻詰まり、中暑、咳嗽、感冒、鼻炎、呼吸衰弱、ショック。
（操作）
　点刺0.2～0.5cm。出血させてもよい。

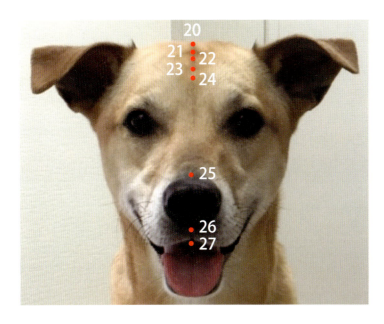
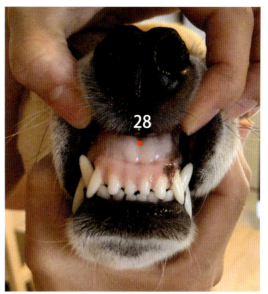

㉗ GV-26 水溝（すいこう／人中）

（位置）
　上唇口の上1/3。

（解剖）
　口輪筋、上唇動・静脈、上顎神経。

（主治）
　てんかん、中風昏迷、牙関緊急、顔面腫脹、腰背痛、中暑、感冒、積熱、熱性病、気管支炎、ショック。

（操作）
　直刺0.2〜0.5 cm。

㉘ GV-27 兌端（だたん）

（位置）
　顔面部、上唇結節上端の中点。

（解剖）
　口輪筋（筋枝）、上唇動脈、眼面神経、上顎神経。

（主治）
　歯齦炎。

（操作）
　直刺0.2〜0.5 cm。

㉙ GV-28 齦交（ぎんこう）

（位置）
　顔面部、上歯齦、上唇小帯の接合部。

（解剖）
　上唇小帯、前上歯槽動脈、上顎神経。

（主治）
　鼻カタル、眼疾患。

（操作）
　直刺0.2〜0.5 cm。

2 経絡経穴学〈各論〉　169

2）任脈

CV-1 会陰、CV-2 曲骨、CV-3 中極、CV-4 関元、CV-5 石門、CV-6 気海、CV-7 陰交、CV-8 神闕、CV-9 水分、CV-10 下脘、CV-11 建里、CV-12 中脘、CV-13 上脘、CV-14 巨闕、CV-15 鳩尾、CV-16 中庭、CV-17 膻中、CV-18 玉堂、CV-19 紫宮、CV-20 華蓋、CV-21 璇璣、CV-22 天突、CV-23 廉泉、CV-24 承漿

経脈の循行（図2-2-27）

下腹部内の胞中に起こり、会陰部に出る。腹部、胸部に向かって正中を前行し、咽喉部に至り、衝脈と合流し、口唇を循環。顔面・頬部に沿い眼下中央に達する。

・分支：胞中に起こって、督脈・後肢少陰経と相接合し、脊柱の内裏面を貫く。

経脈の主治

生殖器疾患、咽喉・胸腹部腫痛。

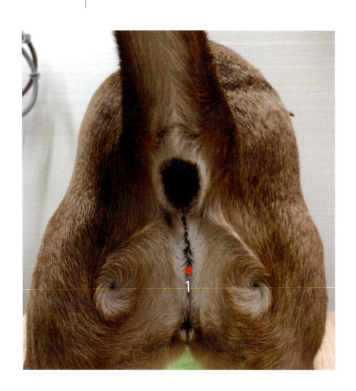

経穴（図2-2-28）

①CV-1 会陰（えいん）

（位置）
腹部正中線上で、肛門と外部生殖器との中点。

（解剖）
会陰部で、会陰浅・深会陰横筋、会陰動・静脈、会陰神経。

（主治）
陰部掻痒感、排尿困難、性ホルモン失調、てんかん、子宮脱。

（操作）
直刺0.5〜1cm。

②CV-2 曲骨（きょくこつ）

（位置）
下腹部、前正中線上で、恥骨結合前縁。

（解剖）
白線、腹直筋鞘前葉、浅腹壁動脈・下腹壁動脈、腸骨下腹神経（前皮枝）・腸骨鼠径神経。

（主治）
内蔵虚弱体質、泌尿器疾患（膀胱炎・麻痺、尿道炎）。

（操作）
直刺0.5〜1cm。

③CV-3 中極（ちゅうきょく／膀胱経の募穴）

（位置）
腹部正中線上で、恥骨結合前縁と臍を結んだ連線上で、恥骨結合から1/5のところ。

（解剖）
浅腹壁動・静脈、腸骨下腹神経。

（主治）
排尿困難、尿閉、性ホルモン失調、てんかん、子宮脱、不妊症、陰部の掻痒感。

図2-2-27 任脈 循行図

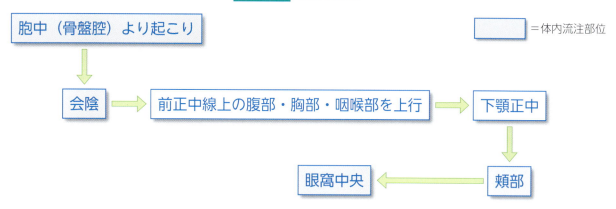

図2-2-28 任脈　The Conception Vessel Metidian (CV)

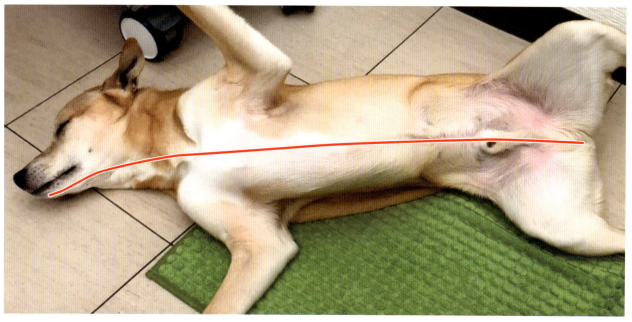

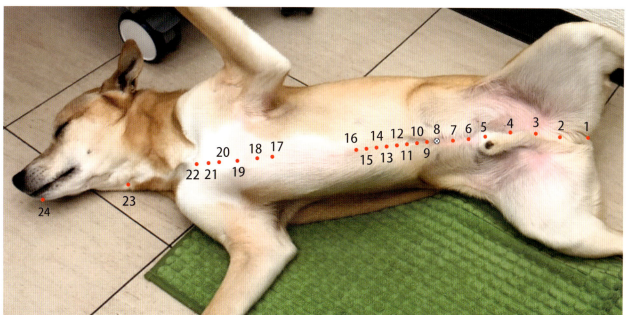

⊗ CV-8（臍）

■■ 2 経絡経穴学〈各論〉　171

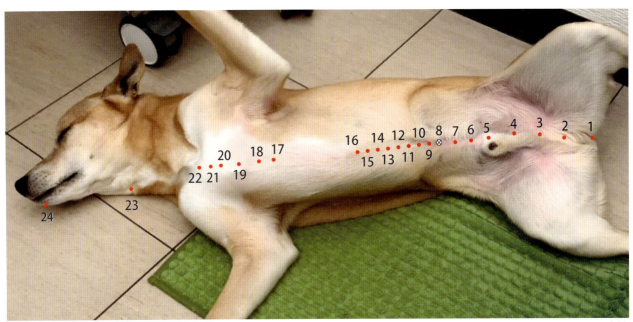

⊗ CV-8（臍）

（操作）
　直刺0.5〜1cm。

④CV-4 関元（かんげん／小腸経の募穴）
（位置）
　腹部正中線上で、恥骨結合前縁と臍を結んだ連線上で、恥骨結合から2/5のところ。
（解剖）
　浅腹壁動・静脈、第十肋間神経。
（主治）
　排尿困難、頻尿、尿閉、性ホルモン失調、不妊症、ヘルニア、下腹部痛、下痢。
（操作）
　直刺0.5〜1cm。灸も可。

⑤CV-5 石門（せきもん／三焦経の募穴）
（位置）
　腹部正中線上で、恥骨結合前縁と臍を結んだ連線上で、恥骨結合から3/5のところ。
（解剖）
　白線、浅腹壁動・静脈。

（主治）
　下痢、痢疾、便秘、嘔吐、泌尿器疾患、生殖器疾患。
（操作）
　直刺0.5〜1cm。

⑥CV-6 気海（きかい）
（位置）
　腹部正中線上で、恥骨結合前縁と臍を結んだ連線上で、恥骨結合から7/10のところ。
（解剖）
　浅腹壁動・静脈、第十一肋間神経。
（主治）
　子宮出血、性ホルモン失調、ヘルニア、残尿感、腹痛、便秘、下痢。
（操作）
　直刺0.5〜1cm。灸も可。

⑦CV-7 陰交（いんこう）
（位置）
　腹部正中線上で、恥骨結合前縁と臍を結んだ連線上で、臍から1/5のところ。

（解剖）

浅腹壁動・静脈、第十肋間神経。

（主治）

腹部膨満感、性ホルモン失調、陰部掻痒感、産後の出血、臍周囲の腫痛、腹痛。

（操作）

直刺0.5〜1cm。灸も可。

⑧CV-8 神闕（しんけつ）

（位置）

臍部中央。

（解剖）

下腹壁動・静脈、第十肋間神経。

（主治）

腹鳴、腹痛、浮腫、腹部膨満、下痢、脱肛。

（操作）

刺鍼禁忌、間接灸。

⑨CV-9 水分（すいぶん）

（位置）

腹部正中線上で、臍と胸骨体下端とを結んだ連線上で、臍から1/8のところ。

（解剖）

下腹壁動・静脈、第八・九肋間神経。

（主治）

腹痛、腸鳴、下痢、水腫、排尿困難。

（操作）

直刺0.5〜1cm。灸も可。

⑩CV-10 下脘（げかん）

（位置）

中脘と臍の中点。

（解剖）

腹壁動・静脈、第八肋間神経。

（主治）

胃痛、腹部膨満、腸鳴、呑酸、嘔吐、下痢、黄疸、食欲不振、失眠、咳嗽、消化不良。

（操作）

直刺0.5〜1cm。灸も可。

⑪CV-11 建里（けんり）

（位置）

上腹部、前正中線上、臍中央の上方で臍から3/8。

（解剖）

白線、肋間神経（前皮枝）、上腹壁動脈。

（主治）

食欲不振。

（操作）

直刺0.5〜1cm。灸も可。

⑫CV-12 中脘（ちゅうかん／胃経の募穴）

（位置）

胸骨体下端と臍を結んだ線の中点。

（解剖）

上腹壁動・静脈、第七・八肋間神経。

（主治）

胃痛、腹部膨満、腸鳴、呑酸、嘔吐、下痢、黄疸、食欲不振、失眠、咳嗽、消化不良。

（操作）

直刺0.5〜1cm。灸も可。

⑬CV-13 上脘（じょうかん）

（位置）

巨闕と中脘を結んだ中点。

（解剖）

上腹壁動・静脈、第七肋間神経。

（主治）

胃痛、腹部膨満、嘔吐、失眠、下痢、胃寒、腹痛、咳嗽。

（操作）

直刺0.5〜1cm。灸も可。

■■ 2 経絡経穴学〈各論〉　173

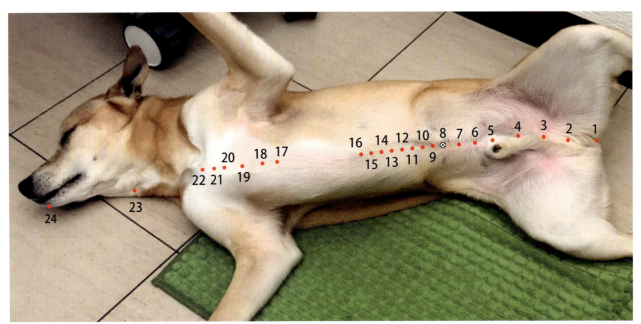

⊗ CV-8（臍）

⑭ CV-14 巨闕（こけつ／心経の募穴）
（位置）
　胸骨体下端と中脘を結んだ線の中点。
（解剖）
　上腹壁動・静脈、第七肋間神経。
（主治）
　心胸痛、嘔吐、てんかん、心悸、胃寒、下痢、腹痛、咳嗽。
（操作）
　直刺0.5～1cm。灸も可。

⑮ CV-15 鳩尾（きゅうび）
（位置）
　胸骨体下端の1寸下。
（解剖）
　腹直筋の起始部で、上腹壁動・静脈、第六肋間神経。
（主治）
　心胸痛、てんかん。
（操作）
　後方に向かって斜刺0.3～1cm。

⑯ CV-16 中庭（ちゅうてい）
（位置）
　前胸部、前正中線上、胸骨体下端の中点。
（解剖）
　肋間神経前皮枝、内胸動脈枝。
（主治）
　嘔吐、胸苦、呼吸困難、胃疾患。
（操作）
　直刺0.3～1cm。

⑰ CV-17 膻中（だんちゅう／心包の募穴）
（位置）
　胸骨腹側中線で、華蓋穴と胸骨体下端を結び、胸骨体下端から約1/3。
（解剖）
　胸骨上で、内胸動・静脈、第四肋間神経。
（主治）
　気喘、胸痛、心悸、乳汁分泌減少、肺炎、咳嗽、気管支炎。
（操作）
　斜刺0.3～1cm。

⑱**CV-18 玉堂（ぎょくどう）**

（位置）

　前胸部、前正中線上、第三肋間と同じ高さ。

（解剖）

　胸骨上で、内胸動脈の枝、肋間神経前皮枝。

（主治）

　嘔吐、吐気。

（操作）

　斜刺0.3～1cm。

⑲**CV-19 紫宮（しきゅう）**

（位置）

　前胸部、前正中線上、第二肋間と同じ高さ。

（解剖）

　胸骨上で、内胸動脈の枝、肋間神経前皮枝。

（主治）

　肋膜炎、気管支炎、咳嗽。

（操作）

　斜刺0.3～1cm。

⑳**CV-20 華蓋（かがい）**

（位置）

　胸部正中線上、第一肋間と同じ高さ。

（解剖）

　胸骨上で、内胸動・静脈、第一肋間神経。

（主治）

　気管支喘息、咳嗽、胸痛。

（操作）

　斜刺0.5cm。灸も可。

㉑**CV-21 璇璣（せんき）**

（位置）

　前胸部、前正中線上、頚窩の下方1寸。

（解剖）

　内胸動脈枝、鎖骨上・肋間神経前皮枝。

（主治）

　頚腫脹、喘息。

（操作）

　斜刺0.3～1cm。

㉒**CV-22 天突（てんとつ）**

（位置）

　前頚部、前正中線上、頚窩の中央。

（解剖）

　胸骨舌骨筋、下甲状腺動脈、頚鎖神経ワナ、頚横神経。

（主治）

　喘息、咳嗽。

（操作）

　斜刺0.3～1cm。

㉓**CV-23 廉泉（れんせん）**

（位置）

　前頚部、前正中線上、喉頭隆起上方、舌骨の上方陥凹部。

（解剖）

　上甲状腺動脈、頚横神経。

（主治）

　舌炎。

（操作）

　直刺または斜刺0.3～1cm。

㉔**CV-24 承漿（しょうしょう）**

（位置）

　下唇正中のやや後方。

（解剖）

　口輪筋と下唇下制筋の間、下唇動・静脈、顔面神経、オトガイ神経。

（主治）

　顔面腫脹、顔面麻痺、歯肉炎、流涎、歯痛、てんかん。

（操作）

　斜刺0.2～0.5cm。灸も可。

■■ 2 経絡経穴学〈各論〉　175

3 奇穴（含：新穴）

　奇穴とは、先人が有効な施術点として発表し、その有効性が経験的に証明され、歴史的にも受け継がれているものである。十四経脈以外に鍼・灸の術を施して効果のあるところを定めたもので、経脈の流注上に存在していてもその経脈には属していない。「ある疾患に対して特別な効果がある」「独特の取穴法がある」などの特徴があり、その数も多い。

　中国では中華人民共和国成立以降、鍼麻酔をはじめ、「頭鍼療法」「耳鍼療法」「手鍼療法」などの研究に伴い、新穴、耳鍼穴、手鍼穴などが次々と発表されている。

　奇穴の効用は顕著なものであるが、疾病の治療や全身調整を目的とする場合は、経絡とのかかわりのなかで用いることが大切である。

　比較的臨床に繁用されている奇穴部位別に分けて記載する。

1）頭頚部穴

四神聡（ししんそう）
（取穴法）
　頭部、百会（督脈）を中心に前後左右それぞれ1寸の部に4穴を取る。

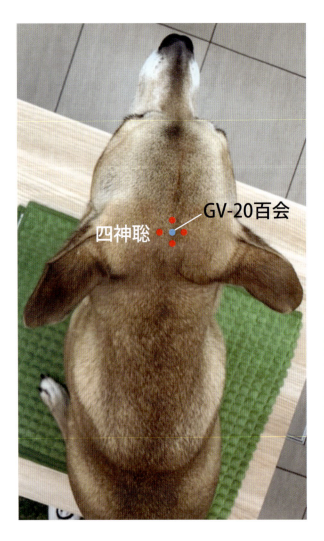

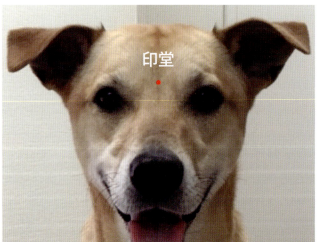

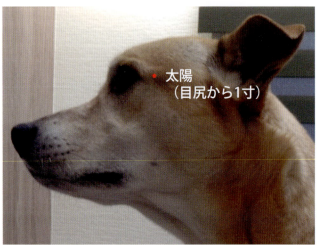

（主治）

めまい、てんかん、精神病、脳卒中。

印堂（いんどう）
（取穴法）

顔面部、神庭（督脈）の下方、眉間中央陥凹部に取る。

（主治）

鼻疾患、めまい、不眠症。

太陽（たいよう）

別名は当容。

（取穴法）

顔面部、眉毛の外端と外眼角との中央から後方1寸の陥凹部に取る。

＊前頭骨頬骨突起後縁にあたる。下顎神経（三叉神経第三枝）が支配。

（主治）

眼疾患、歯痛、顔面神経麻痺。

2）背部穴

定喘（ていぜん）

別名は治喘。

（取穴法）

上背部、第七頚椎、第一胸椎棘突起間、外方5分に取る（外方1寸とする説もある）。

（主治）

咳嗽、喘息、蕁麻疹、前肢麻痺。

腰眼（ようがん）

（取穴法）

腰部、第四・第五腰椎棘突起間、外方3寸5分に取る。

＊動物を伏臥させて、あたかも両眼のごとき陥凹部に取る。

＊前肢を上げて、身体をひねると陥凹部がよくあらわれる。腰三角（前方では外腹斜筋後縁、下方では広背筋、後方では腸骨稜に囲まれた抵抗減弱部である）にあたる。

（主治）

腰痛、生殖器疾患（とくに精巣炎や卵巣炎）。

十七椎（じゅうななつい）

別名は上仙。

（取穴法）

腰百会と同位置。p.163参照。

3）後肢部穴

鶴頂（かくちょう）

別名は膝頂。

（取穴法）

膝関節部、膝蓋骨底上際中央の陥凹部に取る。

＊膝関節を軽く屈曲すると、取穴しやすい。

（主治）

膝関節疾患、下肢麻痺。

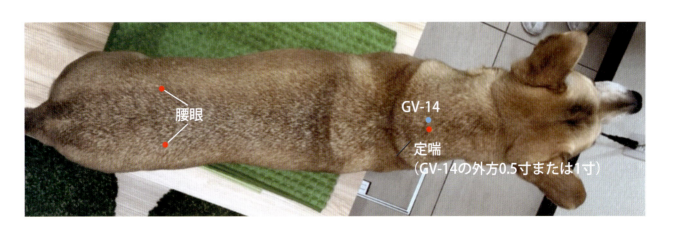

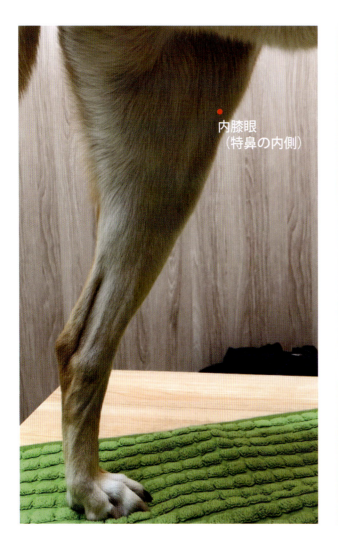
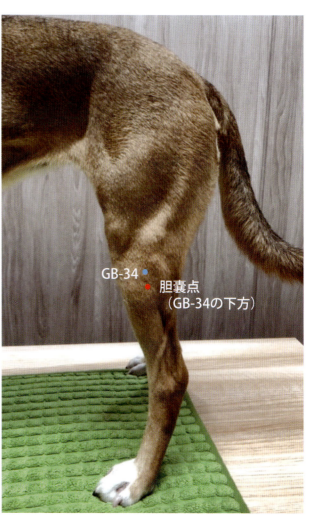

内膝眼（ないしつがん）
（取穴法）
　膝前面、膝蓋靭帯内方の陥凹部に取る。
（主治）
　膝関節疾患、脚気、中風、下肢痛、下肢倦怠感。

胆嚢点（たんのうてん）
　別名は膽嚢点。
（取穴法）
　陽陵泉（胆経）の下約1寸に取る。
（主治）
　胆嚢炎、胆石症、胸脇痛、下肢痛、下肢運動麻痺。

3 鍼灸治療

1 はじめに

獣医領域での鍼灸は、中国で2000～3000年前から実施されているという。1988年にアメリカ獣医師会（AVMA）は、「獣医学における鍼灸は治療法として有効であるが、潜在的に乱用（誤用）の危険が存在する」と述べた。

鍼灸の技術は、基本的に外科あるいは内科手技に準じると理解されるので、獣医師が治療に鍼灸を用いる場合は十分な教育プログラムを受ける必要がある。International Veterinary Acupuncture Society（IVAS）、Chi Instituteをはじめ、今日、日本でも様々な獣医師向けの鍼灸の教育プログラムが提供されている。

2 鍼治療の定義

鍼を用いて身体表面の一定部位に接触または穿刺刺入し、生体に一定の機械的刺激を与えて、それによって起こる効果的な生体反応を利用することで、疾病の予防や治療に応用する施術と定義される。

3 鍼の基礎知識

（図2-3-1、表2-3-1）

獣医領域においては豪鍼（ごうしん）と呼ばれる細い鍼が用いられている。豪は「細かい」という意味である。

図2-3-1 豪鍼

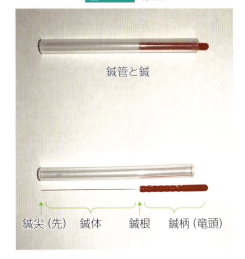

鍼尖（先）　鍼体　鍼根　鍼柄（竜頭）

表2-3-1 鍼の長さと太さ

鍼の長さ（胴体長）	
長さ（寸分）	長さ（mm）
0.5寸	15 mm
1寸	30 mm
1寸3分	40 mm
1寸6分	50 mm
2寸	60 mm

鍼の太さ（鍼体径）		
番数（日本）	直径	号数（日本）
0番	0.14 mm	14号鍼
1番	0.16 mm	16号鍼
2番	0.18 mm	18号鍼
3番	0.20 mm	20号鍼
4番	0.22 mm	22号鍼

豪鍼の素材には金、銀、ステンレスなどがあるが、現在は衛生面、安全面からもステンレス製の鍼にプラスティックの柄がついて、1本ずつ滅菌包装された単回使用豪鍼（ディスポーザブル）が一般的である。

豪鍼は古代九鍼の中の1つであるが、症状に応じて小児鍼、円皮鍼、皮内鍼などがある。

刺入鍼：豪鍼
　　　　皮内鍼
　　　　円皮鍼

接触鍼：三角鍼
　　　　ローラー鍼

古代九鍼：鑱鍼（ざんしん）、円鍼、鍉鍼（ていしん）、鋒鍼（ほうしん）、鈹鍼（ひしん）、員利鍼（えんりしん）、豪鍼、長鍼、大鍼

4 刺鍼法

管鍼法

江戸時代に杉山和一によって創案された手技である。鍼管に鍼を入れて、鍼管からわずかにはみ出た部分（鍼柄頭）を指で叩打して切皮、刺入する。切皮痛が少ないとされる。

撚鍼法

中国伝来の手技で、刺手で鍼柄のみを持って切皮・刺入する。

5 刺鍼の基本手技（管鍼法）

（図2-3-2）

① 施術者の手指消毒・施術部位の特定（取穴）・患部の消毒
② 前揉法
③ 押手をつくる
④ 刺手で固定した鍼管を押手の母指と示指の間に立てる
⑤ 弾入（切皮）
⑥ 排管
⑦ 刺入（得気を得る）
⑧ 置鍼
⑨ 抜鍼
⑩ 後揉法
⑪ 患部の消毒
⑫ 鍼の処理

6 鍼灸治療の治効理論

ヒトの鍼灸治療においては長い歴史があるものの、いまだ症状の改善、病気の治癒、予防に関する鍼灸の効果について一定の見解を得ていないのが現状である。

WHOによる鍼灸治療の適応疾患の発表や鍼灸用語の制定、NIHにより一部の病態および疾病について鍼灸治療の効果が認められ、世界でも保険が適用となることで今後も鍼灸の研究結果に期待が高まる。

ここでは、鍼灸刺激に対する生体反応の概略をいくつか列挙することで、鍼灸治効のメカニズムの解釈としたい。

鍼灸が作用する3ルート

①鍼を刺した局所が反応する

経穴に鍼を刺入すると軸索反射（図2-3-3）により、その周囲の皮膚や骨格筋の血管が拡張し、血流が促進され疼痛や筋緊張が緩和される。

②体性－内臓反射

身体表面に鍼灸刺激をすることにより、皮膚分節領域の内臓への反射作用が起こるもの。体幹部には内部臓器の

軸索反射
局所への鍼刺激が感覚神経末端に伝わり、その情報が求心性に伝達されると、脊髄終末に伝えられるだけでなく、感覚神経の分枝を通って逆行性に神経末端で神経伝達物質（サブスタンスPやCGRPなど）が放出され、その付近にある血管を拡張させる。それにより微細な血流の循環が改善されて、フレア現象と呼ばれる紅潮が出現する

図2-3-2 刺鍼の基本操作

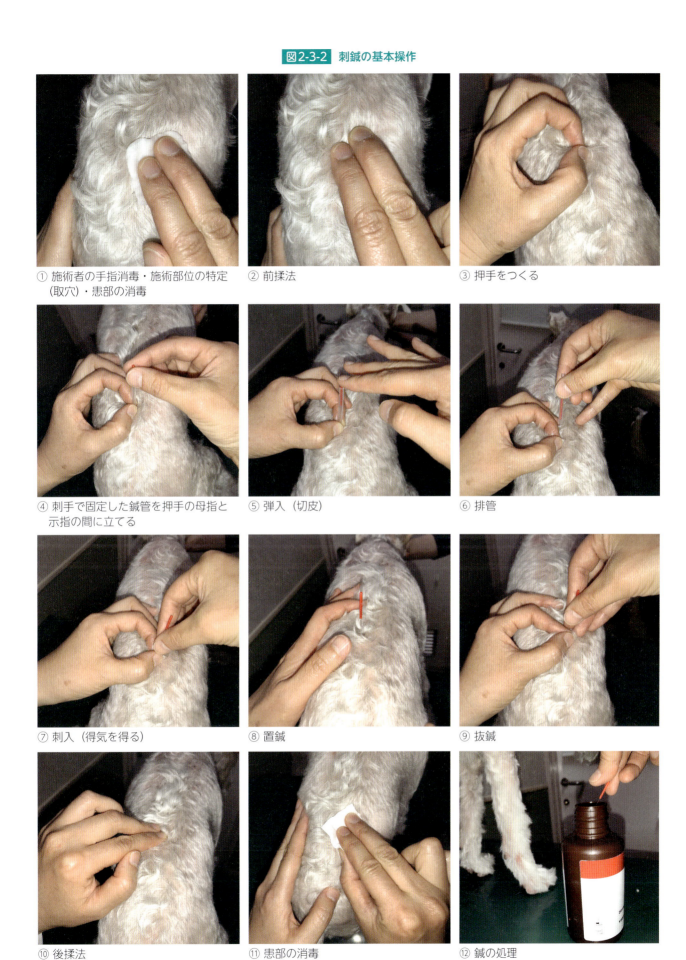

① 施術者の手指消毒・施術部位の特定（取穴）・患部の消毒
② 前揉法
③ 押手をつくる
④ 刺手で固定した鍼管を押手の母指と示指の間に立てる
⑤ 弾入（切皮）
⑥ 排管
⑦ 刺入（得気を得る）
⑧ 置鍼
⑨ 抜鍼
⑩ 後揉法
⑪ 患部の消毒
⑫ 鍼の処理

3 鍼灸治療

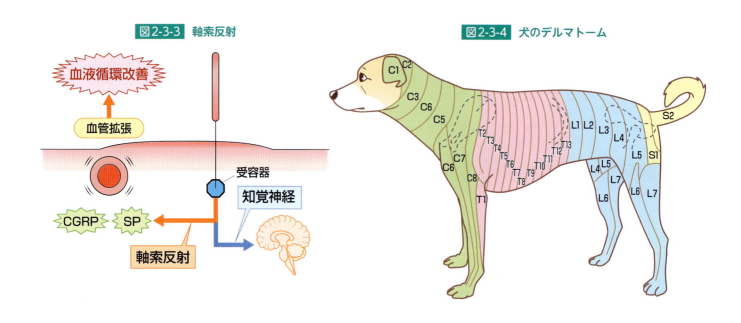

図2-3-3 軸索反射

図2-3-4 犬のデルマトーム

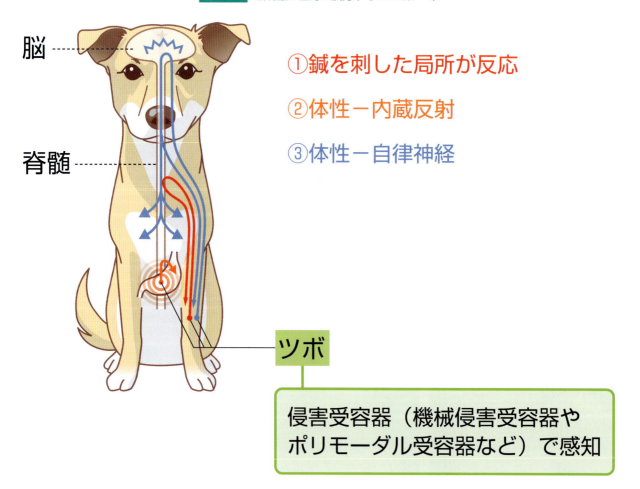

図2-3-5 鍼刺激が全身に反応する3つのルート

①鍼を刺した局所が反応
②体性－内蔵反射
③体性－自律神経

ツボ

侵害受容器（機械侵害受容器やポリモーダル受容器など）で感知

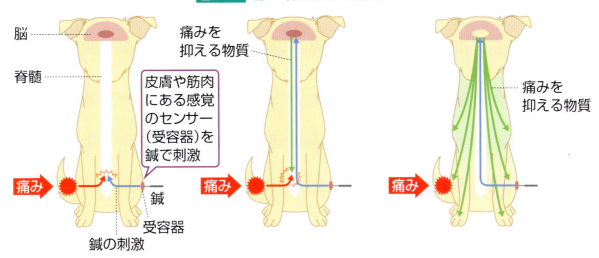

図2-3-6 痛みを抑える３つの仕組み

①上行性疼痛抑制機構　　②下行性疼痛抑制機構　　③神経伝達物質性疼痛抑制機構

血行に直接働きかける経穴が数多くあることから、脊髄反射のみで刺激を与えることができる（図2-3-4）。

③**体性－自律神経反射**

身体表面に鍼灸刺激された感覚情報は侵害受容器から神経線維を通じて、脳や脊髄などの中枢神経へ送られる。その情報は脳内の痛みや自律神経などをコントロールする中枢から全身へ作用する（図2-3-5）。

鍼鎮痛の発現機構と考えられているもの

①上行性疼痛抑制機構

鍼刺激をすることで、疼痛感覚を脊髄後根でブロックし、痛みが脊髄から脳に伝わらないようにする。
・脊髄分節性ゲート効果
・広汎性侵害抑制調節
などがある。

②下行性疼痛抑制機構

鍼刺激により、中脳水道灰白質から疼痛抑制作用のある物質が出て、その物質が脊髄を下り、痛みをブロックする。

脊髄でエンケファリンというペプチドホルモンを介して鎮痛作用があるセロトニン、脳から直接脊髄を下降するノルアドレナリンなどがある。

③神経伝達物質性疼痛抑制機構

鍼刺激により脳から疼痛抑制作用のある神経ペプチドが分泌され、それが血流に乗って全身の痛みを抑える。低周波の通電鍼刺激によってβ-エンドルフィン、高周波の通電鍼刺激によってダイノルフィンなどのペプチドホルモンが関与されるとされている（図2-3-6）。

ゲートコントロール説（図2-3-7）

痛覚の強度は侵害情報を中枢へ伝達する細胞（Ｔ細胞）への興奮性入力と抑制性入力のバランスによって決定する。

Ｔ細胞は脊髄後角の膠物質（SG）を介して、小径のＣ線維とＡδ侵害受容求心性線維から興奮性入力を受け取り、大径のＡβ非侵害受容知覚求心性線維

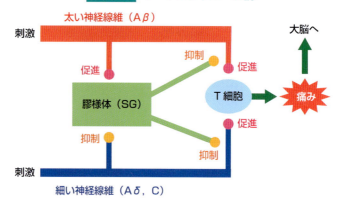
図2-3-7 ゲートコントロール説

から抑制性入力を受け取る。閾値の低い非侵害受容知覚求心性線維の活動亢進は、T細胞のシナプス前抑制を起こし、それにより大脳皮質へのゲートを効果的に閉鎖し、痛覚を軽減する。

鍼刺激とポリモーダル受容器
（図2-3-8、表2-3-2）

鍼刺激によって生じた組織損傷は、種々の生理活性物質を産生するとともにポリモーダル受容器を興奮させ、またその興奮性を高める。

ポリモーダル受容器が興奮すると軸索反射による受容器末端から種々の神経伝達物質を放出し、それらのうちのCGRPやサブスタンスPは末梢血管に作用して血管拡張（フレア）や浮腫を生じる。

ポリモーダル受容器の興奮は中枢神経系に伝わって、痛みや得気の感覚を生じたり、鎮痛効果をもたらす。

7 鍼で自律神経をコントロールする

鍼は自律神経を介して全身に大きな影響を及ぼす。鍼治療では補瀉という方法で身体を調節していると考える。

身体に不足しているものを補うことを補、身体から余分なものを出すことを瀉と呼ぶ。

呼吸で息を吐くとき（呼気）に合わせて鍼を刺すのは補、吸うとき（吸気）に合わせて鍼を刺すのは瀉の治療とされる。吸気では交感神経優位、呼気では副交感神経優位になることから、呼吸に合わせた補瀉の刺入方法は、自律神経と密接な関係があることがわかる。

鍼の浅刺しは補の治療、深刺しは瀉の治療とされているが、皮膚・皮下組織への浅い刺入は交感神経を抑制して副交感神経の機能を増強させる。

反対に筋・筋膜への深い刺入は交感神経を緊張させて、副交感神経を抑制する。

その他、刺入した鍼を上下に動かしたり、回転させたりすることで経穴を刺激することもできる。

以上のように古代からの鍼治療の手技は、鍼刺激による自律神経反応の違いを経験的に治療に応用したものであることがわかってきた。

さらに、鍼によって皮膚・皮下組織の知覚神経が刺激されたときに、その刺激は自律神経を介して内臓機能を直接または間接的に調節する、ということは鍼治療に用いられる背部の経穴（兪穴）が内臓機能の調節点として用いられることと強い関連性をもっていると考えられる（表2-3-3）。

図2-3-8 ポリモーダル受容器

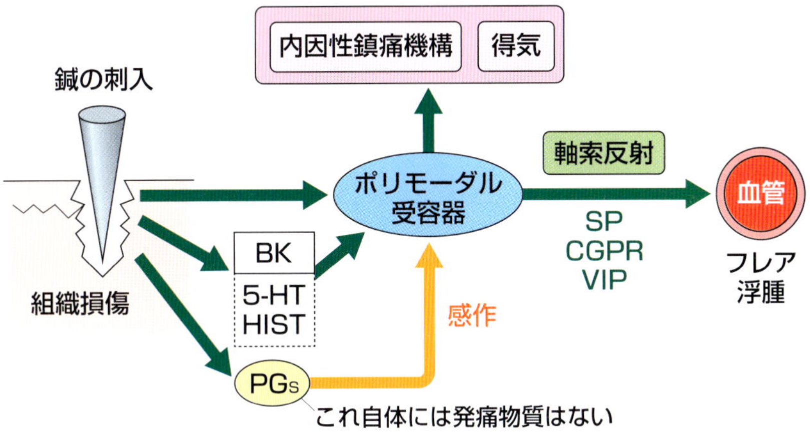

内因性鎮痛機構　得気

鍼の刺入

組織損傷

BK
5-HT
HIST

PGs

これ自体には発痛物質はない

感作

ポリモーダル受容器

軸索反射

SP
CGPR
VIP

フレア
浮腫

血管

BK ：ブラジキニン	SP ：サブスタンス P
PGs ：プロスタグランジン	CGRP：カルシトニン遺伝子関連ペプチド
5-HT：セロトニン	VIP ：血管作動性腸ペプチド
HIST：ヒスタミン	

表2-3-2 神経線維

Gasserの分類	Lloydの分類	有髄神経 or 無髄神経	神経の種類	機能
Aα		有髄神経	運動神経	骨格筋の収縮
	Ⅰa	有髄神経	感覚神経	筋感覚（筋伸展）
	Ⅱb	有髄神経	感覚神経	筋感覚（筋張力）
Aβ	Ⅱ	有髄神経	感覚神経	圧覚、触覚
Aγ		有髄神経	運動神経	α-γ 連関
Aδ	Ⅲ	有髄神経	感覚神経	温度覚、痛覚fast pain
B		有髄神経	自律神経	節前線維
C		無髄神経	自律神経	節後線維
	Ⅳ	無髄神経	感覚神経	痛覚slow pain、瘙痒感

表2-3-3 鍼の刺入と交感神経・副交感神経の関係

交感神経		副交感神経
促進、活発	精神活動	休息
上昇	血圧	下降
増加	心拍数	減少
抑制	消化管運動	促進
筋肉まで深く刺す	鍼の刺入深度	皮膚に浅く刺す
息を吸う時に刺す		息を吐く時に刺す
経絡の流れに逆らって刺す		経絡の流れに沿って刺す
瀉：身体から余分なものを出す	身体への作用	補：身体に足りないものを補う

■■ 3 鍼灸治療　185

8 灸治療の定義

灸治療とは一定の方式に従い、艾を燃焼させ、またはこれに代わる物質を用いて、身体表面の一定部位に温熱的刺激を与え、それによって起こる効果的な生体反応を利用することで疾病の予防や治療に応用することである。

艾（もぐさ）について

艾はヨモギ（蓬）の葉の裏面にある毛茸と腺毛からなる。腺毛に揮発性の精油を含み、主成分はチネオールといわれ、燃焼により艾独特の芳香を発する。

①艾の品質（図2-3-9）

艾の産地、製造方法によって異なるが、芳香のよい、熱刺激の緩和なものが良質といわれる。間接灸用艾などには熱刺激の強い粗悪なものがよく用いられる。用途に合わせて選択するとよい。

②灸の種類（図2-3-10〜2-3-13）

有痕灸と無痕灸に大別される。

- **有痕灸**
  透熱灸：燃やしきる
  焦灼灸：多壮する
- **無痕灸**
  地熱灸：燃えきる前に消火する
  温灸：直接皮膚に艾を置かない
  　棒灸、温筒灸など
  隔物灸：塩灸、生姜灸、墨灸、
  　ビワの葉灸など

9 灸療法と炎症

透熱灸での小火傷、小炎症を人為的につくることで生体防御、特に微生物に対する防御系として機能させている。

一方では、熱痛刺激はポリモーダル受容器を介して自律神経系への関与も示唆されている。

施灸後に以下の作用が認められるとされる。

①増血作用：血液像（赤血球、血色素量など）
②止血作用：血液凝固時間の短縮
③強心作用：循環器系に対する作用

10 灸の補瀉

	補法	瀉法
主治	虚証 慢性疾患	実証 急性疾患
灸	細い 良質	太い 粗い
台座	中〜厚い	薄い
温度	マイルド	熱い
時間	長く	短く
壮数	適度	多め

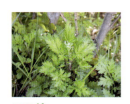

ヨモギ
山野に自生するキク科の多年性植物。春に芽を出し、成長をはじめて秋に白い花を咲かせる。新葉は食用にしても美味で緑色鮮やかで香気があるため、草餅などの材料に用いられる。さらに煎じたり、粉末にして胃腸剤などとして利用されることもある。全国で生産されるが、新潟県が最も生産量が多い

図2-3-9 艾の種類

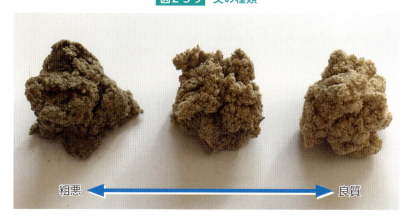

粗悪 ←→ 良質

図2-3-10 お灸のいろいろ

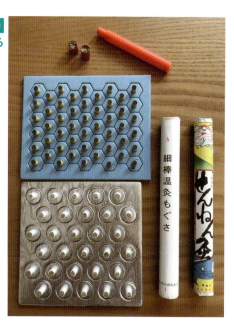

図2-3-11 灸点紙を用いての施灸

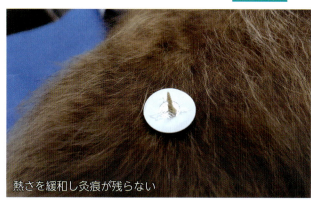

熱さを緩和し灸痕が残らない

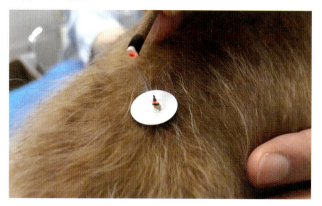

図2-3-12 棒灸

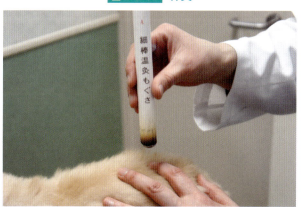

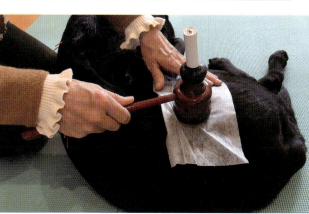

図2-3-13 家庭でできる棒灸

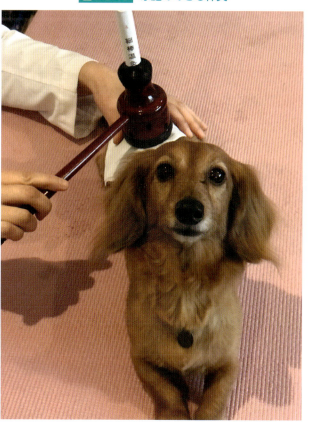

4 小動物鍼灸療法

1 鍼灸治療心得

小動物鍼灸療法とは、小動物を対象とし、獣医鍼灸療法の一分野で、小動物の健康維持と病気の治療を目的とする医術といえる。

鍼灸の適応症

①神経・感覚器・運動器系の疾患
②循環器系の疾患
③呼吸器系の疾患
④消化器系の疾患
⑤泌尿・生殖器系の疾患
⑥代謝系の疾患
⑦皮膚疾患

鍼灸の不適応症

・効果が期待できない、あるいは悪化の可能性があるもの。
・寄生虫病、多くの感染症、変性、肥大、腫瘍など。

しかし、患者のQOL向上を目的に施術をすることもある。高齢動物や腫瘍症例、手術後の動物に対しては、全身状態の把握をしたうえで、間接的に効果が期待できるものがあると考えられる。

施鍼（施灸）禁忌について

・施鍼禁忌部位

鼓膜、肺、胸膜、延髄、眼球、心臓、腎臓、妊娠子宮、大血管、急性炎症患部などは深刺などによって重大な事態を招くことがあるので注意すべきである。

・施鍼（施灸）禁忌の場合

①疲労、空腹、精神の高度の緊張時
②衰弱、貧血時
③妊娠時
④高熱、伝染病が疑われるとき
⑤高血圧、低血圧時
⑥病名が不明で重篤症状の場合

施鍼（施灸）の準備

・中獣医学と西洋獣医学双方の専門知識が要求される。
・経穴・経絡を把握することにより、鍼灸治療の効果を最大限に引き出すことが可能となる。
・よい施術の環境を整える。患者の緊張をとるために、静かな室内での施術が望まれる。

たとえば、診察時間外の個別治療が理想的である。また、天候の穏やかな日にできれば、なお理想的である。

・よい体勢とは

患者：

姿勢はできるだけ自然でリラックスした状態が望ましい。

飼い主による保定がよい場合もあるし、中国式の「張編」も1つの方法である。

術者：

精神を統一し手技に集中する。焦らず、ゆっくりと。

表2-4-1	鍼の刺激量		
鍼の長さ	短い	<	長い
鍼の太さ	細い	<	太い
進鍼・抜鍼の速度	遅い	<	速い
刺激時間	短時間	<	長時間

表2-4-2	鍼治療に対する感受性		
性別	雄	<	雌
年齢	青年、壮年	<	成長期、老年
性格	神経質でない	<	神経質
体質	丈夫	<	虚弱
栄養状態	良好	<	不良
経験	経験あり	<	経験なし
部位	腰・背など	<	頭・顔・四肢など

また、術者の健康状態も影響することがあるので、術者の心身ともに充実していることも大事である。

・消毒について

術者の消毒:

爪を短く切り、クロルヘキシジン等で手指をよく洗浄する。

患部の消毒:

70%アルコール綿を使用し、被毛に逆らうように円を描くように行う。消毒は押手で行う。綿花はその都度新しいものを用いる。

器具の消毒:

衛生上からディスポーザブル鍼を用いるのが通常であるが、それ以外のものはオートクレーブやガス滅菌などを用いる。

適量刺激

患者の状態に対する適正な刺激を意味し、患者の「証」に対応して調整する。原則として「実証」には瀉法が、「虚証」には補法が用いられる。

実際には、鍼灸刺激の強弱、量、作用時間の長短を適宜調節し、適量刺激として施術する。

また、鍼灸に対する感受性は刺激に際して、同一強度の刺激を与えてもそれを受ける側の感受性の違いによってその効果に著しい違いがある（表2-4-1、表2-4-2）。

得気（鍼感、鍼響）

施鍼時に生体に生じる特有の反応のこと。一般的に得気が大きいのは治療効果が高く、得気が小さいのは治療効果が低いといえる。

1. 被刺鍼者（動物）の感じる得気

鈍：にぶさ

酸：だるさ

脹：はれっぽい

麻：しびれる

2. 刺鍼者（獣医師）の感じる得気

①鍼の操作が重たく感じる

②押手の下の筋肉がピクピク動く

③鍼を引っ張っても抜けにくい

3. 動物にあらわれる得気

①筋肉がピクピク動く

②震える

③排便・排尿がみられる

④尾を振る

⑤流涎

施鍼過誤

1. 折鍼

刺鍼中に鍼が折れること。

原因：

①鍼体に腐食、損傷がある

②動物の動きによる

③神経を刺激し、強い筋肉収縮を起こす

④未熟な操作

対策：

①鍼の点検

②抜鍼困難時は無理せず、しばらく放置する

③押手の親指と人差し指で周囲の皮膚を押して、鍼体の一部を表面に出し、ピンセットで抜く

④危険が予想される場合は、外科的処置を検討する

2. 気胸

深い刺鍼により、胸膜や肺を穿孔し、胸膜腔内に空気が入り込み胸痛、呼吸困難を起こす。

原因：

刺鍼の深さ、角度、体位などに対する注意を怠ること。

対策：

①胸部における刺鍼は、できるだけ慎重に行い、斜刺、平刺を原則に深刺しない

②症状があらわれたら、動物を安静にして回復を待つ。しばらくして回復がない場合は適切な処置を施す

施鍼の副作用

1. 抜鍼困難

刺鍼中に様々な原因で、鍼が抜けなくなること。

原因：

①刺鍼技術の未熟

②動物の過度の緊張

③施鍼中、動物の体位が大きく変化したとき

対策：

①過度の緊張状態、初めて治療を受ける動物には深く刺さない

②しばらく放置して、筋肉の弛緩を待って抜鍼を試みる

③さらに鍼を刺鍼し、筋肉の弛緩を待つ

④不抜鍼に再度鍼管を被せ、鍼管の上部を軽く叩き、抜く

④不抜鍼の周囲に2～4本刺鍼し、筋肉を弛緩させてから抜鍼する（迎え鍼）

2. 脳貧血（暈鍼）

後頭部、肩背部に反射的に脳小動脈の収縮をきたし、顔面蒼白、悪心、嘔吐、血圧低下を引き起こす。時には失神を誘発することもある。

原因：

①過度の精神緊張状態にある動物

②不眠、空腹、過労

③過度の折鍼刺激

対策：

①頭を低くして安静に保つ

②意識不明の場合は、人中穴、合谷穴、手三里穴、足三里穴に刺激する

③気海穴、百会に温灸をする

④アンモニア水を嗅がせる

⑤軽くさすったり、名前を呼ぶ

⑥施鍼中は常に動物の様子を把握する

3. 外出血・内出血

原因：

外出血は皮膚の浅い部分での毛細血管、小動脈を刺傷したときに起こり、鋭い痛みを伴うことがある。

内出血は内部組織（皮膚・筋肉）で

毛細血管、小動脈を刺傷したときに起こる。

対策：
①出血傾向の患者には細い鍼を用いる
②前揉法、後揉法抜鍼直後の刺鍼部の圧迫を徹底する
③湿布を施す

4. 発熱、倦怠感

鍼治療後に微熱や食欲不振をみることがある。一般には一過性で数日以内に回復する。

原因：
①鍼刺激に対する生体の過剰反応
②施術者の過誤

対策：
①施術者、動物側の経験、技術、体調に応じた治療を行う
②治療後の安静の指示

5. 皮膚膨隆

原因：
皮下の内出血が原因で施術後に皮膚に3～10mmの膨隆が生じることがある。

対策：
①前揉法、後揉法の徹底
②細い鍼の使用
③通常は圧迫、揉然で消失する

施灸過誤

施鍼の過誤のように重篤なものは少ない。
1. 灸痕の化膿
2. 艾の脱落による火傷
などが主なものである。

消毒の徹底、術者の適切な技術習得により充分未然に防止できるはずであるが、動物はヒトと異なり被毛が長いため、火傷しないよう充分に配慮すべ

きである。

施灸の副作用

1. 灸痕の化膿

術後の不潔操作、不注意や患者の体質、疾病などにより化膿することがある。

原因：
①水疱の形成
②灸痕の痂皮（または水疱）を破壊することによる灸痕の破壊
③施灸後の消毒の不完全
④夏期、シャンプーなど皮膚が濡れた場合
⑤化膿しやすい体質、免疫力の低下など

対策：
①消毒の反復
②化膿部位は施灸を中止し、消毒に努める
③化膿初期は灸痕部の周囲に発赤を認めることが多いため施灸を中止する

2. 灸あたり

施灸直後または翌日から全身倦怠感、疲労感、脱力感、食欲不振、発熱、嘔気などの症状がみられる。

原因：施灸による刺激の過剰
対策：安静と休息
予防：施灸による刺激量の調整は段階的に行う

小動物に対する
鍼灸治療を行うにあたり

基本操作や東洋医学的な解釈は、ヒトの鍼灸治療と大きな差異はない。しかし、対象が動物なので、各動物の解剖学的特徴を理解なしにはできない。とくに犬においては、犬種によって大小様々な骨格のため、その個体の体格

に応じて経穴の位置や鍼の刺入深度などを考慮する必要がある。

　また、鍼灸治療に際しては、動物がリラックスできる環境が必須である。騒音の少ない静かな診察室での施術を考えた場合、診察時間外を設定することもよいだろう。

　飼い主に保定されながらの施術ができる個体もあれば、動物看護師に保定された施術のほうが落ち着く個体も少なくない。筆者は、飼い主が直接施術風景をご覧いただけない場合のために施術の動画や写真を撮ることもある。

　いずれにしても、動物への鍼灸治療は、安全で無理のない治療のために技術を磨くとともに、不測の事態に備えるべく細心の注意を怠ってはならない。

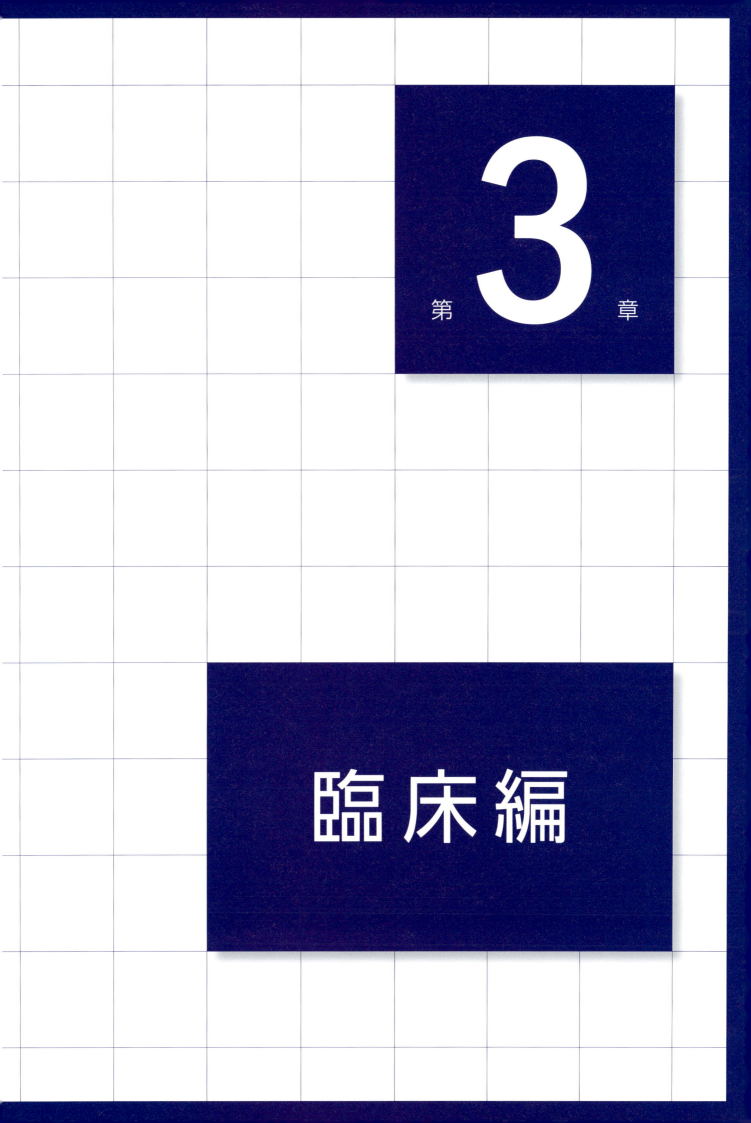

第3章

臨床編

1 運動器疾患

運動器疾患は、西洋医学的診断が重要である。全身状態や触診、神経学的検査、X線検査、血液検査、CT、MRIなどの検査が必要である。たとえば、診断がつかないまま、症状からやみくもに鍼灸治療を行い、予後不良の腫瘍性疾患であったりすると元も子もない。根治が目的なのか、疼痛緩和や症状の改善が目的なのか、鍼灸治療を行う目的を明確にする必要がある。

ここでは、運動器疾患のうち、臨床でよく遭遇し、東洋医学でいう痺証について解説する。「痺証」とは、風、寒、湿、熱、痰、瘀血が肢体と経絡を阻害することで起こる。また、慢性化すると、肝腎に影響を及ぼし肝腎不足となる。痺証には、椎間板ヘルニアや変形性脊椎症、椎間板脊椎炎、馬尾症候群、リウマチや変形性関節症などの一部の関節疾患などが含まれる。痺証についての弁証、症状、舌診、脈診、治法、取穴について、表3-1-1に記載する。

治法は弁証による基本穴を用いた**異病同治**であり、局所取穴を加えて治療する。実証には瀉法、虚証には補法、**虚実夾雑証**には**先瀉後補**か、**先補後瀉**か、患者の扶正祛邪を見極めて治療する。いずれの疾患においても、正確な弁証論治による治療によって、たとえば、関節の変形や隣合う椎間板間の石灰化などの不可逆的変化の根治にならなくとも症状の改善が期待できる。施術者・治療者は、十分なインフォーム

ド・コンセントが必要である。

痺証のうち、以下の代表的な疾患について記載し、局所取穴についてはそれぞれの疾患のところに記載する。

痺証：椎間板ヘルニア
　　　変形性脊椎症
　　　椎間板脊椎炎
　　　馬尾症候群
　　　一部の関節疾患

1 頚部椎間板ヘルニア

概説

頚部椎間板ヘルニアは、椎間板ヘルニアのうちの約20％を占める。ハンセンⅠ型が多く、小型犬種ではC2-3、大型犬種ではC6-7が多い。頚部椎間板ヘルニアの診断は、その他の疾患と鑑別するために、神経学的検査およびCTあるいはMRI、脊髄造影検査が基本となる。頚部椎間板ヘルニアについて、グレード1は、頚部痛のみで神経学的異常を伴わない。グレード2は、歩行異常があり、起立・歩行可能であるが四肢のいずれかに神経学的異常がある。グレード3は、起立歩行困難であり、四肢において神経学的異常がある。また、画像診断による重症度と実際の症状は一致しない。四肢不全麻痺症例のうち、外科的治療により完全に回復する割合は約60％と報告されている。予後判定のためにも、その他の疾患の可能性を除外するためにも、西

異病同治
（いびょうどうち）
異なる病名でも弁証が同じであれば、同じ治法で治療すること

虚実夾雑証
（きょじつきょうざつしょう）
虚証と実証が混在している状態で、中年齢以降で多い。多くは慢性疾患である

先瀉後補
（せんしゃこうほ）
治療の順番として、去邪に耐えられる正気をもっている患者に対して、先に去邪（瀉法）を行い、後に扶正（補法）を行う治療法

先補後瀉
（せんほこうしゃ）
治療の順番として、去邪に耐えられる正気をもっていない患者に対して、先に扶正（補法）を行い、後に去邪（瀉法）を行う治療法

| 表3-1-1 | 痺証の取穴について |

弁証	風寒湿痺			風湿熱痺
	行痺（風痺）	痛痺（寒痺）	着痺（湿痺）	
症状	関節痛、遊走痛、 風にあたると痛みが悪化	激痛、固定痛、 温めると軽減、冷えで悪化	関節が重だるく痛い、 固定痛、腫脹、運動障害	急に発症、発熱、腫脹、 遊走痛、冷やすと軽減
舌	舌淡、苔薄白・白膩	舌紫・青、苔薄白	舌淡、胖大、苔白膩	舌紅、苔黄燥・白膩・黄膩
脈	浮	弦緊遅	濡緩	濡数、滑数
治法	散寒除湿、去風通絡	温経散寒、去風除湿	除湿通絡、去風散寒	清熱通絡、去風除湿
取穴	合谷（LI-4） 曲池（LI-11） 風池（GB-20） 太衝（LR-3） ＋局所取穴 ＊すべて瀉法	腎兪（BL-23） 関元（CV-4） 腰百会（GV-20-1） ＊陽気不足は補法 ＋局所取穴（瀉） ＊灸法が有効	三陰交（SP-6） 陰陵泉（SP-9） 足三里（ST-36） 脾兪（BL-20） ＊久病は補法 ＋局所取穴（瀉）	大椎（GV-14） 合谷（LI-4） 曲池（LI-11） 陰陵泉（SP-9） 足三里（ST-36） ＋局所取穴 ＊すべて瀉法

弁証	痰瘀痺阻	骨痺（腎陽虚証）	骨痺（腎陰虚証）	尪痺
症状	経過が長い、 痰湿と瘀血の合併、 腫大変形、冷えで悪化、 運動障害	動くことが困難、 背中・四肢が冷たい、 軟便、冷えや湿気で悪化、 温めると軽減	動くことが困難、 背中・四肢が弱い、 涼しい所を好む、 パンティング	経過が長い、 瘀血と痰湿と肝腎不足による関節の屈伸困難・変形・ 硬直、筋肉萎縮、喜温悪冷
舌	舌紫・絳、苔薄白・白膩	舌淡	舌絳	舌淡・淡紫、苔薄白
脈	沈渋、細渋	沈弱	沈細	沈弦、沈滑、沈細弦
治法	化痰去瘀、活血通絡	温補腎陽	滋補腎陰	補腎去寒、去瘀通絡
取穴	足三里（ST-36） 豊隆（ST-40） 合谷（LI-4） 三陰交（SP-6） ＋局所取穴 ＊すべて瀉法 ＊寒に灸法	腎兪（BL-23） 委中（BL-40） 崑崙（BL-60） 陽陵泉（GB-34） 腰百会（GV-20-1） ＋局所取穴（瀉） ＊すべて補法 ＊灸法が有効	腎兪（BL-23） 陰谷（KI-10） 湧泉（KI-1） 太渓（KI-3） 三陰交（SP-6） ＊すべて補法 ＋局所取穴（瀉）	腎兪（BL-23） 腰百会（GV-20-1） 太渓（KI-3） 関元（CV-4） ＊すべて補法 瘀血に三陰交（SP-6）（瀉） 湿に陰陵泉（SP-9）（瀉） ＋局所取穴（灸瀉） ＊灸法が有効

洋医学的診断は重要である。

保存療法で経過観察する場合や外科手術後のケア、再発防止に対して、鍼灸治療が期待されることも多い。頸部椎間板ヘルニアのすべてのグレードにおいて、鍼灸治療は突出した椎間板物質が除去されなくとも、疼痛緩和、歩様等の症状の改善が認められることがある（表3-1-2）。

2 胸腰部椎間板ヘルニア
概説

胸腰部椎間板ヘルニアは、椎間板ヘルニア症例全体の66〜87％を占める。軟骨異栄養性犬種（とくにダックスフント）が最も高い発生率である。背部痛と後肢の不全対麻痺〜完全対麻痺あるいは運動障害がみられる。また、再発率は約20％である。胸腰部椎間板ヘルニアのグレード分類にはいくつかの基準がある。

グレード1：背部痛あり 神経学的異常なし
グレード2：背部痛あり 歩行可能 不全麻痺
グレード3：背部痛あり 歩行不可 不全対麻痺
グレード4：完全対麻痺 深部痛覚あり 排尿困難
グレード5：完全対麻痺 深部痛覚なし 失禁あり

胸腰部椎間板ヘルニアの診断は、その他の疾患と鑑別するために、神経学的検査、CT、MRI、脊髄造影検査が基本となる。予後判定、その他の疾患の可能性を除外するために、西洋医学的診断は重要である。また、画像診断による重症度と実際の症状は一致しない。

保存療法で経過観察する場合や外科手術後のケア、再発防止に対して鍼灸治療が期待されることも多い。胸腰部椎間板ヘルニアのすべてのグレードにおいて、鍼灸治療により、突出した椎間板物質が除去されなくとも、疼痛緩和、歩様等の症状の改善が認められることがある。椎間板ヘルニアにしばしば電鍼療法（低周波パルス療法）が有効な場合がある（表3-1-3）。

3 変形性脊椎症
概説

変形性脊椎症は椎体の変性性疾患であり、隣り合う椎体に骨増殖が生じ、骨棘が形成される。単純X線検査で特徴的な所見として、椎体縁にくちばし状の骨棘や前後の骨増殖が結合して、骨架橋が確認される。頚椎から尾椎まで、脊椎のあらゆる部位で認められるが、犬において最も多い部位は第7腰椎と仙骨間である。

発症率は年齢とともに増加し、6歳の犬の50％、9歳の犬の75％で発症している。一方で、2歳程度の若齢で認められる場合もある。多くは無症候性であるが、骨増殖体が神経根を圧迫、刺激することで、疼痛や跛行、背弯姿勢、運動機能の低下、排便排尿障害が認められることがある。過度の運動後や気温の低い時期に疼痛を示す場合がある。

西洋医学的治療は、安静と非ステロ

イド系消炎鎮痛剤による対症療法である。神経根への傷害が大きく麻痺を呈する場合は、外科的減圧術が検討されるが、実際にはごくまれである。

　骨増殖が起こる原因は、椎間板に対する栄養血管の加齢による減少など諸説あるが、鍼灸治療により患部の血流改善を図ることは有効であろう。

　また、鍼灸治療はコルチコステロイドや消炎鎮痛剤による副作用の心配がなく、疼痛緩和、歩様等の症状の改善、QOLの向上が期待できる（表3-1-4）。

表3-1-2　**頚部椎間板ヘルニアの局所取穴**

局所取穴	大椎（GV-14）、天柱（BL-10）、大杼（BL-11）、風池（GB-20）、肩井（GB-21）、合谷（LI-4）、臂臑（LI-14）、肩貞（SI-9）、曲池（LI-11）、肩髃（LI-15）、肩髎（TE-14）から選穴する

表3-1-3　**胸腰部椎間板ヘルニアの局所取穴**

局所取穴	腰陽関（GV-3）、大椎（GV-14）、腰百会（GV-20-1）、肝兪（BL-18）、腎兪（BL-23）、大腸兪（BL-25）、環跳（GB-30）、髀関（ST-31）、足三里（ST-36）、湧泉（KI-1）、趾間穴から選穴する
	電鍼療法には、それぞれ左右の腎兪（BL-23）と関元兪（BL-26）または膀胱兪（BL-28）、環跳（GB-30）、または髀関（ST-31）と足三里（ST-36）をつないで行うとよい
	排尿障害には、関元兪（BL-26）、膀胱兪（BL-28）、委中（BL-40）、中極（CV-3）を用いる

表3-1-4　**変形性脊椎症の局所取穴**

局所取穴	大椎（GV-14）、命門（GV-4）、腰陽関（GV-3）、腰百会（GV-20-1）、肝兪（BL-18）、腎兪（BL-23）、大腸兪（BL-25）、関元兪（BL-26）、膀胱兪（BL-28）、委中（BL-40）、足三里（ST-36）、湧泉（KI-1）から選穴する
	排尿障害には、関元兪（BL-26）、膀胱兪（BL-28）、委中（BL-40）、中極（CV-3）を用いる

4 馬尾症候群

概説

馬尾症候群は中高齢の大型犬に多く、重症化しやすいが、若齢の小型犬でもみられる。以下に記す複数の病因による変性性疾患で、疼痛、跛行、尿失禁、便失禁などの脊髄障害を生じる。

原因は先天性と後天性がある。先天性は移行脊椎症、先天性脊柱管狭窄症、先天性関節異常、仙骨の離断性骨軟骨症などがある。後天性のほうが多く、椎間板脊椎炎、外傷性腰仙椎脱臼、腰仙椎の骨折、脊椎腫瘍、神経鞘腫、脊髄神経への血流を担う血管の障害などが挙げられる。最も多い原因は、変性性腰仙椎狭窄症である。

診断は単純X線検査、CT、MRI、脊髄造影による。また、画像診断による重症度と実際の症状は一致しない。治療は知覚過敏のみで運動機能障害を認めない症例は、NSAIDsを中心とした疼痛管理が主体となり、運動パターンの改善、水中トレッドミル、減量などである。一般的に、治療に反応しない場合に背側椎弓切除術やPLDD（経皮的レーザー椎間板減圧術）などの外科的治療を検討する。しかし、膀胱機能障害を伴う8歳以上や症状が長期化している症例では、外科的治療を行っても反応が悪いという報告もある。

鍼灸治療はコルチコステロイドや消炎鎮痛剤による副作用の心配がなく、とくに血流障害の改善をはかり疼痛緩和、歩様等の症状の改善、QOLの向上等保存療法における治療の幅を広げる（表3-1-5）。

5 関節疾患

概説

関節疾患のうち、疼痛や跛行、腫脹、運動障害を起こすものの病証を「痺証」という。非感染性の各種関節炎や変形性関節症、軽度の膝蓋骨脱臼などが、鍼灸の適応疾患となる。

西洋医学による治療は、外科的介入、コルチコステロイド、消炎鎮痛剤、安静、減量、運動パターンの改善、水中トレッドミル、リハビリなどが挙げられる。西洋医学的診断は、鍼灸治療の適応の有無や予後を検討するうえで重要である。

鍼灸治療は、西洋医学的治療と併用が可能で、疼痛緩和、症状や歩様の改善に期待できる。また、関節リウマチや変形性関節症など、関節の変形が重症化した個体に対して、緩和ケアの範疇であるが、早期および軽症な個体には疼痛緩和や筋肉・腱の緊張を緩め、関節の可動域を広げるなどの効果が期待できる。

臨床でたびたび遭遇する関節疾患のうち、肩関節、肘関節、手根関節、股関節、膝関節、足根関節の局所取穴を表3-1-6に記載する。

弁証取穴（前述、表3-1-1）と局所取穴を組合せて治療する。

表3-1-5 **馬尾症候群の局所取穴**

局所取穴	腰陽関（GV-3）、腰百会（GV-20-1）、腎兪（BL-23）、関元兪（BL-26）、膀胱兪（BL-28）、委中（BL-40）、湧泉（KI-1）、太渓（KI-3）から選穴する
	排尿障害には、関元兪（BL-26）、膀胱兪（BL-28）、委中（BL-40）、中極（CV-3）を用いる

表3-1-6 **関節疾患の局所取穴**

	肩関節	肘関節	手根関節	股関節	膝関節	足根関節
局所取穴	臂臑（LI-14）	手三里（LI-10）	合谷（LI-4）	居髎（GB-29）	犢鼻（ST-35）	崑崙（BL-60）
	肩髃（LI-15）	曲池（LI-11）	後渓（SI-3）	環跳（GB-30）	足三里（ST-36） 委中（BL-40）	太渓（KI-3）
	肩貞（SI-9）	天井（TE-10）	外関（TE-5）	秩辺（BL-54）	陽陵泉（GB-34）	照海（KI-6）
	肩髎（TE-14）	尺沢（LU-5）	列欠（LU-7）	髀関（ST-31）	陰陵泉（SP-9）	公孫（SP-4）
	天髎（TE-15）	小海（SI-8）			血海（SP-10）	中封（LR-4）
	肩井（GB-21）	少海（HT-3）				

1 運動器疾患　199

2 神経疾患

1 顔面神経麻痺（面癱）

概説

顔面神経麻痺は第7脳神経への障害により、主に眼瞼を閉じられない、自発的な瞬きができないために、乾性角膜炎にかかりやすい、口角の下垂、飲水時に水を患側からこぼす、口唇や耳を動かせないなどの症状が起こる。

原因は炎症、感染、腫瘍から二次的に生じた中耳内の顔面神経分枝の損傷、中耳炎や内耳炎、外傷や草木などの異物、悪性腫瘍やポリープによる圧迫や刺激、重症筋無力症、犬の甲状腺機能低下症などが挙げられる。それ以外の原因が特発性であり、犬では75％に当たる。特発性以外の治療は二次的発症の原因の除去である。

東洋医学的には、「面癱」に分類される。鍼灸治療や顔面のマッサージは治療効果が期待できる。治療を受け入れる個体は多く、激しく噛みつく犬でなければ、保定者が1人いれば治療は可能である。おとなしい犬は保定者を必要としない場合もある。全身症状があれば関連穴と局所取穴を配穴し、なければ局所取穴を行う。刺鍼の注意点として最も重要なことは、眼球周囲に刺鍼する際は眼球を傷つけないように努めることである。慣れない施術者は無理な治療をしないことである。経過の長いものは、状態が固定し治療の反応に時間がかかる、あるいは満足いく結果を得られない可能性が高くなるので、早期に治療をはじめたほうが成績がよい（表3-2-1）。

2 てんかん発作（癇証）

概説

てんかん発作とは、脳細胞の機能異常や異常な神経刺激が、制御不能な状態で脳内に伝播した場合に起きる異常行動のことをいう。

発作の原因は、原因不明の真性てんかんが最も一般的だが、水頭症などの先天疾患・ジステンパーなどの感染症による脳炎、脳腫瘍、肝疾患、糖尿病、腎不全、低カルシウム血症、中毒、外傷性、熱中症など、様々な疾患が考えられるので、弁証する前にしっかりと鑑別診断をすることが重要である。

東洋医学的には、てんかん発作は癇証に分類され、発作性神志異常の疾病とされる。痰や瘀血などが心竅をふさぎ、肝風と火が内動することが主な病機で、病因は七情の乱れや先天の素因、脳絡の損傷などが挙げられる。てんかん発作には、身体のどこかに限局的に振戦が認められる部分発作と、意識の喪失や全身けいれんがみられる全般発作がある。

一般的に、てんかん発作で西洋医学（抗けいれん薬等）の対象となるのは、発作の頻度が月に1回以上などといわれるが、鍼灸治療は頻度にかかわらずはじめることができ、発作時の症状を緩和したり、抗けいれん薬等を減薬できる可能性がある（表3-2-2）。

表3-2-1 顔面神経麻痺の取穴

弁証	風寒阻絡	風熱侵襲	気血両虚	中気不足
症状	突然発症、温めると気持ちよい	突然発症、結膜充血、顔面紅潮	経過が長い、心悸、疲労で悪化	経過が長い、飲食減少、下痢、腹脹、疲労で悪化
舌	舌淡、苔薄白	舌紅、苔薄黄・薄白	舌淡、苔薄白	舌淡、苔薄白
脈	浮	浮	細弱	虚弱
治法	怯風散寒、舒筋活絡	疏風清熱、舒筋祛邪	補益気血、健壮筋脈	補中益気、健壮筋脈
取穴	曲池（LI-11） 陽白（GB-14） ＋局所取穴 ＊すべて瀉法	合谷（LI-4） 翳風（TE-17） ＋局所取穴 ＊すべて瀉法	合谷（LI-4） 三陰交（SP-6） ＊補法 ＋局所取穴：瀉法あるいは先瀉後補	合谷（LI-4） 足三里（ST-36） ＋局所取穴 ＊すべて補法
局所取穴	晴明（BL1）、攅竹（BL2）、絲竹空（TH23）、瞳子髎（GB1）、四白（ST2）、地倉（ST4）、頰車（ST6）、下関（ST7）、迎香（LI20）、顴髎（SI18）、聴宮（SI19）、太陽（奇穴）のいずれかを用いる			

表3-2-2 てんかん発作の取穴

弁証	風痰閉阻	痰火擾神	瘀阻脳絡	心腎気虚
症状	突然の転倒、意識障害、四肢のけいれん、普段から痰毒内盛、喉に痰鳴	突然の転倒、意識障害、四肢のけいれん、普段から易怒、口乾、便秘傾向	片側や肢のみ顔のみなど部分的な発作、頭部外傷の病歴	てんかん発作をくり返す、心と腎の気が消耗した状態
舌	舌苔白膩	舌紅・苔黄膩	舌紫暗	舌苔薄膩
脈	弦滑	弦滑数	渋または弦	細弱
治法	化痰開竅	清肝瀉火	活血化瘀	補益心腎
取穴	神門（HT-7） 豊隆（ST-40） など ＊すべて補法	合谷（LI-4） 足三里（ST-36） 太衝（LR-3） 三陰交（SP-6） 豊隆（ST-40） など ＊すべて瀉法	合谷（LI-4・補） 三陰交（SP-6・瀉） 足三里（ST-36・補） など	合谷（LI-4） 三陰交（SP-6） 復溜（KI-7） など ＊すべて補法

その他：ストレスを避けること、身体に熱がこもるような食事は避けること

3 消化器疾患

1 下痢（泄瀉）

概説

下痢とは、糞便中の水分含有量が増加したために、糞便が液状または液状に近い状態のことをいう。年齢を問わず、様々な要因で起こる。若齢では寄生虫などの感染症、食事性や誤食などが多く、成犬以降では若齢期の原因に加え、副腎皮質機能低下症（アジソン病）や炎症性疾患、膵臓疾患、腫瘍などが原因として挙げられる。

下痢の鑑別には、性状や合併症状により小腸性下痢と大腸性下痢に区分され、経過が急性か、慢性経過をたどるのかによっても症状が異なる。下痢が単独で起こる場合と、嘔吐、元気消失、食欲不振などの症状が合併する場合もある。いずれにおいても症状に合わせて、輸液などの対症療法を必要とすることも多い。また、対症療法では著効がみられない場合は、症例に応じて画像診断などの精査が必要になる。

東洋医学的に、泄瀉とは大便の回数が多く、軟〜水様性となる病証をさす。泄は便が薄い、瀉は水様便の意味であ

表3-3-1　下痢（暴瀉）

弁証	外邪感受		食滞胃腸
	寒湿（風寒）	湿熱（暑湿）	
特徴的な症状	水様便 腹痛・腸鳴 胃脘部の痞悶感 食欲不振 冷たい耳・鼻 発熱・悪寒	急迫した下痢 肛門の灼熱感 腹痛・発熱 食欲不振・廃絶 排尿少なく濃色尿 不快な口臭	酸性臭または 未消化物の混じる下痢便 食欲不振 腹部膨満 腹痛 下痢後は痛みが軽減 原因として過食が多い
舌	紫舌、白膩苔	深紅舌、黄膩苔	紅舌、厚膩苔
脈	濡緩	濡数あるいは滑数	滑
治法	散寒化湿	清熱利湿	消食導滞
共通する取穴	長強（GV-1）　　胃兪（BL-21）　　足三里（ST-36）		
その他の取穴	合谷（LI-4） 腰百会（GV-20-1） 命門（GV-4） 脾兪（BL-20）　三陰交（SP-6） 陽陵泉（GB-34）陰陵泉（SP-9） ＊瀉法（灸も有効）	天枢（ST-25）　大腸兪（BL-25） 陰陵泉（SP-9）　手三里（LI-10） 合谷（LI-4）　　陽陵泉（GB-34） 三陰交（SP-6）　大椎（GV-14） 曲池（LI-11）　　尾尖 脾兪（BL-20）　＊瀉法	天枢（ST-25） 上巨虚（ST-37） 大腸兪（BL-25） 中脘（CV-12） 手三里（LI-10） ＊瀉法

る。急性暴瀉は実証で、主に湿滞である。慢性久瀉は虚証で、主に脾気（陽）虚あるいは脾陽虚＋腎陽虚の性質が考えられる。

鍼灸により副交感神経を優位にし、消化管の働きを正常に働きかけることができ、全身の循環と気をめぐらすことができる。日々の診察においてよく遭遇する疾病こそ、鍼灸適応症例の可能性が広がっている。

とくにお灸はおとなしい動物、高齢動物などには自宅でも可能なこと、安価であり安全に行えば、動物が気持ちよくリラックスできるため飼い主の満足度が高い（表3-3-1、表3-3-2）※。

2 便秘

概説

便秘とは、消化管の異常運動や脱水などによって便が硬くなり、排便が困難になった状態である。西洋医学では、機能性便秘と器質性便秘に分けられる。

機能性便秘には、単純性便秘（習慣性、運動不足、薬物、排便痛など）と、けいれん性便秘（過敏性腸症候群など）があり、器質性腸疾患には、腸疾患（腸の腫瘍、腸管癒着）、腸管外疾患による圧迫（肝臓、膵臓などの腫瘍、または炎症、腹膜炎など）、全身性疾患（内分泌疾患、神経疾患）、外傷による神経や筋の損傷など原因は多岐にわたる。

東洋医学的に、便秘とは大腸伝導機能の失調により、排便間隔の延長、排便困難を伴う病証である。病症により実秘と虚秘に分けられる。

獣医療では、症例に応じて鑑別のために精査に進むが、重篤でなく慢性経過のケースにおいては、西洋医学での治療だけでなく、東洋医学的なアプローチを望む飼い主も少なくない。

体質や証に合わせた食事の指導、鍼

※注意
状態によっては皮下点滴など水和をとってからの灸が必要

表3-3-2 下痢（久瀉）

弁証	肝気乗脾（情志失調）	脾胃虚弱	腎陽虚弱
特徴的な症状	精神的ストレス 緊張 易怒 げっぷ 気滞（腹脹）	慢性下痢・軟便・粘液便 水様便・便臭は弱い 食欲不振、削痩 乾燥した被毛 倦怠、四肢が弱い	長期の下痢 五更泄瀉 喜按喜温 腰膝酸軟
舌	淡紅	淡紅〜淡白、白苔	淡舌、白苔
脈	弦	細弱	沈細
治法	疏肝理脾	健脾益胃	健脾温腎
共通する取穴	長強（GV-1）　脾兪（BL-20）　足三里（ST-36）		
その他の取穴	太衝（LR-3） 期門（LR-14） 陰陵泉（SP-9） ＊補法あるいは瀉法	章門（LR-13）　三陰交（SP-6） 上巨虚（ST-37）　陰陵泉（SP-9） 天枢（ST-25） 胃兪（BL-21） 手三里（LI-10） ＊補法	命門（GV-4）　復溜（KI-7） 腎兪（BL-23）　太渓（KI-3） 胃兪（BL-21） 手三里（LI-10） 腰陽関（GV-3） ＊補法

灸やマッサージ、漢方などを総合的に
用いることで、動物のQOLをさらに
高めることができる（表3-3-3、表3-3-4）。

表3-3-3 便秘（実秘）

弁証	熱秘		気秘
症状	大便秘結 小便短赤 身熱 口渇 口臭		大便秘結 情志失調 易怒 噯気 胸脇部膨満
舌	舌質紅・苔黄燥		舌苔薄膩
脈	滑・数		弦
治法	潤腸通便、泄熱行気		疏肝健脾
共通する取穴	長強（GV-1）　大椎（GV-14） 腎兪（BL-23）　大腸兪（BL-25）	脾兪（BL-20）	
その他の取穴	曲池（LI-11）　　厲兌（ST-45） 豊隆（ST-40）　関衝（TE-1） 太渓（KI-3）　　胃兪（BL-21） 四白（ST-2）　　尾尖 内庭（ST-44）　＊瀉法		肝兪（BL-18） 支溝（TE-6） 陽陵泉（GB-34） ＊瀉法

表3-3-4 便秘（虚秘）

弁証	気虚秘	血虚秘	陽虚秘
症状	食欲不振、体重減少 排便困難、嗜眠 運動不耐性	大便秘結 排便困難 乾燥した硬い糞便 皮膚・被毛の乾燥	大便乾燥 乾いていないが排出困難
舌	淡・苔薄	淡	淡・苔白
脈	虚	細渋	沈遅
治法	益気潤腸通便	養血潤燥通便	温陽通便
共通する取穴	長強（GV-1）　大椎（GV-14）　脾兪（BL-20）　胃兪（BL-21）　腎兪（BL-23）　大腸兪（BL-25）		
その他の取穴	手三里（LI-10） 足三里（ST-36） 関元（CV-4） 気海（CV-6） 中脘（CV-12） 天枢（ST-25） 上巨虚（ST-37）	隔兪（BL-17） 血海（SP-10） 三陰交（SP-6） 太渓（KI-3） 中脘（CV-12） 天枢（ST-25） 上巨虚（ST-37）	関元（CV-4）

3 嘔吐

概説

嘔吐は、消化管の内容物が吐き出される状態をさし、通常は悪心や吐き気などの前兆がみられる。食後経過してからの吐物は消化された、もしくは部分的に消化された食物や胃液などである。動物の嘔吐は、稟告や症状から吐出との鑑別が必須である。

嘔吐の原因は、胃炎、胃腸炎、膵炎、異物、腫瘍、食物アレルギー、腸閉塞、便秘など消化器疾患が一番多く、患者のヒストリーや症状から急性か慢性なのか、進むべき精査を検討する必要がある。

その他に、空腹時の嘔吐、腎臓病・肝臓病などの内臓疾患、内分泌疾患、中毒、感染症などでも起こる。また、誤飲誤食などの場合は、催吐処置が必要になったり、環境の変化などのストレスによる消化器症状の1つとして、嘔吐がみられることもある。

東洋医学的には、胃は受納と水穀の腐熟をつかさどっており、胃気は「降」をつかさどっている。

様々な原因により、胃の和降が失調し、胃気上逆のため胃の内容物を吐き出すといった病証である。

「嘔」とは吐物があり、吐くときに声が出ることで、「吐」とは吐物があり、吐くときに声が出ないこと、声が出て吐物がないものを「乾嘔」という。

獣医療では、生活習慣や食事内容の見直しとともに、消化管運動と消化能力を正常に保ち続けられるよう鍼灸を用いることで、ストレスに対応できる身体を目指すことができる（表3-3-5、表3-3-6）。

表3-3-5 嘔吐（実証）

	外邪犯胃	飲食停滞	肝気犯胃
症状	突然の嘔吐・発熱・悪寒 頭痛 胃脘部の満悶感 食欲不振	食欲不振 食後突然の嘔吐 下痢または便秘 悪臭呼気 酸性臭あるいは 未消化物を嘔吐、 嘔吐後多少改善、腹部膨満	活動過多 イライラ 少量頻繁の嘔吐 胃酸の逆流やげっぷ 脇腹を触られると敏感 （肝－胆経） 眼赤
舌	白膩	紅、厚膩苔	紫
脈	浮緩	滑実	弦
治法	疏風解表 化湿和中	消食化滞 和胃降逆	疏肝理気 和胃降逆
共通する取穴	内関（PC-12）　中脘（CV-12）　足三里（ST-36）　胃兪（BL-21）　厥陰兪（BL-14）		
その他の取穴	合谷（LI-4） 風池（GB-20） 脾兪（BL-20） 胃兪（BL-21） ＊瀉法 風熱邪：大椎（GV-14）、尾尖	陽陵泉（GB-34） 天枢（ST-25） 上巨虚（ST-37） 内庭（ST-44） ＊瀉法	陽陵泉（GB-34） 肝兪（BL-18） 胆兪（BL-19） 神門（HT-7） 足臨泣（GB-41） ＊太衝（LR-3）：瀉法

表3-3-6 嘔吐（虚証）

弁証	脾胃陽虚	胃陰虚
特徴的な症状	少し多食すると悪心・嘔吐 四肢倦怠 虚弱 未消化下痢 食欲減退 暖かいところを好む 耳と四肢が冷たい	少量頻繁の嘔吐 空腹感はあるが食べたがらない 口の乾燥 乾いた小さい便 皮膚と被毛の乾燥
舌	淡	舌質淡
脈	沈弱	濡弱
治法	健脾益胃 和胃降逆	和胃降逆
共通する取穴	内関（PC-6）　　厥陰兪（BL-14）　　足三里（ST-36） 胃兪（BL-21）	
その他の取穴	腰百会（GV-20-1） 命門（GV-4） 脾兪（BL-20） 関元（CV-4） 気海（CV-6） 陽陵泉（GB-34） ＊灸	陽陵泉（GB-34） 膈兪（BL-17） 血海（SP-10） 太渓（KI-3） 陰陵泉（SP-9） 脾兪（BL-20） 三陰交（SP-6） ＊鍼のみ

4 泌尿器疾患

1 尿失禁・遺尿

概説

尿失禁とは、覚醒状態で尿の漏出がみられるものの、動物に排尿意識がない状態のことをいい、その中でも睡眠中に尿が排出されることを遺尿という。失禁を起こす原因には、膀胱や尿道括約筋の異常、骨盤骨折や脊椎疾患による神経損傷、前立腺疾患、膀胱腫瘍などがある。避妊去勢手術後から尿失禁するという例も珍しくない。動物の場合の不適切な排泄は、ストレスとの関係も深いことも念頭に置くことが必要である。

東洋医学的にみると、尿失禁も遺尿も病機は膀胱の機能失調にある。病因は津液の代謝に関係する脾、肺、腎の気虚が多いが、湿熱の感受や出産等の外傷で排尿障害を生じることもある。また、老齢による尿失禁もよくみられることだが、それに関しては、次の「老齢動物の養生」を参照していただきたい。

弁証論治を考えるうえで、冷えがあり、薄い尿をたくさん排泄する場合と、ほてりや熱感、頻尿や排尿痛などの熱症状を呈する場合の選別は重要である。治療に際しては、西洋医学的な精査が必須なのは言うまでもない（表3-4-1）。

表3-4-1 尿失禁・遺尿の取穴

弁証	腎気不足（腎陽虚）	肺脾気虚	腎気不固	湿熱下注
症状	尿が滴下する、冷えが顕著、精神疲労、膝や腰のふらつき、両肢無力	頻尿だが尿量は少ない、息切れ、咳嗽など腹圧がかかると尿漏れ、泥状便	頻尿、尿意切迫、腰膝酸軟、息切れ、倦怠、腹圧がかかると尿漏れ	頻尿、排尿痛、尿の臭いが臭い、腰痛、口腔内の粘り
舌	舌淡・苔白	舌淡紅・苔薄白	舌淡・やや胖	舌紅・苔黄膩
脈	沈細 弱	虚軟無力	沈細	数
治法	温腎固渋、補益腎気	益気昇陥、補肺健脾	益気補腎	清利湿熱
取穴	腎兪（BL-23） 太渓（KI-3） 気海（CV-6） 中極（CV-3） 命門（GV-4） など ＊すべて補法 ＊灸も有効	合谷（LI-4） 陰陵泉（SP-9） 中極（CV-3） 膀胱兪（BL-28） 太淵（LU-9） 足三里（ST-36） など ＊すべて補法	合谷（LI-4） 太渓（KI-3） 腎兪（BL-23） 復溜（KI-7） など ＊すべて補法	中極（CV-3） 陰陵泉（SP-9） ＊すべて瀉法

5 その他の疾患

1 老齢動物の養生

概説

動物を飼う環境の変化や動物の高度医療の発達により、動物たちの平均寿命は飛躍的に伸びている。東洋医学において、未病と養生は大きな概念である。症状が出ない、検査結果にあらわれない、けれど体内で起きている変化に早めに対応できれば、動物たちはより楽に毎日を過ごすことができる。また、すでに持病や慢性疾患で闘病中の動物が、今後、合併症を起こさないよう抵抗力をつける意味でも、東洋医学が担う側面は大きい。

東洋医学では、「腎は精を蔵す」といい、腎が成長・発育・生殖をつかさどると考える。老齢期に入り、腎の精気が衰えると繁殖能力が消失し、腎精の不足により、骨髄、脊髄、脳髄が空虚となるため、骨の変形や足腰のだる

さ、歯のぐらつきや脱落、眩暈や思考能力の遅鈍・記憶力の減退などがみられる。また、精と血は互いに滋養しているため、脱毛や白髪などの変化も生じる。さらに、腎は耳と二陰（外生殖器と肛門）に開竅をしているため、腎精の不足により耳鳴りや聴力の減退だけでなく、頻尿や多尿、尿失禁、便秘や泄瀉など腎の気化作用の失調に伴う症状もあらわれる。

弁証するうえでは、腎気の不足は腎だけにとどまらず、脾や肝に影響を及ぼすことを忘れてはいけない。さらに、腎精からつくり出される腎陰と腎陽が体内の陰陽の調整をしているため、動物に冷え（腎陽虚）があるのか、熱（腎陰虚）があるのかを見極めることが重要である。老齢動物には、鍼灸だけでなく、日常的に体質に合った漢方（補腎薬など）を用いて養生することも推奨する（表3-5-1）。

| 表3-5-1 | 老齢動物の養生のための取穴 |

	腎陽虚	腎陰虚	脾腎両虚	肝腎陰虚
症状	骨の変形、歯の脱落、思考能力・記憶力の低下、毛に艶がない、脱毛、視力・聴力の低下、繁殖能力の低下、易感染症			
	寒がる、多尿又は失禁、足腰の震え、四肢の冷感	熱がる、口渇、パンティング多い、足腰のだるさ	表情が暗い・反応が鈍い、筋肉の萎縮、泥状便	熱がる、口渇、足腰のだるさ、視力の低下、脇痛
舌	舌淡胖・歯痕	舌紅・苔少	舌淡胖・苔白	舌紅・少苔少津
脈	沈遅	沈細数	沈細弱	細数
治法	温補腎陽	滋養腎陰	補腎健脾	滋陰降下、調補肝腎
取穴	関元（CV-4） 腎兪（BL-23） 太渓（KI-3） 復溜（KI-7） など すべて補法 灸も有効	復溜（KI-7） 太渓（KI-3） 腎兪（BL-23） 照海（KI-6） など 灸は禁忌	足三里（ST-36） 脾兪（BL-20） 腎兪（BL-23） 太渓（KI-3） など	復溜（KI-7） 太渓（KI-3・補） 照海（KI-6・瀉） 腎兪（BL-23・補） 三陰交（SP-6） など

6 その他の治療法
小動物における山元式新頭鍼療法（YNSA）と尾鍼療法

1 山元式新頭鍼療法と中国式鍼療

　山元式新頭鍼療法（以下YNSAと略記する）は、1970年代に山元敏勝医学博士が発明されたまったく新しい鍼治療法である。YNSAは従来の中国式鍼療法や、その一部である中国式頭鍼療法ともまったく異なる鍼治療法である。

　YNSAは、ヨーロッパで山元先生によって初めて発表されたあと、その即効性と有効性が認識されるようになり、現在ではヨーロッパを中心に、アメリカ合衆国、ブラジル、オーストラリアなど世界中で、臨床で活用する医師が増えている。日本でも近年YNSA学会が発足し、セミナー等が活発に行われるようになった。

　YNSAと中国式鍼療法の違いは下記の通りである。

・YNSAは、経絡・経穴を用いない治療法なので、経絡・経穴に対する知識がなくても治療できる。
・YNSAでは、治療部位は、常に触診によって決定するので、東洋医学のように取穴のための弁証論治を必要としない。したがって、触診から治療までの過程が速やかである。
・YNSAでは、触診で見つけたポイントに正しく鍼を刺入するだけで効果が得られる。中国式鍼療法のように捻針などの手技を必要としない。

・YNSAでは、中国式鍼療法に比べて、多くの疾患、とりわけ疼痛性疾患に対して、即効性が顕著である。
・YNSAでは、短時間で抜鍼すると治療前の状態に戻りやすいので、鍼治療と同時に運動療法を行うことが推奨される。適切な運動療法を併用することで治療効果が持続する。

　筆者は、YNSAセミナーで山元先生の治療を何度も拝見しているが、いつもその治療効果に驚かされている。何年も続いている痛みが一瞬にしてとれてしまうのである。患者さんたちにとっては、YNSAはまさに福音であり、今まで見たこともない鍼治療法である。筆者もYNSAを知るまでは、鍼治療がそのように即効性があるものだとは知らなかった。そして、YNSAに衝撃を受けた筆者は、2001年からYNSAを動物に応用するための研究を開始し、その結果をまとめて2006年に拙書 *YNSA and Tail Acupuncture* を上梓した。

2 動物におけるYNSA

ヒトと犬／猫の相違点

　YNSAを動物へ応用するにあたって、ヒトと犬／猫との違いを考慮する必要があった。

　ヒトと犬／猫の差異は下記の通りである。

- ヒトでは患者さんの主訴が明らかであり、疼痛部位を明示することができるが、犬／猫では疼痛部位が明らかではなく、オーナーへの問診と獣医師の観察／触診をもとにして疼痛部位を明らかにする必要がある。
- 動物では疼痛部位の特定がヒトのように明確でないことから、犬／猫の疼痛性・跛行性疾患の治療は、簡素化することが難しい。したがって、犬／猫では、鍼治療に要する時間と刺鍼部位はヒトに比べて多くなる。よりよい結果を出すためには、中獣医学（Traditional Chinese Veterinary Medicine：以下TCVMと略記する）の経絡・経穴を併用することも必要である。
- ヒトでは頸部診断法に基づいて頭部の刺鍼部位を決めるが、解剖学的相違のため、ヒトの頸部診断点を犬／猫にそのまま応用することは困難である。犬／猫では、頸部の骨格と筋肉の異常は、側頭部と腰椎周囲の両方に投影されるので、頸部診断に基づく治療点は、側頭部あるいは腰部に取る。
- 動物でのYNSA治療点を研究する過程で、動物には尾椎周辺にも脊椎・後肢と関連する治療点があることがわかった。筆者はこれを「尾鍼療法（Tail Acupuncture）」と命名した。
- 動物の鍼治療でよりよい結果を得るためには、YNSA、尾鍼療法、TCVMを併用することが望ましい。

3 YNSA＋尾鍼療法

YNSA＋尾鍼療法の診断・治療点

　YNSA＋尾鍼療法は、TCVMとはまったく異なる治療体系である。

　参考までに、動物のYNSAの取穴ポイントを図3-6-1〜3-6-7として図示する。

図3-6-1　犬のYNSAと尾鍼療法の全体像

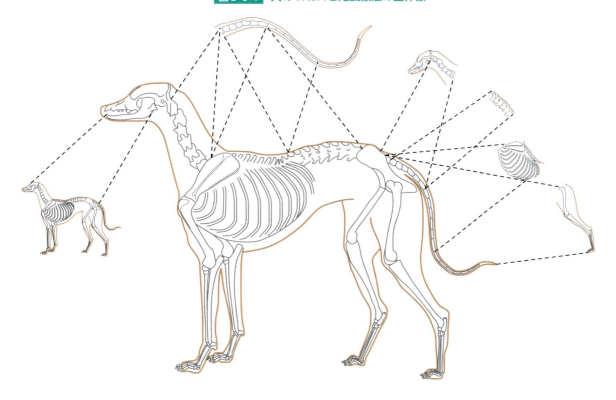

図3-6-2 犬のYNSA基本点（側面図）

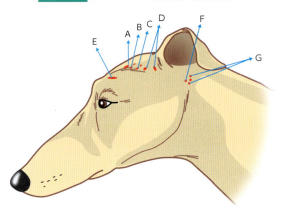

図3-6-3 犬のYNSA基本点（正面図）

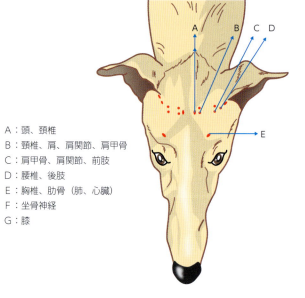

A：頭、頚椎
B：頚椎、肩、肩関節、肩甲骨
C：肩甲骨、肩関節、前肢
D：腰椎、後肢
E：胸椎、肋骨（肺、心臓）
F：坐骨神経
G：膝

図3-6-4 犬の頭部の脳点

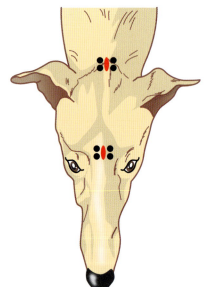

- 前頭部と後頭部の正中線上にある。
- 左右の大脳・左右の小脳・脳幹を表す。
- 神経疾患、運動障害、片麻痺、対麻痺、内分泌疾患、癲癇、不眠、うつ、精神障害

図3-6-5 犬の頚椎と頭蓋の関係

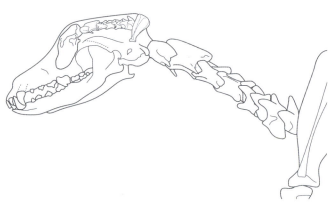

図3-6-6 犬の尾椎と脊椎の関係

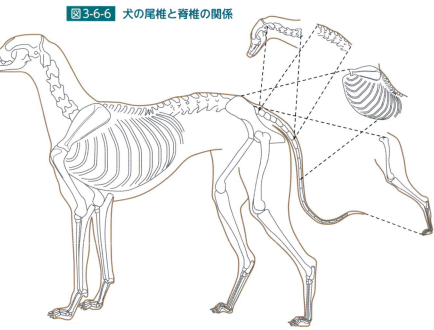

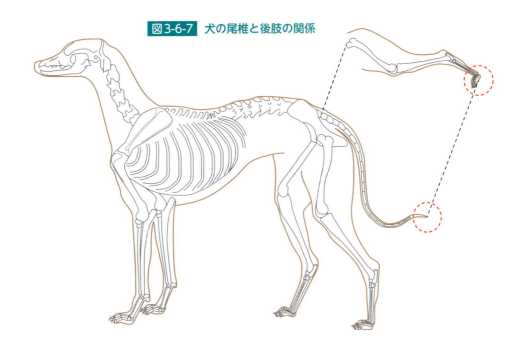

図3-6-7　犬の尾椎と後肢の関係

4　YNSA＋尾鍼療法と中獣医鍼灸療法の手技の相違点

　YNSA＋尾鍼療法は手技においても、治療点の取穴方法及び刺鍼法がTCVMとまったく異なる。

　疾患部位と頸部への触診に基づいて治療部位を決定するが、その時の治療点は、手で触れたときに「硬化した繊維状」の独特の触感があり、その「硬化した繊維」に沿って鍼を指入することが最も大事な手技といえる。椎間板ヘルニアなどの疼痛性疾患だけでなく、あらゆる疾患に対する鍼治療の参考にしていただきたいと思う。

　参考までに治療点の刺鍼法を図3-6-8、図3-6-9として図示する。

図3-6-8　YNSAの刺鍼法

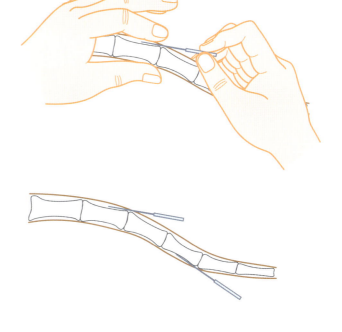

図3-6-9　尾椎への刺鍼法

- 最初に触診した筋肉の結節を片手で軽く圧迫固定して、その結節内に鍼を刺入する。
- 結節は直径数mmの固い繊維状物として触診されることもある。
- 鍼管は使用しない。

6 その他の治療法

参考図書 〈発行年順〉

◦ 梅棹忠夫：文明の生態史観. 中央公論社. 1957.
◦ 山田光胤, 代田文彦：図説 東洋医学〈基礎編〉. 学研プラス. 1979.
◦ 望月公子 監修：新版 犬の解剖学. 学窓社. 1985.
◦ 池永 優美子：よくわかる中国医学と漢方薬. 日本放送出版協会. 1993.
◦ 天津中医学院, 後藤学園 編集責任：針灸学［基礎編］（改訂版）. 東洋学術出版社. 1996.
◦ 内山恵子：中医診断学ノート. 東洋学術出版社. 1999.
◦ 神戸中医学研究会 編著：基礎中医学. 燎原書店. 1999.
◦ Allen M. schoen：アレン・ショーン・小動物臨床鍼灸セミナー. 獣医東洋医学研究会. 2000.
◦ 李 世珍（兵頭 明 訳）：臨床経穴学. 東洋学術出版社. 2001.
◦ 東洋療法学校協会 編, 教科書執筆小委員会 著：はりきゅう理論. 医道の日本社. 2002.
◦ 宮崎市定：アジア史論（中公クラシック）. 中央公論新社. 2002.
◦ 李 世珍, 李 伝岐, 李 宛亮（兵頭 明 訳）：中医鍼灸臨床発揮. 東洋学術出版社. 2002.
◦ 関口善太 編：イラスト図解 東洋医学のしくみ. 日本実業出版. 2003.
◦ 藤井青銅：東洋一の本. 小学館. 2005.
◦ Noriko Shimizu, Nashiku Shimizu, Medical Tribune：YNSA and Tail Acupuncture. Medical Tribune. 2006.
◦ 仙頭正四郎：標準東洋医学. 金原出版. 2006.
◦ Huisheng Xie, Vanessa Preast：Xie's Veterinary Acupuncture. Blackwell. 2007.
◦ 竹内裕司：小動物のための東洋獣医学—基礎から実践まで. インターズー. 2007.
◦ Rodney S. Bagley（徳力幹彦 監訳）：Dr. Bagleyのイヌとネコの臨床神経病学. ファームプレス. 2008.
◦ Stephen J. Birchard, Robert G. Sherding（長谷川篤彦 監訳）：サウンダース 小動物臨床マニュアル, 第3版. 文永堂出版. 2009.
◦ 辰巳 洋：実用中医学 — 一冊でわかる基礎から応用. 源草社. 2009.
◦ 日本理療科教員連盟, 東洋療法学校協会 編, 教科書執筆小委員会 著：新版 経絡経穴概論. 医道の日本社. 2009.
◦ 兵頭 明 監修：徹底図解 東洋医学のしくみ—気・血・津液から鍼灸、漢方治療まで. 新星出版社. 2009.
◦ Richard W. Nelson, C. Guillermo Couto 総監修（長谷川篤彦, 辻本 元 監訳）：SMALL ANIMAL INTERNAL MEDICINE, 第4版. インターズー. 2011.
◦ 山元敏勝監修, 加藤直哉 著：慢性疼痛・脳神経疾患からの回復—YNSA山元式新頭鍼療法入門. 三和書籍. 2011.
◦ 石野 孝, 澤村めぐみ, 春木英子, 相澤 まな, 小林初穂：ペットのための鍼灸マッサージマニュアル. 医道の日本社. 2012.
◦ 尾崎昭弘：図解 鍼灸臨床手技マニュアル, 第2版. 医歯薬出版. 2012.
◦ 鄒 大同 編著：中医内科学ポイントブック. 東洋学術出版社. 2012.
◦ 辻本 元, 小山秀一, 大草 潔, 兼島 孝 編：犬と猫の治療ガイド2012 私はこうしている. インターズー. 2012.
◦ 日本伝統獣医学会 編：小動物臨床鍼灸学. 日本伝統獣医学会. 2012.
◦ 野々井康治：知りたいこと、いっぱい！東洋医学ポケット用語集. 医道の日本社. 2013.
◦ 伊藤 剛：図解 いちばんわかる！東洋医学のきほん帳. 学研パブリッシング. 2014.
◦ 東洋療法学校協会 編, 教科書執筆小委員会 著：はりきゅう実技〈基礎編〉. 医道の日本社. 2014.
◦ 平馬直樹, 浅川 要, 辰巳 洋 監修：オールカラー版 基本としくみがよくわかる東洋医学の教科書. ナツメ社. 2014.
◦ 森 英俊 監修：運動・からだ図解 経絡・ツボの基本. マイナビ. 2014.
◦ 神戸中医学研究会 編：新装版 中医臨床のための舌診と脈診. 東洋学術出版社. 2016.
◦ 東洋療法学校協会 編, 教科書検討小委員会 著：新版 東洋医学概論. 医道の日本社. 2015.
◦ 長谷川大輔, 枝村一弥, 齋藤弥代子 監修：犬と猫の神経病学 各論編. 緑書房. 2015.
◦ 長谷川大輔, 枝村一弥, 齋藤弥代子 監修：犬と猫の神経病学 総論・技術編. 緑書房. 2016.
◦ 兵頭 明 監修：経絡・ツボの教科書. 新星出版社. 2017.
◦ 山元敏勝：あきらめなければ、痛みも、麻痺も、必ず治る！（いきいき健康シリーズ）. ソレイユ出版. 2017.

【索引】

◆ あ行 ◆■◆■◆■◆■◆■◆■◆

【い】
畏寒［いかん］………………… 54
胃経分画法………………………… 38
異病同治［いびょうどうち］
………………………………… 194
陰維脈………… 59, 65, 67, 161
陰虚………… 37, 39, 47, 50, 54
陰蹻脈［いんきょうみゃく］
………………… 59, 65, 67, 161
飲食不節…………………………… 32
陰陽論…………………………… 8, 36

【う】
運化………………… 19, 22, 25,
26, 28, 32, 53

【え】
営気………… 12, 13, 15, 20, 35
栄穴………………………………… 66
衛気……… 12, 13, 20, 26, 35, 64

【お】
黄苔……………………………… 39, 40
往来寒熱…………………………… 50
悪寒………………… 50, 52, 55,
58, 202, 205
瘀血………………… 16, 33, 37, 39,
42, 44, 53, 200
押手［おしで］
……………… 180, 181, 189, 190
瘀点………………… 39, 42, 53
瘀斑………………… 39, 42, 53
悪風………………………………… 55
温灸………………………… 186, 190
温煦［おんく］…… 13, 14, 52, 54

◆ か行 ◆■◆■◆■◆■◆■◆■◆

【か】
外因………………… 28, 30, 31
外邪………… 14, 17, 23, 26, 30,
50, 52, 60, 64, 202, 205
下行性疼痛抑制機構………… 183
火邪………………………… 30, 31
滑苔………………………………… 39
滑脈………………… 44, 46, 47
化物………………………… 21, 22

肝気鬱結………………… 24, 37, 43
肝血虚………………… 24, 37, 54
寒邪………………30, 31, 53, 60
寒証………………… 37-39,
43-46, 48-50, 52
管鍼法……………………… 180
寒盛血瘀………………………… 39
緩脈………………………… 46, 47

【き】
気…… 12-15, 18-26, 28, 35, 52
喜按………………… 51, 55, 57, 203
気陰両虚………………39, 203
喜温………………… 55, 195, 203
気化…… 12-15, 21, 52, 208
気陥………………………… 14, 52
気逆………………… 14, 15, 53
気虚………………… 14, 37,
39, 44, 47, 52,
54-56, 201, 204, 207
奇経八脈………… 59, 64-66, 161
奇穴…………………………66, 176
気血両虚………… 39, 47, 201
奇恒の腑………………………… 21
気滞………………… 14, 24, 39,
47, 52, 203
気滞血瘀………………… 39, 47
拒按………………… 16, 51, 57
胸脇苦満………………… 24, 50
胸悶………24-26, 54, 113, 136
虚寒………………… 37, 39, 47,
50, 51, 56, 57
虚実夾雑証［きょじつきょうざつしょう］
………………………………… 194
虚証………… 37, 43-49, 61, 62,
186, 189, 194, 203, 206
虚脈………………………… 46, 47
緊脈………………………… 46, 47

【け】
経穴………………… 64, 66-68, 183,
184, 188, 192, 211
頸部診断法……………………… 211
経脈………… 36, 53, 58, 59, 64, 66
経絡………………… 28, 34-36, 52,
58, 64, 188, 194, 211

経絡学説………………………… 36
ゲートコントロール説……… 183
下焦……… 22, 23, 38, 58, 134
血………………………… 12-19,
25, 26, 30, 51-53
血瘀………… 15, 16, 39, 47, 53
血寒………………… 15, 16, 53
血虚……… 15, 24, 37, 39, 44, 53
血熱………………… 15, 16, 53
結脈………………………… 46, 47
厥冷［けつれい］…… 28, 29, 53
眩暈［げんうん］……………… 50
原気（元気）
………… 12, 13, 15, 20, 66
原穴………………… 66, 67, 73, 74,
89, 92, 100, 102, 125,
126, 137, 140, 154, 156

【こ】
交会穴［こうえけつ］…… 66, 67
工技［こうぎ］………………… 43
巧技………………………………… 45
拘急………………………………… 54
合穴………………………… 66, 67
後揉法…………………180, 181, 191
豪鍼………………………… 179, 180
紅舌………………… 39, 42, 202
絳舌［こうぜつ］…… 39, 42
厚苔［こうたい］………… 38, 39
後天の精……… 13, 15, 20, 25, 52
洪脈………………………… 46, 47
芤脈［こうみゃく］……………… 47
五液……………………………… 17
五行穴……………………………… 67
五行色体表………………… 10, 11
五行相克説…………………… 9, 10
五行論（五行説）
………………… 9, 10, 11, 36
黒苔［こくたい］……………… 39
五行相生説……………………… 9, 10
固摂………… 13-15, 28, 52, 55
五臓………………… 8, 10, 11, 15,
17, 21, 32, 38, 44
五臓六腑…………………… 12, 19,
20-23, 35, 36

骨度法·············· 66, 68
五兪穴·············· 66, 67
五要穴·············· 66, 67

◆ さ行 ◆▪◆▪◆▪◆▪◆▪◆▪◆
【さ】
細脈［さいみゃく］········ 46, 47
数脈［さくみゃく］········ 46, 47
刺手［さしで］·········· 180, 181
酸（だるさ）·············· 189
三焦分画法················ 38
散脈··················· 47
【し】
自汗··············· 14, 25
軸索反射·········· 180, 182-185
歯痕舌·········· 39, 42, 209
紫舌·········· 39, 42, 202
四総穴·············· 66, 67
賦苔［じたい］············ 39
七情············· 24, 28, 29,
47, 52, 200
刺痛················· 16
湿邪·············· 30, 31
実証········ 37, 39, 43-48,
52, 61, 62, 186,
189, 194, 203, 205
湿熱············· 17, 37, 39,
57, 58, 202, 207
実脈·············· 46, 47
下合穴·············· 66, 67
弱脈·············· 46, 47
瀉法·············· 62, 186,
189, 194, 195,
201, 202, 205, 207
十五絡脈·············· 64, 65
十二経別·············· 64, 65
渋脈·············· 44-47
粛降·····9, 16, 20, 21, 26, 28, 55
取穴······ 66, 68, 180, 181,
194-197, 202-211, 214
受納················22, 205
主水·············· 21, 26, 27
受盛················· 21
濡脈［じゅみゃく］······ 46, 47

潤燥················39, 204
昇清［しょうせい］
16, 19, 26
昇降出入············· 14, 53
上行性疼痛抑制機構··········· 183
上焦········ 22, 23, 26, 38, 58
少苔·········· 39, 42, 209
小便清長·············· 50, 52
衝脈······· 59, 65, 67, 161, 170
食滞·········· 44, 47, 57, 202
暑邪·············· 30, 31
耳聾·············· 56, 60
津液············ 12-18, 23-28, 30,
33, 35-37, 51-55, 207
真気················· 13
神技················· 36
腎虚················· 37
神経伝達物質········· 180, 184
神経伝達物質性
疼痛抑制機構··········· 183
新穴················66, 176
心血虚·········· 24, 44, 55
神志················25, 200
腎中の精（腎精）··········· 13
【す】
水穀の精微··········· 12-16,
19, 22, 32
推動················ 13-15
【せ】
清気······· 12, 13, 15, 20, 26, 27
聖技················· 43
正経十二経脈
64, 65, 70, 161
井穴［せいけつ］·········· 66, 67
青舌［せいぜつ］········ 39, 42
舌下静脈·········· 39, 42, 53
切診·········· 36, 44, 45
舌診·············· 37-42
疝気················· 59
先瀉後補［せんしゃこうほ］
194, 201
前揉法············180, 181, 191
先天の精················ 13, 20

宣発················ 16, 20,
21, 26, 28, 55
先補後瀉［せんほこうしゃ］
194
【そ】
宗気················· 12, 13
蔵血················15-18, 24
燥邪·············· 30, 31
蔵象学説················ 6, 36
蔵精·············· 20, 26, 27
痩舌［そうぜつ］····· 38, 39, 42
燥苔··················· 39
臓腑分画法················ 38
促脈·············· 46, 47
疏泄［そせつ］······ 18, 24, 28
孫絡［そんらく］············ 64

◆ た行 ◆▪◆▪◆▪◆▪◆▪◆▪◆
【た】
帯下［たいげ］·········· 56-59
体性－自律神経反射·········· 183
体性－内臓反射·········· 180
大脈·············· 46, 47
代脈［たいみゃく］······ 46, 47
濁気·············· 20, 26
痰飲［たいいん］····· 39, 47, 53
淡紅舌·········· 39, 40, 42
痰湿·········· 25, 37, 39,
43, 44, 53, 195
痰濁·············· 53
淡白舌·········· 39, 42
短脈··················· 47
弦脈·············· 46, 47
【ち】
遅脈［ちみゃく］·········· 45-47
中焦·············· 18, 22, 23,
38, 58, 64, 65
中風［ちゅうふう］············· 39
脹（はれっぽい）············· 189
脹痛［ちょうつう］······ 14, 24
潮熱·········· 50, 55, 56
長脈··················· 47
沈脈·············· 46, 47

216　【索引】

【て】
デルマトーム…………………… 182

【と】
統一体………………… 8, 11, 48
統血………………… 16, 20, 26
同身寸法………………… 66, 68
得気………………… 180, 181,
　　　　　　　　184, 185, 189
督脈……… 59, 64-67, 156, 161
嫩［どん］………… 52, 54
鈍（にぶさ）………………… 189
呑酸………………… 54, 57

◆ な行 ◆■◆■◆■◆■◆■◆

【な】
内因………………… 28, 29
内湿………………… 17
内燥………………… 17

【に】
任脈……… 59, 64-67, 161, 170

【ね】
熱証……… 37-39, 42-46, 50, 52
熱盛血瘀………………… 39
熱盛傷津………………… 39, 47

【の】
納気…………………20, 21, 26, 27
脳点………………… 212

◆ は行 ◆■◆■◆■◆■◆■◆

【は】
肺陰虚………………… 37, 55
梅核気………………… 24, 54
肺気虚………………… 37, 55
灰苔………………… 39-42
薄白苔………………… 37-40
剥落苔………………… 39
八会穴［はちえけつ］…… 66, 67
八脈交会穴［はちみゃくこうえけつ］
　………………… 66, 67
抜鍼…… 180, 181, 189-191, 210
胖大舌［はんだいぜつ］
　………………… 38, 39, 42

【ひ】
脾虚………………… 37, 39
痺証…………………194, 195, 198
尾鍼療法………………… 211, 214
微脈………………… 46, 47
病因………………… 28, 32-34,
　　　　　50-52, 198, 200, 207
病機……… 34, 35, 48, 200, 207

【ふ】
風寒証………………… 37
風邪［ふうじゃ］………… 30, 31
伏脈［ふくみゃく］………… 47
腐賦［ふじ］………………… 39
腐熟［ふじゅく］…………22, 205
腐苔［ふたい］………………… 39
不内外因………………… 28, 32, 33
浮脈………………… 46, 47
フレア現象………………… 180
聞診………………… 36, 43

【へ】
平脈………………… 45, 47
弁証法………………… 48, 60
偏衰………………… 8
偏盛………………… 8

【ほ】
棒灸………………… 186, 187
防御…………………13, 14, 52, 64
望診………………… 36, 37
募穴……… 66, 67, 70, 86, 151,
　　　　160, 170, 172, 173, 174
補法……… 61, 62, 186, 189,
　　　　194, 195, 201, 209
ポリモーダル受容器…… 182-186

◆ ま行 ◆■◆■◆■◆■◆■◆

【ま】
麻（しびれる）………………… 189

【む】
無痕灸………………… 186

【め】
命門火衰………………… 56

【も】
艾［もぐさ］………186, 187, 191
問診………………… 36, 43, 44, 211

◆ や行 ◆■◆■◆■◆■◆■◆

【や】
山元式新頭鍼療法………… 210

【ゆ】
有痕灸………………… 186
兪穴………………66, 67, 185

【よ】
陽虚証………………… 50

◆ ら行 ◆■◆■◆■◆■◆■◆

【ら】
絡穴……… 34, 66, 67, 73, 76, 89,
　　　　93, 97, 100, 105, 123,
　　　　126, 136, 140, 153, 158
絡脈………………… 64, 65

【り】
裏急後重［りきゅうこうじゅう］
　………………… 57

【れ】
裂紋舌………………… 39, 42

【ろ】
労逸………………… 32
六淫………………… 30, 50
六気………………… 30
論治…………………48, 49, 61, 62

◆ わ行 ◆■◆■◆■◆■◆■◆

【わ】
歪斜舌［わいしゃぜつ］……… 39
和降…………………22, 205

◆ 英語 ◆■◆■◆■◆■◆■◆

YNSA…………………210, 211, 213
YNSA基本点　………………… 212

執筆者一覧

【監修】

長谷川 篤彦　（比較統合医療学会名誉理事長）

【執筆】

安川 明男	（西荻動物病院）	[第1章1]
菅原 萌暖	（萌暖鍼灸院）	[第1章2〜6, 8]
山内 明子	（成城こばやし動物病院）	[第1章7／第2章1, 2／第3章2-2, 5]
澤村 めぐみ	（沢村獣医科病院）	[第1章9／第2章2／第3章1, 2-1]
興梠 祐世	（コウロギ動物病院）	[第1章10, 11]
萬場 光一	（山口大学名誉教授）	[第2章2]
菅野 晶子	（アキホリスティック動物病院）	[第2章2, 3, 4／第3章3]
清水 紀子	（アカシア動物病院）	[第3章6]

（2018年9月現在）

犬の臨床鍼灸学テキスト

2018年11月30日　第1版第1刷発行
2019年 4 月15日　第1版補訂版発行

監　修　　長谷川篤彦
編　著　　比較統合医療学会　犬の臨床鍼灸学テキスト編集委員会
発 行 者　　金山宗一
発 行 所　　株式会社ファームプレス
　　　　　〒169-0075
　　　　　東京都新宿区高田馬場2-4-11　KSEビル2F
　　　　　TEL 03-5292-2723　FAX 03-5292-2726
　　　　　E-mail: info@pharm-p.com
　　　　　URL: http://www.pharm-p.com
印 刷 所　　日経印刷株式会社

Printed in Japan
ISBN978-4-86382-101-9
無断複写・転載を禁じます。乱丁・落丁本は、送料弊社負担にてお取り替えいたします。